U0320734

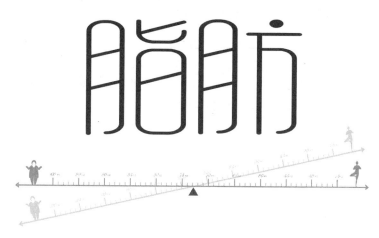

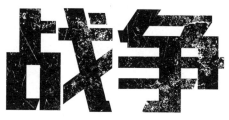

绿瘦引领体重管理认知革命

蓝狮子◎策划　陈博君◎著

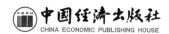
中国经济出版社
CHINA ECONOMIC PUBLISHING HOUSE

·北京·

图书在版编目（CIP）数据

脂肪战争：绿瘦引领体重管理认知革命 / 陈博君著．
—北京：中国经济出版社，2018.7
ISBN 978-7-5136-5113-4

Ⅰ . ①脂… Ⅱ . ①陈… Ⅲ . ①减肥—产业经济—研究—世界 Ⅳ . ① R161

中国版本图书馆 CIP 数据核字（2018）第 044493 号

项目策划　　袁啸云
策划编辑　　崔姜薇
责任编辑　　张　博
特约编辑　　傅姗姗　钱跃东　宋甜甜
责任印制　　马小宾
封面设计　　任燕飞装帧设计工作室

出版发行　　中国经济出版社
印　刷　者　　北京柏力行彩印有限公司
经　销　者　　各地新华书店
开　　　本　　710mm×1000mm　1/16
印　　　张　　20.5
字　　　数　　280 千字
版　　　次　　2018 年 7 月第 1 版
印　　　次　　2018 年 7 月第 1 次
定　　　价　　55.00 元

广告经营许可证　京西工商广字第 8179 号

中国经济出版社 网址 www.economyph.com 社址 北京市西城区百万庄北街 3 号 邮编 100037
本版图书如存在印装质量问题，请与本社发行中心联系调换（联系电话：010-68330607）

序一　体重管理也需要一场认知革命

文／吴晓波

　　过去的两三年，新中产阶层的崛起，开创了一个消费升级的全新时代，给中国商业和社会带来了深刻的变化。

　　2017年底，我的团队在无锡"吴晓波年终秀"上发布了一份《2017新中产白皮书》，第一次将新中产人群的画像作了量化的研究。"新中产人群"以80后为主，家庭年收入在20万~100万、家庭年净收入在10万~50万，接受过高等教育，主要在一线、新一线及二线城市，从事专业性或管理性的工作。他们热衷阅读、崇尚运动，注重健康，讲求品质，把旅行当作生活的一部分。今天，新中产人群规模接近2.3亿人，麦肯锡和波士顿咨询都预测，到2020年时，新中产将达到3亿~4亿人。

　　特别地，研究还发现，65%的新中产人群在过去一年中对自己的身体开始实施有条件地管理，包括医疗服务、体重、健身、美容保养等，40%的新中产在饮食方面会特别关注有"低脂肪""绿色""纯天然""有机"标签的食品。伴随着中国的中产阶级不断崛起，他们的健康诉求越来越强烈，开始愿意花钱去锻炼和健身，不愿意再胡吃海喝。

这一次，蓝狮子研究团队将触角伸向了大健康领域的代表绿瘦公司，他们致力于为新中产人群提供体重管理和健康服务——这恰恰是消费升级的应有之义。现在大家看到的这本《脂肪战争》，对绿瘦的运营模式进行了很翔实的披露和描摹。这家创立于 2007 年的年轻公司，在过去的 11 年间，培养了一支超过 3000 名体重管理顾问的服务团队，已经为超过 1000 万人提供专业的体重管理服务，正在向服务 2000 万用户、销售超百亿的目标布局和冲刺。大健康产业趋势已成，过去十数年，一大批从事大健康行业的公司起起落落，留下来的不多，竞争中能够快速成长的就更少了。他们有如此成就，一是抓住了新中产人群崛起的巨大红利，二是在短短 11 年中快速完成了两次转型。

第一，在商业模式上，是从"卖产品"转型到"卖服务"。

卖产品是工业化思维，首先考虑的是成本和规模，改革开放走到今天，我们所具有的三大优势：成本优势、规模优势、制度优势，基本上全都丧失了，再加上互联网的冲击，仅仅只做产品的中小企业，如果不转型，80% 会破产。

绿瘦认识到，世上并不存在万能普适无副作用的瘦身产品，必须辅以严格的自律——控制饮食与坚持运动，从卖产品到卖服务，以服务带动产品销售，其实是提供一种更好的消费体验，只有给用户提供超过期望的服务体验，用户才不会离你而去。

凯恩斯在《经济通论》里面讲过一句话，他说，任何一个商品的价格不是由成本决定的，是由消费者的心理决定的。由消费者的心理决定这个产品值多少钱，他这个逻辑就是典型的新中产逻辑，他们愿意为服务、为品质、为好的东西买单。

第二，在战略选择上，从"销售驱动"转为"数据驱动"。

互联网进入下半场，大数据、云计算等这些新技术跟我们每个行业有关，互联网红利吃完了，我们进入第四次浪潮，人类商业文明的每一次浪潮，是对前一次产业的全覆盖，工业对农业的覆盖，信息化对制造业的覆盖，新技术对信息化革命完成一次全覆盖。在"互联网＋"的今天，数据化思维不可或缺，从公司管理到用户服务，都可以用数据进行管理。

大部分的中小企业所服务的只是一个特定的人群，这个特定的人群会垂直打通。你只要服务这些人，你只要在这个族群中形成你的品牌理念，你就会变成一个非常小而美的优秀企业。绿瘦就是聚焦于超过2亿的肥胖人群，给他们提供专业的体重管理服务。

作为一个初创的传统产品销售型公司，绿瘦对数据战略的运用令人印象深刻，在2009年就开始"数据化管理"，对用户数据进行搜集、沉淀、管理和分析，随后开始进入用户数据挖掘，通过数据来指导精准营销、一对一服务，甚至通过数据来重构产品生产。他们数据库里积累的几千万用户数据，在未来的市场竞争中将是最大的资产和资源。

成为新中产的标志并不是拥有多少钱，而必须包括财富、审美、年龄3个维度来定义，拥有一个健康的身体是基本要求。企业家有超出常人的意志力，在我认识的人中，减肥最成功的男士，几乎都是企业家。因意志强大，他们有很深的、不自觉的自虐倾向，结果就是，他们不仅公司管理得很好，自己的体重与身材也管理也很好。反过来看，如果一个人连自己的体重和生活习惯都管理不好，他又怎么能去管好一家公司呢？

每一件事情都在被重新定义，脂肪战争的战斗已经打响，体重管理也需要一场认知革命。改革开放已走了40年，过往的一个从无到有，野蛮生长的时代结束了，一个投机主义、冒险为主的时代已经结束了，未来的都是"新"：面对新的中产人群，我们需要更多新的思维、新的模式、新的业态。我们处在很好的时代，只有我们不抛弃这个时代，通过理性、迭代、传承和快乐的方式，我们一定能够经受时代和技术给我们带来的下一次和再下一次的挑战。

序二 数据驱动商业的最佳实践

文 / 周宏明

互联网自 1991 年开始商业化，到现在已经过去 20 多年，它给人类和企业带来了潜在价值，而近年来随着大数据的分析和挖掘技术的发展和应用，才真正开启重大的商业转型。无论美国、日本还是中国的企业都已经感受到了互联网对企业的改变，不仅只是增加了一个销售渠道，与客户沟通的方式也变得更加便捷，更重要的是，互联网大数据成为企业确定商业模式和做出经营决策的决定性因素。

在互联网出现以前，企业经营的思维模式大多数是 B2C 的，企业自主决定生产什么，自主决定建立何种渠道和硬推广模式，消费者只能被动接受信息。而互联网商业化之后，由于信息传播的速度、广度、深度的变化，每个人都有机会成为信息传播主体，消费者的自主权和话语权随之大大增强。于是，企业经营者逐渐发现，企业越来越难以了解消费者，也越来越无法准确地把握消费者的需求。

互联网在几十年的发展过程中，累积了一个庞大的无形资产——数据。每一位用户上网的同时，必定会沉淀数据，他们在网络上的行为轨迹、喜好兴趣、购物记录，甚至包含时间空间的数据，全都被记录下来。有些企业洞察先机，率先通过数据了解客户，通过对数据的整理分析挖掘，及时把握客户需求开展精准营销，甚至还进一步地通过建立数据模型，去预测整个行业变化，预测未来的消费倾向。

数据驱动企业经营，其实就是C2B的思维。通过对客户数据的洞察，重新教会我们：在互联网时代，企业应该如何市场分析精细化，如何营销精准化，如何服务差异化，如何产品个性化，如何去全面提升整体的品牌价值。这就是数据驱动带给企业升级与转型的机会。

6年前，我受邀担任绿瘦健康产业集团首席顾问，也有幸见证了这家企业经营决策数据化的转变。这家大健康细分行业（体重管理服务）的领头羊，已然成为一家真正的数据公司。

接下来，我们谈谈数据型企业有哪些特征。

首先，决策者的思维发生了转变。我近距离地发现，绿瘦创始人皮涛涛董事长做决策时的口头禅发生了变化，从"我认为……""我决定……"变成"通过数据和客户反馈，我们应该这么做……"。这是老板决策思维的升级。他所有的决策都从数据的客观支持出发，加上商业经验判断，做出一个理性的决策，而不是冲动的决策。

另一个重要的特征是，数据化管理已经渗透到绿瘦企业的每个部门，管理变得更科学。就像书中所写，绿瘦的销售员工管理，营销推广费用的管理，客户的分级分类，服务、产品和体检管理等，全部以数据作为支撑。

我们还将在书中看到，这家企业为了深刻理解客户，十年如一日投入了大量资源进行客户数据的记录、储存和分析。客户数据的收集其实是需要很大成本的，但绿瘦依然选择不惜成本，去着力挖掘数据背后的意义，进行客户画像、客户标签、客户分级、服务分类……对这些数据的洞察，正是为了解市场和消费者变化，为营销和服务决策提供了重要的参考依据。

绿瘦的客户画像源自于与客户交互过程中积累的数据，可以精准知道客户的地域、性别、年龄、兴趣、健康状况、日常生活习惯和消费能力等，通过对客户数据分类和标签化，构建了丰满而细腻的数据模型。当足够庞大的数据资源汇总在一起时，其能量将推动这家企业向"智能化商业"时代迈进。

绿瘦的体重管理顾问与客户之间的交互质量达到了一个新的高度。通过数据模型的分析，以及数据与数据之间的对比，体重管理顾问可以精准地获知客户的身体与情绪状态，并在智能系统指导下选择何时该说什么话，应当推荐什么产品组合，与客户产生更贴心的交互，从而提升了服务水平，优化了服务体验，客户因此得到了最优的体重管理方案。

这项数据智能化工程，也推动了所有与客户的触点开始数据化。通过数据智能化，绿瘦的100多个产品得到重新组合，形成最有效的体重管理方案；体脂秤等智能硬件与好享瘦APP数据得到连接整合；会员服务中心通过数据管理平台，实现会员与体重管理顾问之间的交互更个性化，关系更人性化。这是数据智能化实施的具体几个应用。

有了客户全数据，还意味着绿瘦可以找到更多与客户之间的关联性，把商品与客户、体重管理顾问与客户、品牌价值与客户、甚至客户与客户之间连接起来，形成一张强关系的价值网，根据其中一个连接点的变化，去进一步准确捕捉现在，预测未来。而强关系的形成，将水到渠成地把绿瘦推向"社群化"营销模式的道路，乃至成为中国最大的体重管理社群平台。通过数据驱动社群经济，这也正是绿瘦未来着力的"人联网"战略发展方向。

成为一家真正意义上的数据公司，是一个耗资巨大的艰难过程。通过数据驱动真正的会员社群经济的发展，依靠的是后台一体化的CRM系统、BRM系统和ERP系统的强大全面的支撑，这是一场对信息技术和数据管理的系统工程整合再造。

这本书叫《脂肪战争》，这场战争从古至今到未来，伴随着人类的演化从未停止过。脂肪战争不只代表了体型的胖与瘦，还代表了如何运用更科学的理论基础和知识、更科学的工具和系统，以及更科学的服务模式，让更多渴望把体重管理好的消费者，更健康有效地管理体重。

绿瘦以数据作为核心竞争力，正攀升成为体重管理的领头羊企业。我不仅期待，绿瘦在现有的服务体系上进行数据智能升级优化，更期待绿瘦真正拿起"数据"这把利器，把体重管理领域打造成一个新生态，在这个生态里，能有同领域更多的企业加入与绿瘦合作，彼此进行商务整合、数据融合，共享对体重管理最好的理解和服务。

人类生命的延续，不能只靠吃药了，也不能再依赖于频繁进出医院了。人类能否永续生存，就如同企业能否永续经营一样；人必须把自己的体重管理好，就如同企业必须把自己的数据管理好，道理是共通的。

目　录

减肥瘦身是一个极为火热的话题，层出不穷的平面广告、遍地开花的健身会所、琳琅满目的减肥商品，无不在向现代人昭示着这一点。

在漫长的人类历史中，人们曾经尝试过许多种击败脂肪的方法，这些方法中有些有一定效果，但绝大多数却是"治标不治本"。

缔造一个电商帝国的马云，曾经这样说过："下一个能超过我的亿万富翁，一定出现在健康产业里。"随着时代的进步，人们对于身体健康的需求正在与日俱增，这带给健康产业巨大的发展空间。

当前，肥胖问题早已不再只是特殊人群的困扰，而是人类共同的大敌。从欧美到日韩，甚至再到相对不发达的亚非拉地区，肥胖问题都在日益凸显，这使各国都不得不高度重视并采取各种措施加以解决。

引　子

我愿承受一切考验

让暴风雨来得更猛烈些吧!

——高尔基

2016 年的 6 月刚刚来临,河北邯郸的气温就在一夜之间突然变得异常燥热。在北湖美域的一幢水岸别墅内,林娟在宽大的客厅里焦躁地踱来踱去,女儿晓圆臃肿肥胖的身躯,以及那羞涩自卑的神色,引来一股股不断凝聚的莫名郁气,充塞在这位全职太太的胸口。

晓圆几乎是林娟全部生活的中心,正是为了这个宝贝女儿,这位昔日的女强人才彻底放弃了自己的事业,回归家庭成为全职太太。

五年前,当林娟还跟丈夫一样在外面打拼生意的时候,刚上初一的晓圆因为父母疏于照看,不慎由一场普通的感冒发展成了严重的肺炎。当晓圆在医院的重症监护室里昏迷不醒的那一刻,林娟差点就要崩溃了。她哭着对丈夫说,我俩拼死拼活,为了什么呢?还不是为了将来能给女儿更好的生活?可是现在,为了公司,我们竟然连晓圆的身体都没能照顾好,这真的是本末倒置了!

在丈夫的支持下,林娟辞去了百万年薪的高管职位,回到家里安安心心地过起了相夫教子的日子。面对大病初愈的女儿,心怀愧疚的林娟倾尽母爱,每天为她准备营养丰富的可口食品,满心期盼着能把女儿的身体调养好。

晓圆是个文静的女孩,天生就不怎么爱动。之前父母忙于工作,无暇顾及她的生活，所以这孩子的一日三餐极不规律，身体也因此非常瘦弱。自从母亲回归家庭成为全职太太后，每天丰盛而规律的饮食，很快将晓圆滋养得面色红润，身形饱满起来。

面对女儿的变化，林娟起先还很有成就感。她逢人便说，作为一个母亲，我放弃工作回归家庭的这个决定，非常值！但令她没有想到的是，女儿的体型，却在不知不觉中越变越胖，并且呈现出一种难以遏制的态势。在短短不到一年的时间内，18岁的晓圆体重竟达到了216斤！

林娟也曾经试图采用减少热量摄入的方式来帮助女儿控制体重，但是不知从何时起，晓圆的胃口已变得很大，林娟有意想控制女儿的食量，可一听到女儿娇柔的喊饿声，她的心就瞬间崩塌融化，再也坚硬不起来。她还尝试过带女儿去外面跑步、去健身房锻炼，但是看到女儿痛苦不堪的表情，心疼不已的林娟又比晓圆先没了坚持下去的勇气。

慢慢地，林娟发现女儿的整个精神状态也越来越低落。每天放学一回家，晓圆就窝在沙发里不愿外出。没有同学愿意跟她接触，更没有同学愿意跟她一起玩。变得越来越自卑、越来越孤僻的晓圆，学习成绩下滑很快，身体状况也很不乐观，只要稍微活动一下，就气喘吁吁、浑身冒汗，让人看了揪心不已。

女儿的状况让林娟心急如焚，她在网上用"减肥""瘦身""控制体重"等关键词疯狂地搜索，找来各种各样的减肥产品让晓圆服用，但是都不见有明显的效果。那阵子，女儿的肥胖问题成了林娟最大的心病。

在2016年那个燥热的夏天刚刚来临的时候，心情烦躁的林娟再次上网搜索，在几乎快要绝望的情况下，她忽然搜到了一款新的瘦身产品，仔细看了网上关于这个产品效果的评价，不出所料，有褒有贬。对于赞美之词，林娟一概略过，她重点浏览了那些负面的评价，基本上都是在抱怨效果不明显，倒没有涉及产品安全方面的问题。这让林娟的心里又燃起了一丝希望。

与一般的家庭妇女不同，作为一名曾经在商海中摸爬滚打过多年的职业经理人，林娟对事物有着自己客观而又独到的见解。她认为，任何一样东西，都会有人喜欢、有人讨厌，产品的效果也是如此，所以网上的评价不可不信，也不可全信。看一个产品到底有没有效果，最好的办法就是亲自尝试。当然，这得有个前提保证，就是这个产品必须是安全的。因此，产品的安全性往往是她首先考虑的。假如这个产品中含有被国家明令禁止的化学成分，或者曾经发生过安全问题的，当然要一票否决；但如果产品的安全性没有问题，那就值得一试。

这次尝试的开端还是比较愉快的。服用了这款减肥胶囊后，晓圆的体重在一周内下降了一两斤，虽然效果不算太明显，但至少让林娟看到了希望。特别让她意想不到的是，那位名叫江晋（化名）的健康顾问，竟然让女儿变得开朗了不少。

变化是这样开始的：那天林娟在跟江晋再一次电话沟通女儿的情况，希望能讨论出一个进一步帮助晓圆减肥的方案时，江晋向林娟提出了一个要求："我必须要切实了解一些情况，比如你女儿具体吃了什么，吃了多少，吃的过程中有没有感觉不舒服等，这样我才能对症下药为她提供更有效的减肥方案。有些感受如果都靠您替她转达，还是不行的，可能会不够准确……"

江晋的要求很简单，就是希望能跟晓圆直接沟通。对此林娟当然是可以接受的，事实上她也希望女儿能够多跟外面的人接触，尽早走出封闭的自我世界。

第一次直接通话，晓圆留给江晋的印象是两个字：胆怯。她的声音特别小，显得非常不自信。江晋一句非常简单的问话，晓圆那边都要沉默很久，才会吞吞吐吐地回答几个字。

不过随着沟通次数的逐渐增加，这种状况明显有了改观。渐渐地，晓圆愿意在电话中向江晋吐露心扉，倾诉自己在学习和生活中遇到的各种开心和不开心的事了。每逢周六上午，晓圆没有课外补习的时候，甚至还会主动给江晋打电话，讲一讲这一周来自己的饮食和作息情况。

到了 2016 年 10 月 1 日，晓圆的体重下降了将近 20 斤，但她还是不自信，觉得自己仍然很胖。她通过 QQ 邮箱给江晋发去了自己的照片，江晋看到照片中的女孩的确还很丰满，手臂上的肉都是一节一节的，像藕段一样。

再过不到一年时间，晓圆就将面临高考了。考虑到女儿的学习成绩因为那几年身体肥胖而下滑得厉害，考上好大学的可能性微乎其微，林娟和丈夫决定让女儿迂回前进，走出国留学之路。

经过多方联系，他们终于为晓圆辗转落实了加拿大的一所大学。这所大学的开学时间为 2017 年 1 月，也就是说再过不到 3 个月，晓圆就要飞赴枫叶之国了。然而万事俱备，林娟却还是感觉不太踏实。虽然经过近半年时间的努力，女儿的体重已经减去了近 20 斤，性情也开朗了不少，但仍有接近 200 斤的体重，这样的身体状况，一个人独自在国外生活，肯定会遇到诸多不便吧？一想到这个问题，林娟的心便又禁不住烦躁起来。

一家人经过认真商量，最终决定由林娟陪着女儿出国留学。但即便如此，林娟还是希望女儿能在出国前的最后这段时间里尽快再减掉一些体重，以一种崭新的面貌去展开一段新的学习旅程。于是她在电话中和健康顾问江晋商量：有没有可能在一两个月内，帮助晓圆实现一个比较明显的瘦身效果？

"我们有一个减重管理的项目，瘦身效果是比较明显的。但是参加这个项目的过程会比较艰辛，需要有很强的毅力和耐心。之前考虑到晓圆还是个孩子，所以希望她能以循序渐进的方式来减重，就一直没向你们推荐这个项目……"

"这个项目对身体会有损害吗？"林娟迫不及待地打断了江晋的话。

"对身体当然是没有损害的，我们减重的目的就是为了健康嘛！只是过程会比较辛苦，就怕孩子坚持不了。"

听到江晋一再强调过程会比较辛苦，林娟又有些犹豫起来："那我先问问晓圆，看看她自己的意思吧。"

　　没想到，一直在旁边静静地听着母亲通电话的晓圆，突然用十分坚定的语气开口说道："妈，没关系的，您告诉江晋叔叔，只要能把体重减下来，我愿意承受一切考验！"

　　这到底是怎样的一个项目，进行起来究竟会有多辛苦呢？林娟的心里有些忐忑。她没想到女儿的态度会这么坚决，不知道女儿是否真的能够经受住考验，在这短短的一个月内顺利地减去几十斤的体重。她更没有想到的是，自己其实已经在不知不觉中，推动着女儿参与到了一场持久的"战争"之中。

　　这是一场延续了数千年的"脂肪战争"。在漫长的岁月中，人们对于脂肪的认识，就像大浪中的帆船起起伏伏，迂回曲折。有时，人们冠之以美名，但更多的时候，人类将脂肪视作是"最顽固的敌人"，并且由此演绎出了一个个与之抗争的真实故事。这些令人唏嘘甚至惊心动魄的故事，充满了焦虑、冒进和功利，更凝结了毅力、艰辛与耐心。所有的人性光辉和人性弱点，都在这场不断战胜人类自我的持久战中展露无遗。

第一章

减肥瘦身

——旷古的战争

本章导读

大多数肥胖的动物多多少少都有点迟钝。

——老普林尼

成功不是终点，失败也不是终结，只有勇气才是永恒。

——温斯顿·丘吉尔

　　减肥瘦身是一个极为火热的话题，层出不穷的平面广告、遍地开花的健身会所、琳琅满目的减肥商品，无不在向现代人昭示着这一点。但人们或许很少想到，这其实是一个贯穿人类发展史的重要话题。减肥瘦身的风尚自古有之，而对肥胖的成因——脂肪，人类的研究也可追溯到数千年前……

▲ 古老的风尚

人类本性中有着普遍的爱美的要求。

——黑格尔

如果浑身上下都变成了脂肪，躯干就会完全失去感知。

——亚里士多德

2500 年前的华夏大地，尚处于一个战火纷飞的年代，春秋战国诸侯争霸，烽火连绵，百姓民不聊生。在七个最大的诸侯国中，能够势均力敌抗衡者，莫属西秦和南楚。其中地处南方的楚国富庶肥沃、人杰地灵，建国历史长达 800 余年，曾孕育出丰富灿烂的艺术文化，为中华文明的发展做出了重要的贡献。

公元前 541 年，楚灵王上位后，穷奢极欲、骄横霸道，为了维持其霸主国的面子，他四处征讨，与各诸侯国之间战争不断。公元前 535 年，楚灵王又与吴国开战，最后却败在了对方的手下。面对失败，楚灵王不仅没有痛定思痛，好好去整顿一下军务，反而劳民伤财、大费周章地下令在湖泊群"云梦泽"（今湖北潜江龙湾附近）内兴建一座极尽奢华的离宫，以转移人们的视线，达到掩盖其对吴战争失败的目的。

这座气势宏伟的宫殿名叫"章华台"，占地方圆四十里，台高十丈，基广十五丈，被誉为当时的"天下第一台"。宫殿曲栏层叠，拾级而上，中途得休息三次才能到达顶层，故又称"三休台"。为了建造这座宫殿，楚国几乎用尽了国库积蓄，费了好几年时间才全部建成。"章华台"落成后，楚灵王白天在上面大宴宾客，晚上则管弦笙歌，夜夜歌舞不绝。

楚灵王有一个特殊的爱好，就是不管臣子嫔妃，只要长得腰肢纤细，就能受宠得赏；反之，那些大肚肥腰的人不仅得不到青睐，甚至还会遭受责罚，株连九族。

于是，一场看不见硝烟的战争又在楚国的朝廷上下打响了。楚国的士大夫们为了细腰，纷纷开始节食减肥，结果一个个都饿得头昏眼花，身体孱弱，走都走不稳，站都站不住。席地而坐者想要站起来，不得不扶住墙壁；乘坐车马者，也必须借力于车轼才能上下。

宫闱之中的减肥之风更是变本加厉。楚灵王贪恋女色，尤其喜欢细腰女子，引得宫中女子竞相瘦身，以博取君王的青睐，经常有人因此而活活饿死。"楚王好细腰，宫中多饿死"的典故由此流传开来，而这种小细腰从此被冠以"楚腰"之衔，"章华台"也因此又被称作"细腰宫"。

由帝王喜好引发的宫廷风气，向来就是民间流行的风向标。在楚灵王的细腰之好与王权至尊的交织影响下，一股瘦身减肥之风很快就从宫廷刮向了民间，并在2500年前的楚国成了一种蔚为壮观的时尚。

楚国的减肥风并非个例。同是2400多年前，在地球的另一边，那些肤色、身型都与东方人明显相异的西方人，也已开始与脂肪展开不懈斗争。当然，他们的减肥目的与楚灵王不尽相同，除了追求美之外，还为了健康。

约公元前400年，正处于伯里克利时代的古希腊出了一位名叫希波克拉底的医师，他曾极富想象地提出了"体液学说"，为后世的医学心理疗法提供了一定的指导基础，被西方尊为"医学之父"。这位极具号召力的名医注意到，久坐不动的人会变得肌肉松弛，身材发胖，进而引起很多疾病；而那些走路多的人则更长寿、更健康，所以他公开宣称："突然死亡这种情况，往往胖子比瘦子更多见。"他甚至还说："赛西亚的女性身体富含大量脂肪和很高的水分，导致她们的子宫很难吸附住男人的精子。"他在治病的时候常开出一个最简单的药方就是"多走路"。他动员人们，为了自己的健康要积极投身于减肥运动，形式可以是裸体奔跑或者行走，可以是睡硬板床，最好是在饭前锻炼，甚至连吃饭的时候最好也不停地晃动身体。

到了公元前384年，古希腊又一位著名的人物亚里士多德诞生在希腊北部殖民地色雷斯的斯塔基拉，这位出生于马其顿国王腓力二世宫廷御医之家的年轻人，虽然没有子承父业，而是去往雅典跟随柏拉图学习哲学20年，但期间也曾学过医学，并对生物学、动物学等生命学科均有研究。他对于肥胖的认识是这样的："如果浑身上下都变成了脂肪，则躯干就会完全失去感知。"他甚至还说，"肥胖的动物身上本该转化为精子与卵子的血液，转化成了软硬不同的脂肪，这意味着肥胖的男性和女性生育力较低。"以亚里士多德在古希腊和马其顿帝国的特殊地位及其影响力，他的这种带有警告意味的论调，足以使当时巴尔干半岛上无数对自己身体格外重视的人们自觉地投入于减肥之中。

距今约2000年之前，古罗马也曾出现过类似的"脂肪战士"。骑士家庭出身的百科全书式作家老普林尼，曾统率骑兵参加过镇压日耳曼人的战争，又以37卷的皇皇巨著《自然史》而名满天下。这位文武双全的骑士，用文字对脂肪讨伐起来也是毫不留情。他认为大多数肥胖的动物多多少少都很迟钝，他说："油滑的脂肪无知无觉，因为它既无动脉也无静脉。"他还声称："无论雌雄，一切肥胖的动物都更有可能不孕不育；过度肥胖者更易衰老。"

老普林尼的观点，其实也代表了古罗马人对脂肪的普遍认知。从古典时代起，脂肪就被看成是一种能扰乱人的感知与思考的迟钝无知的物质。古罗马人甚至认为，智慧与肥胖是相互排斥的。一生专心致力于医疗实践解剖研究的古罗马医学大师盖伦，一直被公认为是仅次于希波克拉底的第二个医学权威。他毫不客气地直抒心胸道："极端肥胖的人各个都愚钝迟缓是人尽皆知的常识，所谓肚大无脑是也。"公元 1 世纪时的罗马诗人佩尔西乌斯在描述一个麻木不仁的男人时，也用了"他的心已经被肥油蒙蔽了"这样的比喻，对脂肪的厌恶态度展露无遗。

让我们再把视线重新拉回到世界的东方。由楚灵王好细腰引发的那场发生在 2500 年前荆楚大地的减肥风潮，也并非中国历史上偶然发生的现象。这其实是与人们的审美观念息息相关的，正是因为人类以瘦为美的视觉习惯，才导致了一代又一代的帝王将相、富贵商贾等权贵阶层，以"美"为名前赴后继地主导了一场场瘦身减肥之风。因此，在楚灵王之后两千多年的历史时光里，这种瘦身的时尚不仅从来都没有消散过，甚至还一波又一波地不断掀起新高潮，并由此留下了一段又一段被人津津乐道的奇闻逸事。

公元前 140 年，年仅 16 岁的汉武帝刘彻登基，成为西汉王朝的第 7 位皇帝。这位被称为"汉武大帝"的一代雄主，与昏庸的楚灵王截然不同，但在审美眼光上，两位君王却是如出一辙：都喜欢身材苗条的女子。汉武帝最宠爱的一位宫女名叫丽娟，她不仅皮肤白皙柔润，呼气犹如兰花吐芳，而且身体轻柔纤瘦，弱不禁风。这让汉武帝疼爱有加，于是就把丽娟长年安置在琉璃帐内，深恐尘垢玷污了她的身体。甚至还会用衣带系住她的锦被，把她关闭在重重帷幕之中，生怕被风刮走。而丽娟为了迎合汉武帝的喜好，也故意用琥珀做成环佩，悄悄放在衣裙里面，每当环佩发出声响时，她就对别人说这是自己的骨节发出的声音。

到了公元前 33 年，西汉的第 12 位皇帝汉成帝刘骜即位。虽然这位懦弱皇帝的治国才能根本无法与其先祖汉武帝比拟，但对纤瘦美人的喜好却是有过之而无不及。汉成帝所宠幸的赵飞燕纤腰柔软，身轻似燕，她的掌中舞几成神话。一次她在太液池的瀛洲上舞蹈，恰逢风起，要不是乐师在一旁抓住了她的裙子，她就乘风而去了。汉成帝生怕大风再把赵飞燕吹跑，特地命人为其修筑了一座"七宝避风台"。

到了大约公元 300 年，历史的车轮已经驶入魏晋时期。当时有一个赫赫有名的富豪名叫石崇，他的财产山海之大不可比拟，宏丽室宇彼此相连，后房的数百姬妾，个个身着刺绣精美无双的锦缎，佩戴璀璨夺目的珠宝美玉。当然，要想入石崇的法眼是十分不易的，因为他对美女的身材要求异常苛刻，检测美女体重的手段也十分奇异。他会将沉香磨成的粉末撒在象牙床上，如果哪位美女经过时没留下痕迹，石崇就赐给她一大袋珍珠；如果谁留下了痕迹，则会被勒令节食减肥。所以，石府中流传着这样一句话："你非细骨轻躯，哪得百粒珍珠？"

而在公元 500 年前后，南朝出了一位以不近女色闻名的梁武帝萧衍，据说他"日止一食，膳无鲜腴，唯豆羹粝食而已"，且"身衣布衣"，生活非常俭朴。但就是这样一位以简朴著称的君王，为了奖掖他手下的清官徐勉，赏赐给他的奖励，竟然也是一位"腰围一尺六寸，时人咸推能掌上舞"的苗条舞女张净琬。

看来，对纤瘦美女的偏爱与欣赏，已非奢靡权贵的专利。连梁武帝和徐勉这样的清君廉臣也未能免俗，足见南北朝这种以纤腰为美的风尚影响至深。在龙门、云冈等举世闻名的古代石窟中，北魏时期的佛像确实也都是脸部瘦长，双肩瘦削，胸部扁平，一副清风瘦骨的模样。这也从另一个侧面印证了在南北朝时期，无论是汉族或是少数民族，都崇尚以瘦为美。

▲ 脂肪到底是什么

真相迟早会大白。

——莎士比亚

蝴蝶如要在百花园里得到飞舞的快乐，那首先得忍受与蛹决裂的痛苦。

——徐志摩

放眼中外、回顾历史，人们对脂肪的态度其实也并非完全是憎恶。因为脂肪虽然看得见摸得着，但这东西到底是个啥玩意儿，古人其实一直都没有彻底搞明白。很多时候，人们会凭着自己的亲身体验去感受它：原本心情是低落的，但是一顿肥美的大餐入肚后，情绪也会不知不觉地随着胃部的满足而变得愉悦起来。而这其中的大部分功劳，就归功于蕴含在肥美大餐之中的丰富脂肪。所以，脂肪也有扬眉吐气的时候。

这种体验对于古代欧洲人来说，显然更为深刻、更为刻骨铭心。有研究表明，大约在 1700 年前的西方，人们的进餐习惯一直都是在饥肠辘辘与暴饮暴食之间频繁切换的。这种全民性的暴饮暴食恶习主要是天灾人祸带来的，当时的物质生产水平相当落后，完全依赖于天时，导致经常出现食物匮乏的情况，人们根本无法主宰自己的命运。与此同时，频繁的战争引发社会混乱，又使正常的生产生活更无从得到保证。于是，刻骨铭心的饥饿记忆，在西方引发了浓重的焦虑与恐惧，从而滋长出了一种"宁愿忍受肥胖的折磨，也不愿忍受饥饿困扰”的社会情绪。

在这种特殊情绪的影响下，脂肪就逐渐被赋予了一种神秘的力量。其实在远古的欧洲，脂肪就被人们与生育能力联系在了一起，从一些远古遗存下来的维纳斯象牙雕刻来看，当时的人们制造那些丰满形象的女性肉体，主要是出于生殖崇拜。由于丰满的女性形象通过肉体的堆积，往往更能够给人产生视觉上的刺激，因此欧洲古典名画中的女性形象几乎都是丰腴有加的。毫无疑问，在那时的西方人眼中，脂肪所映射的是健康丰满的女性形象。

脂肪在欧洲也曾被视作是与生存、力量相关的东西，因此古希腊人、希伯来人和罗马人都对脂肪的丰厚特质心怀敬意。古希腊人非常聪慧地认识到，他们的农作物和牲畜所蕴含的能量，有相当部分就是贮存在油脂之中，他们坚信这些能量也能传达到人类的躯体之中，因此他们会在竞技者的身体上涂满橄榄油，使之看起来油光发亮，犹如神圣的雕塑一般。希伯来人则认为脂肪是动物身体中最好的部分，他们会在献祭仪式中将上好的脂肪敬献给心中的上神耶和华，因此希伯来文圣经《利未记》中有“所有脂肪皆属于主”的训诫。在古罗马，脂肪也曾被视为财富和地位的象征，只有地位高贵者，才有权享用脂肪肥厚的荤食。因此，即便在之后相当漫长的历史中，欧洲的贵妇形象也多半是体态丰腴、圆润饱满的。

这种与“以瘦为美”截然相反的审美取向，在中国历史上也曾出现过。举世闻名的大唐盛世，就是一个“以肥为美”的开放社会，唐人的袒胸露臂和丰肥浓丽、热烈放恣为世人所公认，唐朝第一美人杨贵妃就是丰腴形象的最佳代言，代表的是额宽、脸圆、体胖的女性体态美。

脂肪的地位之所以能在唐朝来一个这么彻底的大翻身，与当时的社会背景是密切相关的。在刚刚经历过魏晋南北朝的大动荡后，走出了数百年战争阴霾的人们终于迎来了和平稳定的生活，随之也迎来了多民族的大融合。北方游牧民族向来偏爱丰满的女子，他们认为屁股肥大、脂肪丰厚的女子好生养，这种审美观念对汉人也产生了极大的影响。而唐朝时国家安康富强，百姓丰衣足食，也从经济上为人们保持一个健康丰满的体魄奠定了良好的基础。富饶的国度人人长得富态贵气，不啻在无声地昭告天下：我们大唐是一个太平盛世！因此，"胖"被人们推崇也就变得理所当然。

唐朝之后的宋朝，也是一段强盛的历史。因此，丰腴的女性仍然很受帝王将相、富贵人家的青睐。甚至到了元代和明代，仍然还有唐宋的遗风。

人类社会就是这样，在一些未知的事物面前，态度总会显得模棱两可。对待脂肪亦是如此，因为捉摸不透，这种神奇的东西就更让人们感觉爱恨交加。

脂肪究竟是啥玩意儿呢？好奇的人类一直都没有停止过探索。首次揭开脂肪秘密的，是一位法国的化学家。

1803年，法国西部曼恩－卢瓦尔省的少年谢弗勒尔离开家乡城市昂热来到首都巴黎学习化学，几年后开始从事肥皂的研究。因为肥皂通常是以油脂为原材料生产的，因此，他的研究实际上已针对油脂展开。通过反复实验研究，他发现脂肪是由脂肪酸和甘油结合而成的。脂肪酸是一类由碳、氢、氧构成的有机化合物，是中性脂肪、磷脂和糖脂的主要成分，在有充足氧供给的情况下，可氧化分解为二氧化碳和水，释放出大量能量，因此，脂肪酸是机体主要的能量来源；甘油又称丙三醇，是无色、无味、无臭且带有暖甜味的一种澄明黏稠液体。当人体摄入食用脂肪时，其中的甘油三酯经过体内代谢分解，形成甘油并储存在脂肪细胞中。因此，甘油三酯代谢的最终产物便是甘油和脂肪酸。

其中脂肪酸的分类方法很多，大家通常比较熟悉的是按照其饱和度将其分为饱和脂肪酸与不饱和脂肪酸两大类。由不饱和脂肪酸组成的脂肪在室温下通常呈液态，大多为植物油，如橄榄油、花生油、菜籽油、玉米油、大豆油、坚果油等；以饱和脂肪酸为主组成的脂肪在室温下多呈固态，如牛油、羊油、猪油等，多为动物脂肪。但也有例外，如深海鱼油虽然是动物脂肪，但它富含不饱和脂肪酸。

随着后世营养科学研究的不断深入，人们发现所有健康人士均需要在饮食中摄入一定量的脂肪以维持各项人体机能，其中不饱和脂肪酸对人体很有裨益，具有调节血脂、清理血栓、提高免疫、补脑健脑、改善视力等众多功效；而饱和脂肪酸摄入量过高，则会引起动脉管腔狭窄，形成动脉粥样硬化，增加患冠心病的风险。

但长期以来，更引起人们关注的，还是在体内不断累积的脂肪所造成的身体臃肿肥胖。因此，在相当长的一个历史阶段，人们针对脂肪展开的战争，其主要目的尚停留在战胜肥胖的层级，还没有上升到为了健康的高度。

尽管谢弗勒尔通过研究为我们解开了脂肪的构成奥秘，使人类对脂肪有了一种科学的认识，但人们对于脂肪的关注，则常常还是会继续沿着自己熟悉的视角展开。

克里斯托弗·E. 福思在他的《脂肪：文化与物质性》一书中为我们提供了观察脂肪的一个很有意思的视角，他认为"服装也是理解脂肪（肥胖）体验的重要因素"。事实的确如此，从古到今许多有关服装变革的事件中，我们都能清晰地感受到人类社会对脂肪的决绝战争从未有过一刻的停歇。

早在古希腊时代，人们就创造出了塑身衣，那是一种更符合人体结构特点，可将身体脂肪巧妙隐藏起来，以呈现纤细体态，从而凸显迷人魅力的服装。与此异曲同工的是，在公元前500多年的春秋战国时期，大臣和宫女们都会通过勒紧宽大的腰带，以保持细腰的身姿，这也可以视作是美体内衣的滥觞；唐代女子喜穿一种名为"诃子"的无带内衣，其功效相当于今天的抹胸美体内衣；元代出现的"合欢襟"，穿时由后及前，在胸前用一排扣子系合，或用绳带等系束，形制更加接近当今塑身内衣；明代的内衣"主腰"外形与背心相似，腰侧还各有系带，将所有襟带系紧后可形成明显的收腰效果。

西方的内衣发展轨迹，也是一部与脂肪不断斗争的进化史。从中世纪时期开始，欧洲出现紧身褡，其修身目的十分明显；16世纪初，产生了铁和木头等强硬材料制作的紧身胸衣，人类战胜肥胖的坚强决心可见一斑；到16世纪末期，人们才开始使用鲸髭、钢丝、藤条等来制作紧身衣，这些材料塑造身体曲线的效果更加理想；进入19世纪中期，塑形内衣的制作产生了重大变革，内衣上的带眼改用金属环，印度橡胶与塑胶取代了鲸骨作为撑骨质材。1850年，英国引进胸前系扣的紧身褡，爱美的人们可以自如地穿戴这种内衣。这种紧身褡之后慢慢发展，演变成了当今的美体内衣。

到了现代，内衣对于人体曲线的显露更为直接。1946年7月5日，一场时装发布会在法国巴黎举行。这次展示的服装有些特殊，是由巴黎泳装设计师戴扎伊纳·路易·雷亚尔推出的作品。这套新式泳装最大的亮点，是所用的衣料少得令人瞠目结舌，模特米歇琳娜·贝尔纳迪尼穿上后几乎是一种全裸的姿态。在记者此起彼伏的镁光灯中，她那姣好健美的身材瞬间引爆了世界的眼球。当时正值美国在太平洋上的比基尼岛进行原子弹试爆，而这套极具创新意识的泳装所引发的关注效应，简直可与比基尼岛相媲美，因此得名"比基尼"。

"比基尼"泳装问世之后，很快就成了柔美身体曲线的代名词。这种最能体现人体美感的服装款式，使人体身上的多余脂肪更加无处遁形。对于大批憧憬着一试这种性感泳服的时尚女士来说，减肥瘦身也就变得更加迫切了。

现代社会更是一个看重"颜值"的社会，各种选美活动层出不穷，健身房、美容院遍地开花，无一不在向我们传递着这样一种信息：身材非常重要。因为颜值不仅是面容的俊美，也包括了身材的健美。事实上我们每个人都已经切身感受到了，在现实生活中，身材姣好者容易获得更多的机会，包括就业的机会、成名的机会、晋升的机会、获得高薪的机会、获得爱的机会等，而肥胖者则往往相反。

▲ 超级慢性疾病

肥胖是一种疾病。

——希波克拉底

你应该尽可能多用"卡路里"这个词，这样你吃东西的时候，就会感觉到自己在摄入卡路里，而非仅仅吃了一片面包、一块派。

——露露·亨特·彼得斯

在欧美文化中，尽管人们对脂肪也曾有过积极正面的评价，但更多的还是对于脂肪的非议和排斥，这是显而易见的事实。尤其是进入近代，居于主导地位的西方知识体系，对脂肪保持着一种否定的态度，认为脂肪是一种过剩和浪费，总是将其与"令人讨厌、糟糕或者死气沉沉等形状的具体表现"联系在一起。他们普遍认为脂肪是可鄙的，是一种从身体内部生发出来的危险；同时又是一种多余的东西，是肉体的腐败。西方学者们甚至还论证过，肥胖的身体是一种病态，是内在灵魂品质的一种外在表现，而脂肪则代表了从懒惰到好色，从贪吃过量到暴饮暴食。

这种"肥胖是一种病"的观点，从19世纪开始被人们广为议论并接受。1829年，韦德发表了世界上第一本专门描述肥胖的书，使肥胖的话题正式走入人们的视野。欧洲基督教长老会传教士格雷厄姆则把暴食暴饮视作一种罪恶，他提出了一种格雷厄姆食谱，倡导大家只喝清水，吃蔬菜、水果和全麦面包等高纤维食物。当时颇有影响力的新闻时尚娱乐类杂志《哈泼周刊》，也开始不断刊登一些含有节食广告和嘲讽胖子的卡通画。

1863 年，伦敦人威廉·班廷公开发表了《一封写给公众的关于肥胖的信》，一下子把人们的目光聚焦在了"减肥"这样一个话题上。这封"写给公众的信"其实并非一封真正的信件，而是一本薄薄的只有 21 页的书。在这本夺人眼球的书中，威廉·班廷毫无保留地向大家再现了自己通过节食减肥的全过程，从而引起了人们的强烈共鸣。这是世界上第一本明确提出依靠节食减肥的著作，出版后一度十分流行，并且引发了社会大众对减肥的普遍关注。于是，节食减肥法就被人们称为"班廷减肥法"。

通过对脂肪与肥胖的研究，人们发现，肥胖人群之所以在 19 世纪大量地出现，导致肥胖现象被社会诟病拒斥，与现代生活方式的巨大改变有着很大的关系。脂肪累积是肥胖的直接原因，但更深层次的原因是物质的极大丰富、饮食结构的改变以及工业化和城市化带来生活方式的改变。1776 年，瓦特制造出第一台有实用价值的蒸汽机，随后蒸汽机被广泛应用，为食物的大规模运输创造了便利；之后随着火车的普及和蒸汽船的出现，跨国跨区域之间的食物运输变得更加迅捷而廉价；19 世纪中叶，防腐剂的发明又大大延长了食物的储存时间，尤其是反式脂肪酸被发现后，被大量用来制作包装食品、煎炸食品，从而使其保存几个月都不会腐败变质；1916 年 9 月 9 日，全球第一家超市在美国田纳西州孟菲斯市开业，这种商业形式很快风靡全球，为了使自己的商场更具有吸引力，肉类罐头、油炸糕点等各种充满了盐分、糖分、脂肪和防腐剂的食品开始被高度聚集，由此衍生出了极为繁荣的大众消费文化。

这种生活方式的最大受益者是中产阶级，但在尽情享受着现代文明带来的种种便利和舒适的同时，他们也开始被过度的肥胖所困扰。反肥胖的声音就是在这样的社会背景下逐渐显现并且不断壮大起来的。

人类的认知也是千年轮回，直至 20 世纪，人们对肥胖的认识才从肤浅的审美层面彻底地提升到了健康层面。于是，真正的减肥大潮开始涌现。

具有划时代意义的是 1918 年，一本名为《食谱和健康：揭开卡路里的真面目》的畅销书风靡世界，作者露露·亨特·彼得斯博士高度推崇一个名词——"卡路里"，他建议减肥者每日摄入量不要超过 1200 卡路里。彼得斯博士这样写道："你应该尽可能多用卡路里这个词，这样你吃东西的时候，就会感觉到自己在摄入卡路里，而非仅仅吃了一片面包、一块派。"

卡路里是一种能量单位，其定义为：在 1 个大气压下，将 1 克水提升 1 摄氏度所需要的热量。彼得斯博士希望读者能够多把关注点放在摄入的卡路里上，而非具体吃了什么食物，其用意是为了能够让人们自觉地控制能量的摄入。虽然当时国际上通行的能量单位是焦耳，但"卡路里"这个概念显然更能给人一种新奇而又亲切的感觉，于是迅速被人们接受，成为营养和健身领域普遍使用的一个能量单位，《食谱和健康》一书也因此畅销了 20 多年。不久，低卡路里食谱开始出现，"好莱坞 18 天减肥计划"甚至还十分具体地建议人们，每天摄入 585 卡路里能量即可，而且最好从柑橘类水果中摄入。

1920 年，英国医疗署官员乔治·纽曼爵士又对肥胖提出了另一种科学的观点，他认为"过度摄入食物，不合理地摄入食物，以及缺乏新鲜空气和锻炼"是身体状况恶化的主要原因。他的观点立即得到了社会大众的共鸣，因为大家都有这样的体会：在各种美食诱惑面前，自己的肠胃几乎得不到充分的休息，以至于里面被各种不健康的食物所堵塞。为了对付肠胃中严重饱和的食物，以及在身体中不断累积的脂肪，有些医生甚至想出了各种怪招，譬如食用"醋餐"、用烈酒把食物冲下去或者开灯睡觉以燃烧脂肪等，期望能促进肠胃的工作和脂肪的分解。

随着现代医学的不断发展，人们开始逐渐认识到肥胖与疾病之间的密切联系。1940 年以后，美国大都会生命保险公司发布了由著名统计学家路易斯·都柏林调查得出的全世界首份"理想体重表"，终结了"成年人体重随年龄增长"的错误观念。1948 年，西方认识到肥胖对心脏的影响，通过实验证实了肥胖是导致冠心病、高血压的危险因素，这意味着医学界首次真正关注肥胖问题。

各种科学研究成果均将健康隐患的矛头直接指向了肥胖，这对方兴未艾的减肥大潮起到了推波助澜的作用。伊斯特·曼兹是一位体重超过208磅的家庭主妇，她从参加产前教育小组获得灵感，于1948年组建了一个名为"理智减肥小组"（TOPS）的组织，动员女性们相互鼓励、相互支持，与身上的脂肪展开不懈斗争，成为第一个号召肥胖者以团队的形式开展减肥运动的组织，这个组织一直坚持了50余年，会员人数高达20多万。

1956年，世界上第一个电视减肥节目在美国开播，其宣传口号是"全美女性跟随着电视的引导，只要在家里蹦蹦跳跳就能减掉脂肪"。这种诱惑对大批肥胖人士无疑是充满吸引力的，于是各种减肥主题的电视节目大受欢迎，并且持续升温。

同时，越来越多的民间减肥互助组织开始不断涌现，瘦身终于不再是一个人的战斗。1963年5月，美国纽约长岛的家庭主妇吉恩开创了一项名为"体重观察"的减肥运动，这项活动的主旨与"理智减肥小组"类似，但显得更有规律，参加减肥的朋友们一周一聚，互相支持鼓励，并监督彼此锻炼和节食。如今"体重观察"已发展成为一个会员超百万的庞大公益组织，不仅拥有专门的杂志，还为肥胖人群制作了一系列便捷可行的节食菜谱、健康食物以及减肥锻炼计划等。

1972年，安塞尔·基的《慢性病日记》正式出版，该书提出用BMI（身体质量指数）来衡量人体的胖瘦程度，这个方法不仅简单实用，而且能较为精准地反映人体的肥胖状况。

其具体的计算方法是：体重的千克数除以身高米数的平方，即体质指数（BMI）＝体重（kg）÷身高（m）^{2}。例如一个人的身高为1.80米，体重为75千克，他的BMI=75/(1.80^2)，计算结果其BMI为23.4。

世界卫生组织认为，对于18至65岁的人来说，BMI18.5~24.9为正常；

大于 25 为超重；超过 30 则为肥胖。在中国这一标准产生了细微的差别，BMI 18.5~23.9 为正常，大于 24 为超重，超过 28 则为肥胖。在 BMI 的精确计量下，科学家可以对某个特定国家或者地区的胖子比例进行非常系统全面的统计，使每个人都被规划在"正常""超重"或者"肥胖"的框架之内。此时，肥胖就不再只是个人的私事，而是上升为被整个社会所关注的大众话题。

围绕着体重指数 BMI 展开的各种医学研究也不断取得重大进展。研究表明，肥胖不仅可以引发许多不同的生理、心理、社会和经济问题，而且会直接导致一系列给个人生活带来巨大灾难、使社会生产力遭受巨大损失、导致医疗费用猛涨的疾病，如 Ⅱ 型糖尿病、高血压、心脏病、癌症、睡眠呼吸紊乱等。人们越来越清晰地认识到一个非常严酷的现实：肥胖本身就是一种超级慢性疾病。

20 世纪 80 年代，"肥胖流行病"一词广泛地出现在了新闻媒体上，医生和公共健康官员不断向人们发出警告：一种新的流行疾病——肥胖，正在威胁整个社会的健康，尤其是孩子们。肥胖已经不仅仅是影响个人形象的问题，甚至成为政府健康官员高度关注的问题。早在 1951 年就提出"减肥行动"计划的美国政府，甚至还将肥胖问题提到了"国家安全"的高度来进行讨论。因为政府已经注意到，很多应征参军的青年人因为肥胖问题而被淘汰，如果这个问题得不到有效解决，将使美国出现"兵荒"。同样，为了应对日益严重的国民肥胖危机，英国政府也出台过相应的激励计划，提出给予有效减肥的肥胖者现金或购物券等奖励。

1986 年，著名黑人女主持欧普拉的减肥脱口秀节目开播，为了博取节目效果，她采取了欲擒故纵的做法，先是故意让自己的体重不断暴增。在这档节目整整播出了两年之后，欧普拉的体重已在不知不觉中增长到了96 千克。1988 年 7 月，通过一种极端的液体饮食减肥法悄然减去 30 千克体重的欧普拉，忽然以崭新的形象亮相于节目之中，在观众的一片惊讶声中，她推出一辆装着大袋肥肉的红色四轮车，十分形象地向观众展示了自己的减肥成效。随着节目的爆火，人们更加清晰地认识到肥胖是一种病，"减肥"一词因此成为公众热词。

肥胖终于取代了由营养不良和感染所引起的疾病，一跃成为危害人类健康的主要杀手。世界卫生组织已明确认定肥胖是全球成年人最大的慢性疾病，将其列为世界四大医学社会问题之一。战胜脂肪、战胜肥胖成为全人类刻不容缓的重大使命。

▲ 败走麦城的"苗条素"

要达到预期的目的,求实的精神要比丰富的知识更重要。

——加隆·德·博马舍

脂肪是由什么构成的?甘油和脂肪酸!

脂肪过度堆积后将会怎样?会导致肥胖,那是一种疾病!

当这些问题一一被人们所认清后,新的问题又来了:到底是什么在控制着脂肪堆积进而形成肥胖的这种演变呢?

在美国的缅因州,有一位名叫道格拉斯·科曼的科学家为此整整奋斗了 20 多年。1993 年,62 岁的科曼从杰克逊实验室退休,虽然直到这时他也还没有找到控制肥胖的因子,但经过 20 多个春夏秋冬的苦苦探寻,他已坚信存在着这样一种因子。而且他的假说,已经在科学界得到了一些支持的声音。

在过往的 20 多年间,科曼究竟做了哪些研究呢?让我们把目光转回到 1969 年夏天,在位于美国缅因州巴尔港的杰克逊实验室研究大楼内,身穿白大褂的科曼正在一间阴暗闷热的实验室里摆弄着两只胖乎乎的小老鼠。

杰克逊实验室始建于 1929 年,以庞大的小鼠遗传资源闻名于世。该实验室长期致力于发展标准化的小鼠品系和突变体,并借助向全世界科学家销售他们培育的各种奇奇怪怪的小鼠获得收入。1958 年,科曼从美国威斯康星大学生物化学专业博士毕业后,进入杰克逊实验室工作。当时实验室的科学家们在偶然间发现了两种异常肥硕的小黑鼠,体重都可以长到普通老鼠的 3 倍大，长着尺寸惊人的赘肉，并且像人类肥胖症患者一样会出现各种各样的健康问题。

实验室的科学家们发现这两种胖鼠有一个明显的区别，就是一只体内的血糖指数非常高，有典型的糖尿病症状；而另一只则指标完全正常，属于纯粹的肥胖。于是他们根据肥胖（obesity）和糖尿病（diabetes）的英文单词缩写，给这两种胖鼠分别命名为 ob 和 db。通过反复的杂交实验，他们确认了 ob 和 db 的肥胖症状是由两个不同的基因突变导致的，突变的基因分别被锁定在小鼠的第 4 号和第 6 号染色体上。但是科学家们并未再深入研究下去，他们的实验目的，只是为了将两种胖鼠大量培育并出售给全球同行。因为当时根本没人想到，可以将这两种胖鼠与人类的脂肪战争联系起来。

但是科曼却乐此不疲地在这两种小胖鼠身上做起了一种名为"连体老鼠"的实验，他想搞明白为什么这两种老鼠会变得如此异乎寻常的肥胖。这种实验的原理并不复杂，就是通过外科手术，从肩膀到盆腔之间将两只小老鼠的身体连接起来，人为地制造出一种类似人类连体婴儿的现象，使两只老鼠的血液实现循环联通。这种实验看起来有点血腥残忍，但对科学研究却有着巨大的价值，可以用来研究小鼠血液循环系统中的各种物质究竟有怎样的功能，以及这些物质进入另一只小鼠体内后，是否会影响其生存和健康。

科曼的脑海里始终萦绕着这样一个问题：ob 和 db 之所以肥胖，会不会是因为它们的血液里缺少了某种抑制肥胖的物质？这种未知物质应该可以抑制食欲，或是加速能量的消耗。所以，缺了它之后，ob 和 db 就会拼命进食，并且整日躺着养膘。

科曼进一步设想：如果真有这种物质存在，那么把一只正常小鼠的血液连进来，是不是就可以把正常小鼠血液中那种未知的减肥物质带进肥鼠体内，从而为 ob 和 db 减肥了？

按照这样的思路，科曼反复进行着一组组不同的实验，他首先将 db 和正常老鼠连体，结果发现 db 并没有瘦下来，反倒是那只正常的老鼠食欲骤然下降直到饿死。然后，科曼又把 ob 与正常老鼠连体，结果情况发生了意想不到的转折：这回是正常老鼠一切正常，而 ob 则开始发奋减肥，并逐渐向正常体态靠近。

两个本该高度一致的连体老鼠实验，为什么出来的结果竟然会截然相反呢？这里面到底蕴藏着什么样的奥秘？现在看起来似乎挺简单的实验，在答案尚未揭晓之前却总是显得那样的茫无头绪。科曼一次次地重复着这样的实验，试图搞清这个问题。

在历经了无数次结果相同的实验后，科曼更加坚定了自己的推想：在小鼠的体内，一定存在着某种能够抑制食物的物质。为了进一步证明这种物质的真实存在，接下来他又实施另一组至关重要的连体实验，科曼将 db 和 ob 直接进行连体，果然获得了意想之中的结局：db 继续发胖，而 ob 则迅速减肥。

两只长相相似的胖老鼠，连体实验的结果却是如此的泾渭分明！科曼于是坚定地宣称：小鼠身体里一定有两个基因，其中一个能够制造出一种强有力的食欲抑制因子，它是维护正常小鼠体型的关键密码，这种因子进入血液流进大脑，有效地降低了小鼠的胃口，ob 正是这种基因的缺乏者，难以自行制造这种因子，只能借助于外力；另一个基因则负责感知和响应这种食欲抑制因子，db 显然是这种基因的缺乏者，因此即使体内有大量的食欲抑制因子，仍然不能使它瘦下来。

看来，只要找到这两个基因，人类就能解开食欲和体型的秘密了。曙光似乎就在前方，遗憾的是在完成了这一系列天才的实验之后，科曼花了十几年时间，试图利用各种生物化学的方法来发现这种假想中的食欲抑制因子，但是从未获得过成功。

应该说，命运还是厚待科曼的，虽然他的设想并未得到亲手验证，但他的后继者却很快为他圆了梦。就在科曼退休仅仅一年之后，美国洛克菲勒大学的杰弗瑞·弗里德曼和他的同事们利用现代遗传学手段，找到了科曼预言的那种能够抑制食欲和控制体型的蛋白质因子。

那是 1994 年 5 月 8 日的深夜，在洛克菲勒大学的一间暗房里，皮肤黝黑的杰弗瑞·弗里德曼还在昏暗的红色灯光下仔细看着一张胶片。尽管在 3 年前他已晋升为这座闻名世界的医学研究机构的终身副教授，但他一直保持着亲自参与实验操作的好习惯。

8 年前，刚刚博士毕业的弗里德曼受科曼的小鼠实验启发，开始在洛克菲勒大学建立连体老鼠实验室，决定找出胖鼠 ob 体内所缺乏的那种控制食欲的神奇因子。为了实现这个梦想，他和他的同事们不知不觉间就付出了两千多个没有停顿的日日夜夜。在过去的 8 年时间里，弗里德曼已经把编码食欲抑制因子的基因成功定位在小鼠 6 号染色体上的大约 65 万个碱基对的范围之内。他们同时发现，这段 DNA 里可能藏着 6 个基因。

神秘的食欲抑制因子终于渐渐显露出它的真容了。

这天深夜的实验，就是为了搞清这个问题：这 6 个基因，它们到底在老鼠的哪些器官里发挥功能呢？作为遗传学家，弗里德曼当然十分清楚：DNA 分子编码蛋白质是通过一种叫作信使核糖核酸（mRNA）的物质实现的，此时他就是要看看第一个候选基因 2G7，它所产生的 mRNA 到底会在哪些组织里出现。

昏暗的灯光下，弗里德曼在刚刚冲洗出来的胶片上看到，2G7 基因在代表脂肪组织的地方出现了非常清晰的信号。弗里德曼忽然醒悟过来，这不就是他苦苦追寻了 8 年的东西吗？

在历经了千百只老鼠身上一次又一次机械而烦琐的实验之后，在这个普通周日的深夜，弗里德曼终于幸运地捕捉到了这个科曼在 30 年前就曾预测过的食欲抑制因子。

弗里德曼和同事们为这种活跃在脂肪组织里的物质起名为"苗条素"（leptin，源于希腊语"苗条"）。1994 年 12 月，弗里德曼在《自然》杂志上发表了苗条素基因的发现成果。他用翔实的数据向世人证明：ob 老鼠发胖的原因正是苗条素缺乏。如将苗条素注射到 ob 老鼠的体内，可以使 ob 胖老鼠的体型得到完美的恢复。

仅仅一年之后，千禧年制药的科学家们又利用一种名为"表达性克隆"的技术，顺着苗条素因子找到了它的受体，也就是感受苗条素功能的物质。几个月后，弗里德曼的实验室也证明，科曼的 db 老鼠发胖并罹患糖尿病的原因，就是缺乏这种苗条素受体。

一场持续了近半个世纪的接力赛跑终于落幕。自然之手造就了杰克逊实验室的两只胖鼠 ob 和 db；科曼通过连体动物实验发现动物自身分泌一种抑制食欲的物质，这种物质通过血液循环进入下丘脑，并在那里被感受从而发挥功能；弗里德曼找到了这种物质，将其命名为苗条素，并且证明缺乏苗条素正是 ob 老鼠发胖的原因所在。

从 20 世纪 60 至 80 年代，科曼和弗里德曼先后致力于连体胖鼠的研究，最终成功找到了苗条素这一科学因子，二人为此共同获得了有"东方诺贝尔奖"之称的邵逸夫生命科学与医学奖。

苗条素的发现，揭开了人类体重和食欲调节的全新机理，提升了人类对脂肪组织功能的全新理解。在这项科学成果面前，最兴奋的还是嗅觉灵敏的药品制造商，因为他们看到了蕴含其中的巨大商机。

1995 年 7 月，弗里德曼等人利用重组 DNA 技术在体外提炼出了苗条素蛋白，他把这种体外苗条素注射到 ob 鼠身上，使之成功减肥，而且还让正常老鼠也减了肥。几乎同时，来自工业界的美国制药巨头礼来、瑞士公司罗氏和美国制药新锐安进三家制药公司，也利用相同的技术证实了弗里德曼的发现。

就在弗里德曼及三家制药公司同时证明苗条素蛋白的减肥效果后不久，安进公司就以两千万美元的代价，从弗里德曼所在的洛克菲勒大学获得了对苗条素蛋白的开发和销售权，一举创下科研机构专利转让的成交新纪录。消息宣布当天，安进股票就大涨 6 亿美元。

安进公司是全球生物制药巨头，由一群科学家和风险投资商于 1980

年创建。该公司赖以发家的两个产品，是重组人工促红细胞生成素益比奥（EPO）和重组粒细胞集落刺激因子优保津（G-CSF），这两种爆款产品都属于基因工程蛋白分子，市场逻辑几乎与苗条素如出一辙，安进公司希望苗条素可以在治疗肥胖上大显身手。

1996年2月，重组苗条素蛋白用于肥胖症治疗的临床申请得到美国食品药品监督管理局（FDA）的批准，苗条素蛋白正式进入人体试验。在美国，任何一个新药在进入市场销售前都必须经过FDA专家的严苛审查和科学设计的三个临床试验阶段，以确认人体安全性、代谢和动力学属性以及有效性，整个临床试验大多需要数年时间，耗费高达数亿美元。

1997年6月，安进公司宣布一期临床试验胜利结束，165名被随机分为两组参与临床试验的健康人，在医生与病人均不知情的情况下，分别注射了苗条素蛋白或安慰剂，试验结果表明苗条素的安全性得到确认。一期临床试验的主要目的就是证明药物的安全性，药物的治疗效果并不是重点关注的内容。让安进公司感到欣慰的，是相当比例的健康人在注射苗条素后都出现了明显的体重下降。

安进带着美好的憧憬开始了第二期和第三期的临床试验，开始在肥胖症患者中测试苗条素蛋白的减肥效果。此时，剑桥大学和美国国立卫生研究院（NIH）也分别在两个独立进行的临床实验中证明，注射重组苗条素蛋白可以非常有效地治疗先天性苗条素缺陷症，患者的脂肪水平、肝脏功能、血脂水平、糖尿病症状等都得到了全面的控制。作为药物，苗条素蛋白的有效性毋庸置疑。

但大家似乎都忽略了一个非常重要的细节：事实上，先天性苗条素缺陷症发病率极低，在过去的20年间，全球仅发现不到20例。大多数肥胖症都是其他内外因素导致的后果。一个简单的、也符合大众理解的诱因就是现代生活方式：摄食过量、高脂肪食物和运动减少。苗条素受体功能下降导致的苗条素抵抗才是问题的关键。

如果身体制造和储存过量脂肪组织，血液中苗条素水平也随之上升到更高的水平。大量苗条素分子意味着对苗条素受体持久和高强度刺激，为实现新的平衡，机体面对持续刺激的一个习惯策略是逐渐下调这种反应强度。对肥胖导致的高苗条素水平分泌，机体逐渐产生"苗条素抵抗"，就是逐渐下调受体对苗条素的反应强度。结果是虽然体内苗条素分子很多，但是苗条素的效应逐渐降低。当出现"苗条素抵抗"时，由于体内并不缺乏苗条素，补充苗条素就不可能发挥任何减肥的作用。

苗条素调节食欲和体型的强大功能是建立在漫长进化史的基础上的，在长达千万年甚至数亿年的时光里，我们的祖先始终要面临周期性食物短缺和营养不良的挑战，对祖先来说，营养过剩是个过于奢侈的幻想。我们身体的调节机制，也正是在这种背景下诞生的。在工业社会中，供应充足的食物、触手可及的美味诱惑、现代生活对体力劳动的需求降低，这一切都在全方位挑战着形成于食品短缺时代的调节机制，而我们的身体还没有做好准备。想靠一种小小的蛋白质分子，来完成一整套生活方式对进化史的挑战，成功的可能性微乎其微。

1999 年 10 月，安进公司低调公开了苗条素临床试验的最终结果。二期临床研究发现，肥胖症患者注射苗条素后确实出现了短时间体重下降，但是该效果很快消失，患者体重持续反弹，苗条素对减轻肥胖症以及与肥胖相关的并发症毫无作用。

在经过数年徒劳无功的临床试验尝试后，2006 年，安进公司无奈地把苗条素蛋白相关的药物开发和销售权转卖给了英国的生物技术公司 Amylin。根本的问题没有解决，失败的结局也就注定无法避免。2011 年 3 月，Amylin 公司宣布提前终止苗条素蛋白相关产品的临床试验。

长达 16 年的公众狂欢和资本盛宴就此落幕。曲终人散后，人们才蓦然惊醒，那种期望可以一劳永逸地解决肥胖问题的愿望，再一次落空了。

30分钟 各项运动消耗热量表			
运动项目	运动强度	66千克男性 消耗热量（单位:kcal）	56千克女性 消耗热量（单位:kcal）
步行	慢速	82.5	69.9
	中速	115.5	98.1
	快速	132	111.9
跑步	走跑结合	198	168
	慢跑	231	195.9
	快跑	264	224.1
自行车	12~16km/h	132	111.9
篮球	一般	198	168
	比赛	231	195.9
羽毛球	一般	148.5	126
	比赛	231	195.9
足球	一般	231	195.9
	比赛	330	279.9
跳绳	慢速	264	224.1
	中速	330	279.9
游泳	自由泳,仰泳	264	224.1
	蛙泳	330	279.9
	蝶泳	363	308.1
俯卧撑	中	148.5	126
瑜伽	中	132	111.9

▲　运动消耗热量表

来源:《中国居民营养膳食指南（2016）》

日常食物热量表
热量（大卡）/可食部分（100克）

米饭(蒸) 117（大卡）/100g　　面食 109（大卡）/100g　　速食面 472（大卡）/100g　　烧饼 326（大卡）/100g　　粥 46（大卡）/100g

烤鸭 545（大卡）/100g　　鸡腿 262（大卡）/100g　　羊肉 220（大卡）/100g　　炸鸡块 399（大卡）/100g　　火腿肠 212（大卡）/100g

   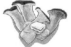

酸奶 72（大卡）/100g　　鸡蛋 177（大卡）/100g　　酱豆腐 151（大卡）/100g　　杏鲍菇 207（大卡）/100g　　香菇 222（大卡）/100g

    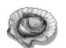

菠菜 27（大卡）/100g　　辣椒 40（大卡）/100g　　西兰花 40（大卡）/100g　　南瓜 26（大卡）/100g　　扇贝 171（大卡）/100g

苹果 53（大卡）/100g　　橙子 64（大卡）/100g　　香蕉 154（大卡）/100g　　冰棍 47（大卡）/100g　　冰激凌 126（大卡）/100g

面包 312（大卡）/100g　　蛋糕 347（大卡）/100g　　甜甜圈 544（大卡）/100g　　曲奇饼干 546（大卡）/100g　　巧克力 586（大卡）/100g

▲　日常食物热量表

第二章

减肥方法

——纷乱的武器

本章导读

一个战地外科医生同时还要会作木匠、缝纫匠、铁匠和理发匠，这样才能算是好的外科医生。

——白求恩

医生的法宝有三样：语言、药物和手术刀。

——希波克拉底

"苗条素"是人类对脂肪成因的追根溯源，是人类试图赢得"脂肪战争"的一个尝试。而事实上，在漫长的人类历史中，人们曾经尝试过许多种击败脂肪的方法，这些方法中有些有一定效果，但绝大多数却是"治标不治本"，甚至有可能引发更可怕的后果。

▲ 缺乏耐心的战斗

也许只有一个原罪：缺乏耐心。由于缺乏耐心，我们被逐出天堂；由于缺乏耐心，我们再也无法回去。

——弗兰兹·卡夫卡

"苗条素"最终虽然惨遭滑铁卢，却并未浇灭人们心中的减肥之火。人类以一种迫不及待的心态，尝试着各种各样的减肥手段，前赴后继地掀起了一场又一场令人眼花缭乱的减肥之役，局部战事甚至可用"惨烈"二字来形容。但是，这些战役大多没有摆脱急功近利的桎梏，因而，尽管有人为此付出了很大的代价，最终的结果却往往不及预期。

一种看似健康而又安全的果汁饮料减肥法一度在国外明星圈中广为流传，他们在饮用水中掺入枫糖汁、柠檬汁和辣椒，制成口味特殊的柠檬果汁饮料，来充当减肥期间的主要食物，据说可以为肝脏解毒，以达到减肥的效果。其实这种减肥法在欧美颇有历史，20 世纪 70 年代在好莱坞又突然再度流行。美国著名女星碧昂斯为拍摄电影《梦幻女郎》，就曾连续两周服用这种饮料；好莱坞型男贾里德·莱托也通过使用此种减肥方法，将自己的体重骤减到了 114 磅（约 52 千克）。但是单一的果汁饮料营养毕竟十分有限，根本不可能长期担当主要食物的重任，因此一旦达到减肥目的之后，恢复正常饮食的明星们就不得不面临重新变胖的严峻现实。

还有听起来并不怎么靠谱的方便面减肥法、辣椒减肥法，也曾在港台地区流行过一阵子，虽然对某一类人似乎也产生过短暂的瘦身效果，但这种靠单一食物来控制能量摄入的办法，显然是以牺牲健康为代价的，往往难以坚持长久，而之后的体重反弹也通常会来得更加猛烈。

相对来说，一些年轻人比较青睐的减肥方法似乎更加健康安全，比如唱歌减肥法、舞蹈减肥法、运动减肥法等。唱歌跳舞能减肥，听起来有一定的科学道理，因为无论是运气发声，还是舒筋舞蹈，肯定都会消耗能量，这对燃烧脂肪、控制身材无疑是有好处的。但事实上，这也仅仅是一种理想而已，如果不是坚持长期地进行高强度的歌唱或者舞蹈，所消耗的能量是根本达不到减肥效果的。运动减肥的成效比较显而易见，无论是跑步、游泳、骑马、打球，体育运动对脂肪的消耗和对肌肉的锻炼都是有目共睹的。因此，各种游泳馆、健身房、球场遍地开花，每场马拉松比赛几乎都人满为患。但就在人们狂热地寄希望于通过运动来达到减肥目的的时候，他们往往忽略了一个重要的问题，运动本身是一项非常艰苦的事，很多时候自己的投入与产出之间常常并不匹配。因为缺乏与合理膳食、科学摄入等其他手段的综合运用，这类纯粹的消耗式减肥法常常难以显现出最大的成效，半途而废的现象屡见不鲜。

中国历史悠久的中医药文化，也为安全瘦身贡献了很多新的选择。比如风行国内的中药减肥法、针灸减肥法、推拿减肥法、拔罐减肥法、汗蒸减肥法等，皆出自中医。而其中应用最为广泛的中药减肥法，又常见有宽胸化痰法、活血行瘀法、泻下通便法、疏肝利胆法、和胃消脂法和利尿渗湿法六种。中医文献有"肥人多痰"的论点，这种痰显然是指肥胖之痰浊，也就是脂肪过多，因此可选用食疗降脂，以达到宽胸化痰的效果；肥胖之人血液中脂肪过多，易引起动脉硬化及心脑血管病变，采用活血行瘀法不但降脂减肥，同时又能治病；肥胖之人体质大多强壮结实，如有人便秘结者，须用泻下通便法以排泄脂垢邪浊；胆汁能消化脂肪，而对于肝胆功能不佳者，以用疏肝利胆法效果最好；形体肥胖者，由于甘肥太过，油脂往往先壅于胃，此时宜用和胃消脂法；中医学还认为湿盛生痰，水湿代谢失常易与血液相混，致使血脂升高，采用利尿渗湿法降脂减肥是一种最平稳的方法。

中医减肥曾引发很多人的追捧，但直到真正尝试过之后，人们才发现以调理为主的中医，减肥的效果往往比较漫长，并不能取得立竿见影的效果。而且针对不同体质的人群，其功效的高低也大相径庭。因此，单纯选用某种中医减肥的方法，也许对某一类人群会产生作用，但对另外许多人也可能完全无效。

还有一种名曰"辟谷"的减肥法，也跟中医有着千丝万缕的联系。辟谷即不食五谷杂粮，据说是通过特殊的训练方法逐步减少乃至暂时断绝主食摄入，在人体中构建新的动态平衡，达到减肥、排毒和养生的目的。这做法起源于先秦，在中国民间比较流行，如今在中国南方地区及日本等国受到不少人追捧，国外还有另一些断食方法，也都是来源于辟谷的概念。

有的人简单地认为辟谷就是绝食，什么准备都没有，便在家中自己操作断食。他们根本不知道补充能量、维持人体平衡的方法，盲目操作的后果，就会出现乏力、头昏、眼花等现象，不仅不能养生，还会因生理功能紊乱而致病。

相对于上述这些有一定理论依据的减肥方法，还有许多令人匪夷所思的减肥法，则更暴露出了急功近利的本色。

其实在 20 世纪初，各种稀奇古怪的减肥法就已经层出不穷。20 世纪20 年代，随着妇女解放运动的兴起，许多时尚女性学着男人的样子，叼起了一度被认为是男人专利的香烟，以显示男女地位的平等，展现女性的新自由和解放。烟草商人于是发现了一个极好的赚钱机会，他们借助广告的手段把香烟包装成具有抑制食欲功效的"减肥良方"，并把这种违反常规的"健康观念"不断地灌输给大众。1928 年，美国好彩牌香烟打出"与其吃颗糖，不如抽根烟"的广告，宣称吸烟可以使人拥有苗条的身材。

20 世纪下半叶，更多匪夷所思的减肥食品和减肥器具开始涌现，比如减肥饮料、减肥饼干、减肥冰激凌、减肥鞋垫、减肥眼罩、包在大腿上的减肥带等，这些五花八门的"减肥产品"，其实不过都是商人促销产品的一种噱头而已，实际效果根本不可能得到保障。但是，在整个社会都充斥着强烈的减肥欲望背景下，仍然不断有人愿意花钱去买这些虚假的"减肥产品"。

人类的想象力历来令造物主叹为观止，在"科学实验"的推波助澜下，这种想象摇身一变，成了令大批拥趸深信不疑的"减肥新法"，昏睡减肥法就是这样的典型代表。据英国布里斯托尔大学的研究人员沙拉德博士称，睡眠时间的减少可能是引起肥胖的重要原因之一，他们通过研究发现，调节食欲有两种激素，一种是可增加饥饿感的胃分泌生长素释质，另一种是可抑制食欲的苗条素。他们的实验表明，在有 5 小时睡眠时间的人群中，胃分泌生长素释质的水平要比有 8 小时睡眠时间的人群高出 15%；而苗条素的情况正好相反，5 小时睡眠者比 8 小时睡眠者低了 15%。因而他们断言，睡眠的多少可引起激素水平的变化，从而导致睡眠较少者会有更加明显的饥饿感。当这项本来非常理性的科学研究遇上了求瘦心切的人们后，原本非常有限的效果顿时被毫无理性地无限放大。于是，许多对此深信不疑的减肥者，义无反顾地吃下大量的安眠药，让自己昏睡数日，避免饥饿带来的痛苦，达到减肥目的。当年"猫王"埃尔维斯·普雷斯利发现自己穿不进他那标志性的连帽衫裤后，就用了这种睡眠减肥法来迫使自己重新瘦下来。

有了"猫王"这样的标杆型人物在前面身体力行，后面的跟风者顿时成群结队。但他们似乎忘了，安眠药本是一种催眠镇定的化学药物，俗话说"是药三分毒"，少吃无用，多吃则危害大。这些危害主要包括：头脑昏沉，影响正常的学习、工作、生活和人际关系；产生药物依赖，严重影响生活质量和自我感觉；引起记忆力衰退、反应力下降，导致健忘症、老年痴呆症发生等。而且，过度的昏睡还会引发身体脱水、肌肉萎缩甚至器官衰竭。

更疯狂的减肥方法还在后头。为了刮掉附着在肠壁上的脂肪，有些人以无法降解的塑料袋丝来代替粗纤维，混在饭菜里吃；还有的人则吃无法消化且没有热量的棉花甚至厕纸，以便使自己的身体一直处于饱胀感，从而控制食欲。有"小甜甜"之称的美国著名女歌手布兰妮·斯皮尔斯就曾尝试过这种极端的减肥方法。

为了减肥，人们向来不会吝啬对自己的身体实施无情的摧残。有人通过手术，把质地粗糙的贴布缝在了舌头上，想以那种钻心的疼痛来彻底摧毁进食的欲望。法国人贝贡尼则发明了一种电击减肥法，他经过两年时间的人体实验，宣称微量电流可以刺激人体的胃壁神经，减缓肠胃蠕动并延长饱腹感，从而可以降低食欲。他的这种用电流对付人体的减肥法，据说还得到了意大利和美国医学界的共同研究证明。但有目共睹的事实是，电击身体可产生一系列不良的后果，轻者会引起恶心、头晕、心浮和阶段性意识丧失等症状，严重的甚至会因心肌麻痹而导致心脏骤停死亡。

1930 年，美国人还发明了一种饮鸩止渴的寄生虫减肥法，减肥者通过吞下含有寄生虫卵的药丸后，让寄生虫在肚子里孵化成虫，并且吸收宿主吃下的食物。待瘦身成功后，再吃药杀死肚子里的寄生虫。这种听上去颇有些毛骨悚然的减肥奇法，居然数十年未衰，还得到了一大批演艺明星的勇敢实践，如歌剧女王玛利亚·卡拉斯、性感女神叶玉卿等，在使用寄生虫减肥法的名单上，一个个大众耳熟能详的名字可谓是熠熠生辉。

听着让人反胃的还有一种喝尿减肥法，但在英国却有这样一个鲜活的事例：英国男子戴夫·墨菲体重曾达 127 千克，健康情况岌岌可危。2012 年，他偶然接触到这种尿疗法后，开始踏上了疯狂的减肥之旅。整整30 天，他不吃饭不喝水，只喝自己的尿液来维持生命，结果一口气瘦到76 千克。其实尿疗法古已有之，中国古代医典《伤寒论》就记载了用童尿治病的内容。但拿来当药的，一般多为洁净的童子尿。毕竟让身体反复吸收人体排泄出来的废弃物，这件事情听起来就不太正常，更重要的是尿液容易把细菌带进血管，严重的还会导致菌血症，威胁生命安全。

▲ 移除脂肪

大胆是取得进步所付出的代价。

——雨果

从 19 世纪开始，人们对脂肪移除技术进行了艰苦卓绝的探索。受麻醉技术和外科技术的限制，早期的外科医生为了改善肥胖人群的形体，都是采用手术的方式，通过切开表皮来移除脂肪的。这种方法虽然效果直接，但对于接受手术的人来说，过程却实在太过痛苦，而且手术后还有被感染的危险，那些好不容易在手术台上挺过了可怕折磨的减肥者，很有可能会在手术之后的某一天因为感染并发症而悲惨地死在自己的床上。那些逃过了感染威胁的幸运者，还是会无一例外地留下大量疤痕，导致外观严重受损，想美的最终目的还是未能达成。因此，在当时，纯粹的外科手术切脂法，实在难以被大众所接受，也根本不可能推广普及。

19 世纪中叶的两项技术发明，一举扫荡了困扰着外科手术的双重阴霾。第一项新技术是麻醉术，由美国波士顿牙科医生威廉·莫顿于 1846 年发明。他在一次手术前拿出一个内含约一夸脱乙醚的小玻璃蒸馏器，通过喷管吸入器给病人吸入几缕蒸汽，病人立即进入了深度昏迷的状态。直到整个手术结束之后，重新苏醒过来的病人才惊奇地说："虽然我知道手术一直都在进行着，但从头到尾我都没有感到任何的疼痛。"

另一项新技术是消毒术。1865 年，苏格兰医生约瑟夫·李斯特发现暴露在空气中的伤口会很快变成坏疽，但封闭的伤口却能保持清洁不受感染，于是他在临床笔记中设想道："不排除空气的情况下，在伤口上敷用可以杀死悬浮微粒生命的一些辅料，或许就能避免受伤部位的腐烂。"正是在这样的思想指导下，李斯特发明了以石炭酸药膏作为抗菌剂的技术。

有了乙醚和石炭酸这两件秘密武器，新一代的外科医生终于冲破了曾令他们望而止步的瓶颈，在脂肪切除手术的道路上撒腿奔跑起来。

19世纪70年代，马科斯和迪马尔斯首次报道腹壁皮肤脂肪切除术。这种切除手术是解决腹部皮肤严重松弛的最好办法，通过切除明显松垂的下腹壁或两侧腰部的赘肉，同时对松弛的腹部深部组织进行折叠、收紧的外科手术，可在消除腹部脂肪的同时收紧腰腹的皮肤，从而紧致小腹肌肤。而且腹壁皮肤脂肪切除术的开刀部位都选择在比较隐蔽的部位，比如阴毛、肚脐周围等，所以只要缝合技术得当，术后一般不会留下明显的瘢痕。

1890年，法国医师也公开报告了修复巨大脐疝时切除腹壁皮肤和脂肪的病例。1911年，德贾丁斯更是精确地公布了他在一次手术中切除病人皮肤脂肪22.4千克的成功案例。

20世纪20年代，法国医师杜迦雷尔试图通过小切口刮除脂肪技术，来为病人重新塑造下肢，但结果是以失败告终。不过他的尝试为后来者开启了新的思路。20世纪40年代，美国加州的整形外科医师约翰·潘曼采用小型子宫刮匙进行颏下脂肪刮除，手术取得了成功，但仅适用于这一局部。

1962年，德国人约瑟夫·夏德采用子宫刮匙对踝、臀、股、膝等多个部位的脂肪进行刮除，效果也比较令人满意，于是这项手术被称为"脂切术"。不过，经脂切手术后的病患经常会发生血清肿、血肿、皮肤表面凹凸不平等各种并发症状，所以这项"脂切术"最终还是渐渐淡出了减肥的舞台。

从20世纪70年代开始，随着外科手术和麻醉技术的不断进步，吸脂技术的雏形开始出现。

1974 年，一项颇具创新意义的吸脂技术在意大利罗马宣告诞生。在约瑟夫·夏德的启发下，两位美籍意大利外科医生乔治和阿帕德·菲舍尔从数年前就开始探索更加先进的脂肪移除技术。他们发现夏德用子宫刮匙施行的手术，不仅操作起来难度较大，而且脂肪移除得也不够干净，还平添了患者的不少痛苦。于是两人就探讨起来：可不可以用一种更加科学有效的手段，把不需要的脂肪给吸出来？

他们想到了一种在当时的外科手术中普遍使用的旋转型吸引器，这种吸引器专门用来吸除手术中的出血、渗出物、脓液以及胸腔脏器中的其他内容物，以便手术顺利进行，减少污染。其工作原理非常简单，就是在外科手术的时候，通过旋转的方法制造出吸引头的负压状态，然后利用大气压将吸引头外面的物质挤压到吸引头里，从而达到清除积血或积液的目的。善于联想的乔治和菲舍尔尝试着在患者身上打开很小的口子，然后用这种吸引器对准拟切除的脂肪开动，果然成功地将脂肪吸出了体外。这一开拓性尝试，一下子就把刮脂技术提升为了吸脂技术。

菲舍尔等人的成功实践，无疑为吸脂技术的发展注入了强劲的动力，引来了更多的后继者不断探索前行。1977 年，法国整形医师伊夫·热拉尔·伊鲁士发明了"脂肪溶解术"，他先在患者的皮下脂肪内注射 200~300 毫升低渗盐水和适量的透明质酸酶，使脂肪细胞肿胀直至细胞膜破裂，变成"溶解"状态，然后采用吸头和吸管侧孔均为圆钝的钝吸管将溶解后的脂肪吸出，开创了钝性、湿性技术及隧道技术的先河，确立了高负压、皮下脂肪预处理、非连续切割及皮肤回缩四项原则。伊鲁士的这种吸脂方法使手术变得更加简便易行，患者所承受的痛苦也大大减轻，从而一跃成为经典的脂肪抽吸术。

当历史的车轮驶入 20 世纪 80 年代后，富有探索精神的欧洲人又开始向两个极端推进他们的吸脂技术。

一个极端是从湿性技术回归到干性技术。为了克服溶解脂肪容易带来的变形问题，1983 年，法国美容外科协会主席福尼尔提出了抽吸脂肪的

"干性技术"，这种技术抽吸目标更精确，手术时间更短，人体组织还不易变形。可惜的是，"干性技术"的损伤大、出血多，容易导致患者休克，因此这一创新最终被人们所抛弃。

另一个极端，则是在湿性技术的道路上越走越远。1986年，福多提出"超湿性技术"，他在患者体内注射与预计抽吸脂肪量相同的含有肾上腺素的盐水，使吸脂手术变得更加顺畅。福多甚至认为在手术过程中，加不加用于局部麻醉的利多卡因都变得不那么重要了。

而克莱因对利多卡因的麻醉功效显然是高度重视的。1987年，他首创了用大剂量稀释的含有肾上腺素的利多卡因浸润皮下，作为脂肪抽吸的局部麻醉方法，获得了良好的效果。克莱因称这种方法为"肿胀局麻技术"，该技术以安全见长，手术过程中不仅失血少，组织损伤轻，而且麻醉作用的时间较长，止痛效果好，因此被患者和整形美容外科医师广泛接受。

在20世纪90年代以前，吸脂技术经历了用外科手术刀直接切术到通过麻醉溶脂抽吸的飞跃发展，最终创立了经典、标准的负压吸脂术。但不管吸脂技术的进化有多大，根本上还是停留在手工作业式手术的阶段，因而必然会存在操作上费力低效，结果不一致等诸多问题。随着现代科技的高度发展，一些诸如超声吸脂术、激光吸脂术、电子去脂术、水动力吸脂术等新型吸脂技术从20世纪90年代开始被陆续研发出来。

1992年，意大利人卓奇首先发明了超声吸脂技术。超声吸脂技术具有很高的选择性，可精准针对脂肪组织，有效去除占脂肪细胞体积90%的液体部分（脂肪酸），而细胞的结构及周围组织，如网状结构、血管、神经、淋巴管等则可以完好无损地得以保留，因而手术出血量很少，不会损伤血管神经等其他组织，对人体的损伤比较轻微，而且恢复快，少有瘀斑，不会出现感觉丧失，故有人称之为"脂肪雕塑成形术"。

随着激光技术的日臻成熟，人们又开始探索将这项技术应用于吸脂减肥的可能性。1994年，美国整形外科医师阿普费尔贝格率先公布了他在激光辅助吸脂术方面的研究情况，不过令人大感失望的是，研究结果显示：与传统的吸脂技术相比，激光吸脂术似乎没有什么明显优势，缺点倒有不少，比如需要额外投资、患者需进行特别培训、操作比较复杂、机器噪声大等。好在 20 年后，一位名叫内拉·R 的医生又尝试着采用低强度的激光来辅助脂肪抽吸，并且取得了较好的效果，这才算为激光吸脂术挽回了一点颜面。

电子吸脂术同样是在 1994 年诞生的。意大利的科学家采用高频电场吸脂机，利用在两个电极之间产生的高频电场，使局部过多的脂肪组织团块破碎并且液化，然后再将其吸出，据说每治疗 1 小时约可吸出脂肪 1.5 千克，去脂速度虽然较负压吸脂慢，而且吸出的脂肪已遭破坏，不能再用作脂肪移植，但其优点也是显而易见的，因为这种设备可根据需要设置多种强度，故适用于全身各部分的去脂，抽吸的同时还可以连续灌注肿胀液，而且出血少，电极的入口无须缝合即可自愈。

1997 年，意大利人又推出一种 PAL 共振吸脂技术，他们利用共振原理，通过在电脑模糊程序控制下的吸管，产生与脂肪细胞固有频率相同的机械性共振波，来选择性地破坏脂肪细胞，既便于吸除，也可以有效保护神经和血管系统不受损伤。

21 世纪，吸脂技术的最新成果诞生在德国，这项被大家俗称为"360° 螺旋式水刀减肥"的水动力吸脂技术，是由德国人类医学公司研制发明的。2004 年，世界上首台水动力吸脂原型机面世，其核心技术是运用螺旋式水刀，通过加压水流精确作用于目标脂肪组织，有选择性地分离脂肪细胞。这种吸脂技术也不会对血管和神经造成任何损伤。2008年，螺旋式水刀获得美国 FDA 批准和欧洲质量认证 (CE)，2010 年进入中国市场。

人类以一种驰而不息的精神，不断地通过机械移脂的手段，与自己身体内多余脂肪展开斗争，所幸的是，经过两个多世纪的不断演变，这种原本极其血腥的战斗形式已经变得越来越温和、越来越进步了。

▲ 在胃部动刀

手术犹如战斗。

——黎介寿

为了快速地实现减肥瘦身的目标，人们已不再满足于仅仅通过各种饮食或者锻炼的方式，而是借助于现代医疗的先进技术，真刀真枪地对着自己的身体展开了毫不留情的脂肪剿灭战。除了直接粗暴的切脂、抽脂和吸脂外，一些掌握着娴熟医学手术本领的医生，开始在人类的胃部动起了脑筋。

众所周知，胃部是包括我们人类在内的所有脊椎动物身体里主管消化食物的器官，我们身体里所有累积起来的脂肪，都是通过最初胃部对食物的消化分解转化而来的。人类的胃部，形状就像一只左小右大的酒袋形大皮囊，上头连着食管，下面接着小肠。所以，假如我们有办法减小这个酒袋形皮囊的容量，从而控制对食物的摄入，是不是就可以达到减肥的目的呢？按照这样的思路，从 20 世纪下半叶开始，各种胃部手术陆续诞生，并且吸引了一大批狂热的减肥达人。

1967 年，国际减肥手术的倡议者梅森提出了缩胃术，也就是通过手术切除的办法，来缩小人们的胃部。缩胃术有两种：一种是胃切除，就是利用微创技术，将胃的大部分彻底切除，从而达到缩胃的目的，因此被称为"腹腔镜缩胃手术"；另一种是胃切离，又叫"胃旁路手术"，就是在胃的上端离断胃，但并不切除取出，而是让胃等消化系统"绕路"或者说是

"短路"。

最早被欧美国家广泛使用的是腹腔镜缩胃手术（LSG），这项技术原本是胆胰转流合并十二指肠转位术的一部分，1988 年，赫斯等人完成了首例十二指肠转位术，在此基础上，加纳等人于 1999 年完成了世界首例腹腔镜缩胃手术。

这种手术的具体做法是利用腹腔镜沿着胃长轴的走向，把胃大弯的胃底全部垂直切割出来，只保留幽门以上 2~6 厘米的胃窦，使残留的胃部形成一个约 100 毫升的"香蕉状"小胃囊，大约仅能容纳 4~5 盎司的食物，而正常的胃容量平均是 500 毫升，也就是说切除后的胃容量还剩原来的1/5。这种手术通过减少胃容量，降低刺激产生饥饿感的荷尔蒙分泌，从而达到节食减肥的效果，因此又被称为"袖状胃切除手术"。其好处是不需要在体内置入外来物，不改变胃肠道的生理状态，不干扰食物的正常消化和吸收。

腹腔镜缩胃手术不仅有明显的减肥效果，还对 II 型糖尿病有良好的治疗效果，因此被欧洲广泛采用，作为减重和治疗糖尿病的重要手段。2008年，切胃手术被美国食品药品监督管理局纳入正规减肥手术，当时的统计数据显示，全世界已有 20 多万人做了该手术。

腹腔镜缩胃手术虽然可以帮助肥胖者大大减少食量，但手术后体重并非必然会自然下降，如果术后不加以节制饮食，食量也会很快回升，复肥的概率也就比较大。同时，由于缩胃手术有胃部的切割，也存在着一系列潜在的并发症，比如胃漏、梗阻、胃穿孔、吻合狭窄、残胃扩张等，其中胃漏如果不进行及时治疗，可迅速导致败血症甚至引起死亡。《美国医学会杂志·外科学》曾在线发表一篇报告，称腹腔镜缩胃手术会诱发或导致胃食管反流病（GERD）的加重；另外，贫血、营养不良及术后叶酸、维生素D、维生素 B12 等微量元素缺乏也是比较常见的并发症。英国女子朱莉·邓巴在接受缩胃减肥手术后，就出现了罕见的并发症，她的身体开始停止吸收营养，瘦成皮包骨头，尽管她每天不停地吃东西，但她的身体能够吸收的营养已然很少。可见缩胃手术存在一定弊端，未必人人适用。因此，从 2000 年之后，另一种缩胃术——胃旁路手术（又称"胃绕道手术"）开始逐渐取代腹腔镜缩胃手术，成为美国最流行的减肥手术，每年约施行 10 万例。

胃旁路手术，指一系列类似的、用于治疗肥胖症的外科手术，这种手术是将胃的远端予以部分切除，再与肠道吻合。其原理为：切除部分胃，使肥胖者进食量减少，从而减轻体重。其共同特征为：手术首先将胃分为上下两个部分，较小的上部和较大的下部，然后截断小肠，重新排列小肠的位置，改变食物经过消化道的途径，减缓胃排空速度，缩短小肠，降低吸收。外科医生已经研发了几种不同的排列方案，形成了胃旁路手术的几个分支。

2004 年，美国国立卫生研究院宣布了一项针对胃旁路手术的最新评估，该评估称：治疗病态肥胖最有效的医疗方法是减肥手术，最有效的减肥手术包括缩胃手术、胃旁路手术、胃束带手术和胃内水球疗法。该评估还称：通过腹腔镜进行减肥手术与开放性手术的安全性相同。这一年，美国国立卫生研究院还将胃旁路手术纳入美国国民医疗保险，正式认可胃旁路手术为病态肥胖症的最佳疗法之一。

尽管袖状胃切除和胃旁路等缩胃手术的减肥效果得到了美国权威机构的认可，全世界施行这两种手术的人群也非常庞大，但作为一种内脏手术，无论怎样在体内进行都存在着较大的风险，并且容易引发较为严重的并发症。因此，进入 21 世纪，胃袖部切除术已经基本遭淘汰，腹腔镜下胃旁路手术也仅适合于 BMI45 以上的极度肥胖病患，或者 BMI35 以上同时患有因肥胖引起的糖尿病、心脏病等其他疾病的病患。取而代之的，是一种名为"可调节胃束带"的减肥手术和另一种胃内水球减肥术。

1985 年，可调节胃束带减肥手术（LAGB）在瑞典问世。这是一种纯粹的限制性外科手术，它将一条可以通过注水调节松紧的硅胶制成的束缚带环绕于胃的上部，就像给胃系上了一条腰带，从而把胃分隔成了上下两个部分，中间只留有一个很小的口子可以让食物通过。装上这种胃束带之后，进食的时候食物就会快速聚集在较小的上部，从而使人立即产生饱食感而减少继续进食。1987 年开始投入临床使用。

可调节胃束带减肥手术的优点是显而易见的，虽然手术后限制了每餐的进食量，但食物通过消化道的过程并没有改变，因此仍可以被完全吸收，而且还可以通过调节增加或减少对食物的限制，较有利于人体营养的平衡。另外，这个通过腹腔镜微创手术完成的减肥手术是可逆转的，如需要，可完全恢复到手术前状态，这显然比胃切除和胃旁路等缩胃手术要温和安全得多。

从 1996 年起，腹腔镜可调节胃束带减肥手术开始在全球推广应用，并且很快成为美国和欧洲使用率最高的减肥疗法。

但事实上，任何手术都不可能是一蹴而就的，胃束带也一样，它也会存在一定的风险。比如，在施行这种手术的过程中，可能会发生感染或者移位。感染既可能发生在注射器部位，也可能发生在腹腔里，有时感染会造成束带进入胃里的情况发生，那就不得不再次进行手术。胃束带是通过向硅胶内注射水分形成的，假如胃束带被注入过多的水液，就会发生移位和泄漏等情况，此时也需要重新手术以更换新的束带。另外在每一次注射水分的时候，还会发生硅胶管被穿破的危险。

20 世纪 90 年代，欧洲开始使用胃水球减肥术，这是另一种非常有效的医学减肥治疗术，又称为"胃内水球"，它的减肥原理是将一个硅制水球利用胃镜置入胃中，再将生理盐水注入水球内，填满胃部之后，即可诱发饱足感来帮助控制食欲。

2000 年后，胃水球进入亚洲，日本、中国香港地区、中国台湾地区等相关的医疗机构纷纷跟进，对这项减肥手术进行改进推广。胃水球在提供胃部饱胀感的同时，也较好地调节了肠抗胰岛素的分泌，因而除了减肥的疗效以外，它对糖尿病患者的病情也有明显的缓解。世界足球巨星迭戈·马拉多纳、著名男高音歌唱家帕瓦罗蒂等名人，都是这种减肥手术的受益者。

　　世界卫生组织专门指出，缩胃手术、胃旁路手术、胃束带手术和胃内水球术虽然都对减肥有比较明显的疗效，但对于急于减肥的患者来说，选择还是需要格外谨慎，尤其是正处于特殊生长时期的青少年，缩胃手术和胃旁路手术并不适用于他们，除非是严重肥胖即刻危及生命的患者，尽量不要选择。

▲ 可怕的厌食症

想毒死我很容易，只要告诉我喝了这个会美，我会毫不犹豫地喝下去。

——徐熙媛（大 S）

无论是切小胃部还是移走脂肪，看起来似乎都能取得立竿见影的减肥效果。但中国人都很信奉孔子的一句话：身体发肤，受之父母，不敢毁伤，孝之始也。激进的外科手术无论怎么改良，无论多么温和，都必然会对父母给予我们的身体产生极大的伤害。因此，更多的减肥人群还是会选择节食而非手术的方式来控制体重，他们满以为这样就可以保全自己的身体不受损害，殊不知，这其实也不过是一种鸵鸟般的一厢情愿而已。节食这种因貌似安全而被广为接受的减肥方式，其实也非稳妥之策。缺乏科学指导的过度节食，同样会对身体产生一系列难以估量的不良后果，比较普发的节食后遗症，例如胃下垂、胆结石、贫血、血尿、脱发、骨折、十二指肠瘀滞、记忆力衰退、不孕不育、子宫炎症等。

但上述 10 种疾病其实还远非最糟糕的结果，更为可怕的是过度节食很容易引发严重的厌食症。一旦罹患这种神经性的进食障碍顽疾，将很难彻底治愈，严重到危及生命的案例也是屡见不鲜。因节食引发厌食症而致命的最著名案例，当属卡朋特之死了。

卡朋特乐队是 20 世纪七八十年代享誉全球的一个兄妹乐队，又叫"木匠兄妹"，由著名女歌星卡伦·卡朋特与她的哥哥理查德·卡朋特组成。为了保持姣好的身材，卡伦·卡朋特曾在 17 岁时，在医生的建议下，通过"施丢曼减重法"为自己减去了 20 多磅的体重。当时的卡伦·卡朋特肯定没有想到，正是那次貌似成功的减肥，却为自己埋下了健康的祸根，这是她日后被噩梦般的厌食症纠缠不清的开始。

1969 年 11 月，卡朋特乐队的单曲《靠近你》(Close to You) 一炮走红，随后，一批广为人知的歌曲也陆续推出，使他们在整个 70 年代都大获成功。他们不断有佳作问世，被无数美国青年视为偶像，美国尼克松总统称卡朋特兄妹是"最出色的美国青年"。

但无限风光的背后，却是不为人知的苦痛。因厌食症导致的糟糕身体，使卡伦·卡朋特不得不取消了原定的英国和日本的世界巡回演出。为此，他的哥哥理查德不得不飞越海外，通过电视和媒体向这些国家的歌迷道歉。

1980 年 8 月 31 日，卡伦·卡朋特成婚，她的第 10 张大碟"美国制造"也开始发行。貌似事业家庭双丰收的她，其实仍然深陷在厌食症的泥沼中难以自拔，这使她的情感生活很快触礁。结婚仅仅 15 个月后，她就宣告和丈夫离异。

卡伦·卡朋特怀着一颗破碎的心来到纽约，进行一个季度的精神心理治疗，试图从厌食症中摆脱出来。但令人惋惜的是，此时的状况已远比人们想象的严重许多，由于长期服用吐根制剂和抗甲亢药物，已引发了严重的吐根碱心脏中毒，纽约的医生也感觉束手无策。1983 年 2 月 4 日，年仅 32 岁的卡伦·卡朋特在父母的怀抱中离开了人世。医生在最后的检验报告上写下了这样的死因：死于神经性厌食症。

卡伦·卡朋特虽然因厌食症丧命，但她的节食程度其实还不算是最极端的。在模特界，通过节食把自己瘦成皮包骨头状，最后活活饿死的事例更是让人不忍卒睹。年方 18 的巴西名模安娜·卡罗琳娜·雷斯顿原本正处于花季青春的美好时光，年纪轻轻就已经走上了一条成名的坦途，不知羡煞了多少旁人。为了维持瘦削的身材，身高 1.74 米的安娜不惜通过极端节食的方式，将自己的体重控制在了 40 千克左右，结果导致严重营养不良。2006 年 11 月 15 日，安娜不幸死于厌食症和败血症。美好的花季竟因为减肥过度而凋零，实在令人扼腕。

别以为只有歌星、模特才爱美，才会因节食而被厌食症缠身。俗话说，爱美之心人皆有之，厌食症当然也不是明星的专利。

34 的萨曼塔是英国的一位准新娘，她身高 1.67 米，体重约 110 千克。为了能在婚礼时拥有像女明星那样苗条的身材，她在婚前的第 11 周给自己制订了一个疯狂节食迅速瘦身的计划，只食用由"轻盈生活"（LighterLife）减肥俱乐部提供的汤、小吃和混合饮料。然而这项"美丽计划"并未能坚持太久，2009 年 6 月，当她终于在 11 周里成功减重 19 千克之后，却因心律失常而忽然晕倒在家中，送入医院后因抢救无效而死亡。验尸官表示，萨曼塔的死很可能与"她低热量的节食计划和减肥有关系"。

在世界的东方，类似的情况也并不少见。

2012 年 10 月的一天，正在杭州拍摄电视剧的中国香港地区影后惠英红突然接到一个电话，被告知她的哥哥惠天赐在北京寓所突然去世，要求她前去处理后事。

惠天赐也曾是中国香港地区的一位著名影星，他十几岁时就开始从影，拍摄过《圆月弯刀》《英雄无泪》《倚天屠龙记大结局》等动作武打影片，是著名武打明星之一。随着年华的渐渐老去，他慢慢淡出演艺圈，致力于经商活动，偶尔才客串拍摄一点电影。但是长期拍摄武打影视留下的浑身伤痛让惠天赐对自己的健康状况十分担忧，他经常在微博上透露其低落的心情和不时被胃痛、腰痛、关节疼痛、咳嗽多痰等折磨的情况。

2012 年 4 月，惠天赐在微博上立下减肥宏愿，发誓要在半个月内减去10 斤体重，为此他每顿只吃酸奶和麦包，结果在减肥的第 13 天果真成功减去大约 11 斤体重。但成功的瘦身并未为他带来好心情，他仍旧经常抱怨寂寞之苦，并在微博上留言说上天对他太残忍，"要我孤单、寂寞、可怜、痛苦、悲伤"。

为了排遣心中的寂寞，惠天赐只有继续不停地减肥，他每天只吃青瓜、生菜、白粥及酸奶，却要做大量的健身锻炼，结果身体终于无法承载负荷，生命定格在了 55 岁。

面对惠天赐的离世，惠英红痛心地表示："哥哥的死是因为减肥过度，他吃得太少了，运动量又大，体力不支才会倒下了。"

就在惠天赐去世的前一年，韩国也爆出了一起女模特因减肥厌食而暴毙的事件。2011 年 4 月，有媒体爆料称，韩国女模金宥利在家中服药自尽。但是警方的验尸报告随后出炉，经解剖金宥利胃中没有任何食物，仅有镇静剂，故排除自杀的可能，死亡原因被确认为是因减肥加上失眠，大量服用药物而身亡。

金宥利身高 1.78 米，体重仅 48 千克。长期节食引发厌食症后，她的大腿纤细得就像成年男子的脚踝一样。

2014 年 10 月 27 日，又一位韩国明星因过度减肥而死亡。这次被厌食症不幸击中的是 46 岁的韩国男歌手申海哲。他是在 5 天前因胸部和腹部疼痛被送进医院的，紧急进行手术后虽有恢复意识，但随即又陷入昏迷，且无法自主呼吸。他的好友"鸟叔"PSY 曾到医院探望，望着重患室内模样憔悴的申海哲，PSY 难受地说道："哥哥，你该起床了，拜托！"根据韩国媒体报道，申海哲之所以会突然发病，也是因为减肥过度导致身体不堪负荷。

2016 年 2 月，日本一位颇有知名度的减肥达人桐山秀树忽然在东京一家餐厅内猝死，顿时让人们更进一步认清了过度节食的严重后果。

桐山秀树是一位日本文艺作家，2010 年患上糖尿病后，为了控制病情，他参考"戒主食饮食减肥法"的开发者江部康二的建议，开始对自己实施严格的节食计划，一日三餐杜绝米饭、面包等碳水化合物和甜食，结果体重在 3 个星期内从 87 千克掉到 67 千克。之后，他根据自己的减肥经验撰写了一本名为《不吃主食 1 周速瘦 6 千克》的书，与读者分享自己戒吃碳水化合物主食，随意吃鱼和肉等导致快速减重的心得。他还在书中颇为自豪地称，中高年龄人士根据此法，不需就医就可彻底克服糖尿病。

桐山秀树的这本书一度十分畅销，也激发了不少人的减肥欲望。但减肥达人最终还是死在了自己倡导的节食减肥法上，这个令人痛心的结局也给盲目的节食减肥者上了极其深刻的一课。

一个个惊人的现实、一次次惨痛的教训摆在了我们面前：为什么会有如此数量庞大的人群产生了饮食和体重的困扰？为什么体重会成为人类如此沉重的包袱？爱美之心人皆有之，人们希望自己拥有健硕轻盈的体态，这本身是很正常的事情，但是为什么减轻几千克体重会让人们不惜付出损害身体健康的代价？

当减肥的风潮随着历史的车轮轰隆隆地涌向中国的时候，这些问题也开始逐渐萦绕在了中国瘦身减肥行业从业者们的心头。

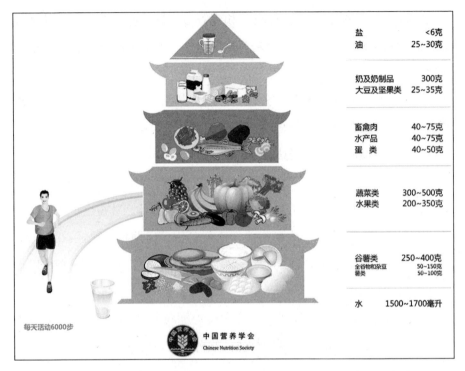

▲ 中国营养学会发布的《中国居民平衡膳食宝塔（2016）》官方版本

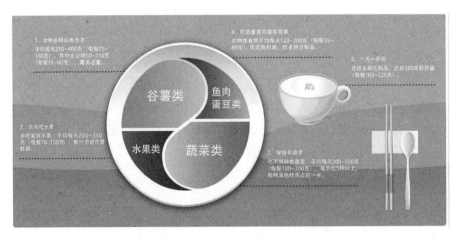

▲ 中国营养学会发布的《中国居民平衡膳食餐盘（2016）》官方版本

第三章

目标精准

——科学的战略

本章导读

没有战略的企业，就像一艘没有舵的船，只会在原地转圈。

——乔尔·罗斯

如果没有做到第一，就要通过战略找到合适的方式成为第一。

——柳传志

作为众多进入减肥市场的企业之一，绿瘦最初的做法和其他企业一样，即致力于开发"最有效"的减肥产品。但是，随着企业的发展，它逐渐显示出了一些不寻常的地方：它没有被围于"产品开发"的旧有领域，而渐渐生发出了以服务为重的"体重管理"理念；而为了做好服务，必须准确获取用户画像，实现与用户的完美交互，而这又必须以数据为第一驱动力。正是发展目标与企业战略的独特性，为绿瘦的发展开辟出了一片蓝海。

▲ 追求纯天然

最困难的时候，也就是离成功不远的时候。

——拿破仑

只有有天分的人才能发现天才的幼芽，发展这些幼芽，并善意地给予他们以必要的援助。

——圣西门

脂肪战争绵延千年，但减肥的概念在中国提出不过才几十年。而在这短短的几十年时间内，减肥行业却已经历了飞速发展的过程。

20 世纪 90 年代中期，当减肥观念刚刚被大众所知晓时，人们大多通过吃减肥药或保健食品来减肥，出现在市场上的减肥产品多为传统减肥茶的新型改良产品，利用茶叶祛脂化腻的功效来达到减肥的目的。在争奇斗艳的减肥园地里，创立于 1988 年的广州大印象有限公司可谓是点点繁花中最为夺目的一朵，这家公司推出的"大印象减肥茶"采用茶叶、绞股蓝、石决明、罗汉果、番泻叶、金银花等中药材为主要原料，掀起了一股"留住印象之美"的减肥狂潮，产品销量不断攀升，并于 2001—2005 年达到顶峰，连续五年取得"减肥类保健食品全国销量第一"的骄人成绩。

紧随而至的，是强势挺进的减肥西药。1995 年，以西布曲明为主要成分的减肥神药"诺美婷"在德国 BASF 研发成功，这是一种中枢神经抑制剂，具有兴奋、抑食等作用，曾被欧洲 CPMP（专卖药品委员会）确定为减肥首选药物。1997年11月，西布曲明获美国FDA（食品和药物管理局）批准上市。当年，历史悠久的世界领先多元化医药保健产品公司雅培制药首先将"诺美婷"投放墨西哥市场。1998年2月，"诺美婷"又正式在美国上市，成为美国FDA近30年来仅批准上市的两种减肥药物之一。此后的十多年，这一类的药物减肥产品风靡全球。

随着国内减肥市场的迅速膨胀，这股火热的药物减肥之风很快西风东渐，以迅雷不及掩耳之势刮向中国。2000年8月，地处重庆中部的太极集团涪陵制药厂引进消化"诺美婷"技术，推出了以盐酸西布曲明为主要成分的本土减肥药品"曲美"。这种内容物为白色或类白色粉末的胶囊剂药物，成了SDA（国家药品监督管理局）批准在中国上市的第一个减肥药物。凭借着巩俐、范冰冰等一线明星的代言，"曲美"很快为广大爱美人士所熟知，成为减肥药市场最为畅销的明星产品，连续8年销售超过4亿元，稳居药品零售第一位长达8年之久，令所有对手望尘莫及。

随着"曲美"的一夜爆红，层出不穷的减肥药物开始轮番登场：安非拉酮、苯丁胺、芬氟拉明、奥利司他……一时间，中国的减肥市场仿佛成了西药的天下。

面对西药的大举入侵，以减肥茶为主要形式的传统中药自然不甘示弱，在大印象减肥茶火爆市场之后，一大批新的减肥茶也在全国各地如雨后春笋般滋生出来。其中长势最为强劲的，无疑是北京的"碧生源减肥茶"，大有一股"长江后浪推前浪"的壮阔之势。

2000年，北京澳特舒尔保健品开发有限公司从江苏淮阴接手一家名为"华医保健品有限公司"的传统企业，正式创立"碧生源"减肥品牌，重点推出的产品，便是以土茯苓、沙参、淮山药、番泻叶、草决明等传统中草药及茶叶调配制成的"碧生源牌减肥茶"和"碧生源牌常润茶"。由于这两款减肥茶高擎着"继承中华五千年的茶文化和中草药文化精髓，秉承'草本精粹，养生茶疗'理念"的旗帜，积极倡导茶疗生活，健康当代中国人，加上价格适中，易于服用，很快就受到了大批追求健康体格及品质生活的人群，以及患有轻度常发或慢性疾病人士的追捧。

经过短短几年的经营，"碧生源"很快成为国人耳熟能详的品牌，两句朗朗上口的"SO地一下就瘦了"，"不要太瘦哦！"和"快给你的肠子洗洗澡吧！"成为当时流传最广的广告语。2007年，"碧生源"被认定为"中国驰名商标"；2010年3月，中国保健协会评定碧生源品牌为中国"十大最具公信力保健品品牌"。企业规模不断扩大，员工人数超过了3000人。

就在各种减肥茶以"纯天然"形象在减肥行业中不断攻城略地的时候，曾经风生水起的西药产品却开始暴露出各种问题，尤其是西药所产生的不良副作用，逐渐引起了监管部门的重视。2005年，欧盟将"诺美婷"列入"警告类药物"，称其可能引发中风等各种风险。2007年，日本厚生省也提醒公众，要慎用含有盐酸西布曲明成分的减肥产品。

2010年1月，欧盟人用医药产品委员会（CHMP）对外宣布，西布曲明可能增加服用者患心脏病及中风的概率，决定暂停所有含西布曲明成分的减肥药在欧盟地区销售使用。美国FDA、澳大利亚医疗产品局（TGA）随后也要求生产厂商修改产品说明书，警示用药风险。

国际社会对西布曲明态度的转变，引起了中国药监部门的高度重视。2010年2月26日，国家食品药品监督管理局通过官网发布消息称，国家药监局已要求国家药品不良反应监测中心立即分析含西布曲明成分的减肥药在中国的不良反应报告和监测情况，并对该类药品在中国应用的安全性情况进行分析评价。国家药监局同时要求药品生产企业，立即采取适宜的方式，将目前已知的用药风险"心血管高危患者服用西布曲明可能导致严重后果"，及时告知医生和患者；针对已知和潜在的风险，要求立即修改完善说明书，提示安全合理用药。

国际社会对西布曲明的态度还在进一步收紧。2010年10月8日，美国FDA发文，责令"诺美婷"撤出美国市场。加拿大卫生部门随后也表示，雅培正在该国全面召回"诺美婷"。

当时，国内市场上含有西布曲明成分的减肥产品多达数十种，在"澳曲轻""新芬美琳""可秀"等众多品牌仍在销售的情况下，太极集团对消费者还是比较负责的。面对日益趋紧的形势，他们闻风而动，从 10 月 25 日起，主动停止所有网点的"曲美"销售，并对产品实施召回。

红极一时的"曲美"就此销声匿迹，预示着减肥西药从此风光不再。与此同时，高擎着"纯天然"大旗的中药减肥产品却趁势而上，不断扩大战果。其中，一个名为绿瘦的品牌在减肥市场异军突起，急速成长的市场表现尤其令人刮目相看。

其拳头产品是在早一年推出的。2009 年，中国保健品行业的发展尚处于功能时代，西药减肥产品和传统中医药产品的市场争夺战拉锯正酣，在"曲美"与"碧生源"之间徘徊不定的消费者们，忽然发现在减肥药物和减肥茶之间，又多了一种新的选择，那是一种以传统中医整体系统调养理论为基础的减肥胶囊，以"天然植物、科技萃取"为核心，既避免了西药减肥产品的副作用，也规避了传统减肥茶以泻为主、"一泻千里"的激进做法，因而受到了消费者的欢迎。著名影星黄圣依担任该产品形象代言人后，其品牌知名度迅速提升，好形象、好产品加上好口碑，使这款减肥胶囊当年即荣获"最受欢迎减肥产品"奖。

同样是 2009 年，曾经红遍全国的"大印象减肥茶"却悄然转型，研制出号称"更方便、更快捷、更安全、更环保"的易泡茶后，开始主打易泡茶、保健茶和健康茶三大系列产品，昔日的减肥茶产品却已消失得无影无踪。

而这一年，绿瘦品牌创始人皮涛涛却在药食同源的中医减肥领域越跑越远，他们主打的"玉人胶囊"在市场上获得了极大的成功，不仅蝉联 2009 年和 2010 年的"最受欢迎减肥产品"奖，而且还荣获 2010 年中国健康年度总评榜之"最受欢迎减肥类保健品"称号，绿瘦公司因此先后加入中国保健品行业协会和广东省保健行业协会，成为理事和副会长单位。

2010 年，整个中国的减肥行业因为曾经最大的领军品牌"曲美"的轰然倒下而陷入了低迷，减肥市场的无序混乱一下子成了各大媒体争相报道的热点话题，整个减肥行业的社会形象顿时分崩离析、坍塌瓦解。

事实上，当时的减肥品市场的确让人难以产生信赖。尤其是进入 21 世纪以来，减肥产品可谓是层出不穷，但假冒伪劣产品也充斥市场，不负责任的商业广告铺天盖地，严重扰乱了整个行业的秩序，使消费者对整个保健品市场产生了极大的不信任感。为了体现快速减肥的效果，一些减肥茶产品甚至加入了剂量不等的泻下类药物，如中草药大黄、芒硝等。实践和研究的结果表明：这种用泻的方法减去的只是人体中的水分和蛋白质，造成了体重减轻的假象，对减脂并没有什么大的效果，未能触及肥胖的根本。长期服用，还会对人体机能造成损害，形成习惯性腹泻、肠胃功能失调、人体失水等症状。据当时对中国保健品销售传统渠道的一项调查表明：在接受调查的 3000 种产品中，合格产品只占到 65%，其中内蒙古、安徽、河南成为重灾区。

当然也有在逆境中顽强挺立的减肥品牌，比如逆势成长的绿瘦，比如顽强坚守的"碧生源"。

2011 年 3 月 21 日，碧生源品牌的主力产品"碧生源减肥茶"在香港中环高调举行代言签约仪式，正式与被称为"娱乐圈第一才女"的明星徐静蕾携手合作。

徐静蕾不仅被誉为演艺圈才女，其健康清新的形象和美好的身材也一直深受很多女性观众的喜爱，尤其是 2010 年《杜拉拉升职记》的热播，使她俨然成为白领女性的代表，而这部分群体正是碧生源减肥茶的主要目标群体，对于其进一步拓宽市场有着举足轻重的作用。

"碧生源现在选择的产品代言人都是一线明星，而且今后的新产品也会选择一线明星，这将是我们今后的一贯策略，我们的品牌在不断升级，市场也在不断提速！"碧生源董事长赵一弘在签约代言仪式中这样说。

然而好景不长，"碧生源减肥茶"中的番泻叶引起了媒体的关注，称这是一种刺激性泻药，通过肠黏膜和神经来刺激肠蠕动，属于猛药，一般医生都会建议尽量少用。于是人们对这款曾经深信不疑的减肥产品的安全性产生了怀疑。

在巨大的压力下，碧生源不得不暂时退却。一时间，面对需求缺口的瘦身市场，众多企业都纷纷选择了"只卖货，不露脸"的低调姿态，满足于安享面前那"一亩三分地"带来的收成。

在这样一个风口浪尖上，皮涛涛再次意识到，中国的瘦身保健市场需要一个新的标杆性品牌了。而这个时刻，对于一直坚守产品质量、健康成长发展的绿瘦来说，正是千载难逢、大有可为的绝佳时机！

但是，究竟应该从哪里破题呢？面对着不断增长的海量客户，究竟如何弄清楚他们的所思所想，如何为他们提供更加周到的服务？皮涛涛苦苦思索、苦苦探寻着。

他豁然感悟到，自己即将投身的，可能不仅仅是带领绿瘦突破成长瓶颈这样一个阶段性战役，而是一场关于人类自身的变革，一场必须为之奋斗终生的"脂肪战争"。

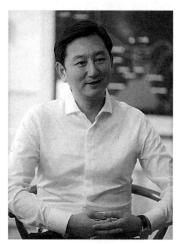

▲ 皮涛涛

▲ 目标到底是什么

> 过去的旧商人中，有一种头戴瓜皮帽、手拿水烟袋的人，他们专门考虑战略性问题……我们也应该有踱方步、专门考虑战略性问题的人。
>
> ——陈云

如果说，理想性的变革通常是由普罗大众的共同行为铸造而成的，那么当时胸怀抱负的皮涛涛，亟须的正是这样一个能够凝聚起广大肥胖人士的"统一战线"，来对脂肪发起一场全面的进攻。

然而，这显然是一场漫长而又艰巨的战斗，单靠他一个人的力量是难以完成的。他迫切地需要在自己的身后聚集起一股巨大的支持力量，而首要的任务，就是找到一位富有远见卓识的"诸葛亮"，一位能够从战略上协助他把绿瘦带向更高境界的人。

无产阶级革命家、政治家陈云曾经说过："过去的旧商人中，有一种头戴瓜皮帽、手拿水烟袋的人，他们专门考虑战略性问题……我们也应该有踱方步、专门考虑战略性问题的人。"现代社会当然不会再有头戴瓜皮帽、手拿水烟袋的陈旧形象，但现代企业如果想要有持续的大发展，仍然少不了专门考虑战略性问题的人。

这显然是一个亘古不变的命题。

于是，皮涛涛忙碌的身影，更加频繁地出现在了顶级的总裁管理培训班上。他的初衷很简单，就是想通过聆听高层阶的讲座，从专家的思想中汲取灵感。没想到，一次淘宝大学"江南会"的课程，竟让他遇到了一位梦寐以求的战略家。

那是 2011 年的初夏，知了已开始在枝头卖力地聒噪，在风光旖旎的西子湖畔，又一期淘宝大学的电子商务战略课程在环境幽雅的"江南会"设坛开讲。一心沉醉在探索企业转型升级之策中的皮涛涛，冒着酷暑从广州飞到了杭州，不过，牢牢吸引皮涛涛关注的，不是那"接天莲叶无穷碧，映日荷花别样红"的迷人美景，而是这堂讲座的主题内容"互联网战略"，以及重量级的授课老师周宏明。

周宏明是一位极富实战经验的资深互联网专家，作为 20 世纪 80 年代赴美国学习计算机技术的第一批华人 IT 精英，他于 1991 年获得美国纽约大学（NYU）计算机科学硕士后，曾在美国、中国台湾地区及中国大陆地区积累了丰富的信息科技、电子商务及零售渠道的创业和工作经验，先后创立了数家互联网电子商务和 IT 企业。20 多年在互联网领域工作的经验及数个成功创业的经历，使他目睹了互联网对世界的巨大改变，因而对互联网的本质有着深刻的理解，被多家互联网企业聘为顾问，同时还担任了上海交通大学 EMBA 客座教授及淘宝大学总裁班特聘讲师。

那堂课，皮涛涛听得格外专注。他眼神灼灼地望着讲台上激情演讲的周宏明，深深地被他的战略眼光和管理理念所打动。当周宏明讲到"用户数据管理"的时候，皮涛涛只觉得脑子里豁然一亮，在潜意识中感到，自己日夜思索的战略转型之路就在前方。但一时又有太多的问题盘桓在脑海中，似乎还没有彻底想明白、理清楚。

那堂淘宝大学的电子商务战略课结束后没几天，身在上海的周宏明就接到了皮涛涛从广州打过来要求见面的电话。作为国内顶级的企业战略咨询顾问，应邀四处讲课的周宏明经常会接到这样一些来自企业老总的电话，所以起先他并没太在意。不过对于这位形象有些"另类"的年轻企业家，他还是有比较深的印象的。当时还留着一头飘逸长发的皮涛涛，浑身绽放的那种青春活力，令他看上去根本不像一位已经身家过亿的企业家。整整 3 个小时的讲课，周宏明注意到课堂上听得最投入的，便是这位眼神明亮的年轻人了。

好的印象，往往就是在不经意间留下的。所以当第三次接到皮涛涛要求来上海见面的电话时，周宏明开始被这种执着感动了，他能够感觉到这位年轻企业家有着一份特殊的用心，而最令他欣赏的是皮涛涛对新事物、新理念的探究精神。于是他在电话中说："那就下个月约个时间吧，我给你 15 分钟时间，就在我家附近的 COSTA 见面。"周宏明习惯喝黑咖啡，从第一口开始到喝完一整杯咖啡刚好需要 15 分钟，过了这个时间黑咖啡就变凉变苦，所以他把见面时间定在了 15 分钟。

一个月后的某天，周宏明如约来到那间格调高雅的意式咖啡馆，一推开落地玻璃门，他就惊讶地发现，皮涛涛已经带着他的技术团队和销售团队负责人等在那里了。原来，他们是一大早搭乘早班飞机从广州飞来上海的。

话题当然还是从企业的发展战略谈起。周宏明在为众多知名企业号诊把脉、提供咨询的时候，通常总是从一个很基础的问题入手，他会问前来"求医问道"的企业家，到底知不知道自己的目标是什么？通过这个问题，他会去观察这位企业家的目标到底有多远，从而对症下药地给出建议。

见面之后，周宏明开门见山地问皮涛涛，你们公司是做什么的？皮涛涛回答说，我们是卖减肥产品的。

周宏明的第一反应是减肥产品应该不愁销路吧？那他大老远地从广州跑来上海，到底是想要问什么呢？

"我们的产品销售状况是还不错，但我总觉得不够。现在的减肥市场很不规范，很多消费者误用了一些所谓的减肥产品，身体不但没有瘦下来，反而出现了健康问题，还有的服用了减肥药品后身体暴瘦，健康更是严重受到损害……"皮涛涛的眼中闪现出一丝迷惘，"周老师，做生意想要做得久，是不是用户最重要？"

皮涛涛的这个问题，让周宏明觉得眼前一亮。他对皮涛涛说，是的，用户最重要，但用户又很难理解。

"对，用户这块最难理解。我在听你讲电子商务战略的时候，前面的内容都好理解，就是最后那一页 PPT，你说整个互联网战略就是一个用户数据的战略，为什么呢？"

周宏明笑了，他半开玩笑地对皮涛涛说，讲课的时候，他是随便放开了讲的。但是对绿瘦这个企业他并没有专门做过研究，现在他只知道绿瘦的老板长得帅帅的，是卖减肥产品的，别的情况都不了解，所以不好讲。

于是，皮涛涛就向周宏明介绍了更多关于绿瘦的过去和未来。他说："我们做瘦身事业，最终目标就是要帮助客户解决肥胖问题。我觉得，对于人来说，这就是一辈子的问题，需要花一生的时间去与脂肪做抗争。"当皮涛涛把减肥瘦身如此形象地比作一场长期战役的时候，周宏明的心里充满了欣慰。将减肥这件事看成一场长期战役而不只是考虑短期的产品销售，皮涛涛的志向显然不低。

"这就对了！作为一个老板，你要讲战略，就必须一定要看到别人看不到的东西，这才是老板。如果你看到的东西、讲到的东西，百度都有了，那你的未来愿景就太短了，你就不适合做老板！"

本来说好只有 15 分钟的见面时间，没想到这一聊，竟整整聊了一个多小时。

皮涛涛说出的心中目标，果然如周宏明的预期一致，"我想解决的是，能不能找到一种既健康又有效，而且还可以让客户满意的方法，而不单单是我卖完产品就万事大吉了。"

"如果说这是一个问题，那这就是我们要攻克的题目，企业的战略转型就要从这个题目着手破题！"周宏明对皮涛涛说。

那个午间的 COSTA，可能从来都没有这般热闹过。围绕着如何安全、有效、科学地减肥这个话题，几个人展开了热烈的讨论。

起先，大家的话题还是围绕着产品展开，试图能够探寻出到底有没有一样产品，是可以帮助所有肥胖者有效瘦身的。讨论到最后，大家的观点不断趋于一致：肥胖的成因极其复杂，通常是由各种坏习惯综合作用造成的，因而减肥必定是一场长期的战役，必须依靠从根本上改善饮食和生活习惯来解决根源性问题，光靠几个产品，是不可能奏效的。

那么，既然产品无法单独奏效，那产品的价值又体现在哪里呢？

"减肥产品并不能直接帮你减掉脂肪，但这并不等于无效啊，这些产品可以通过干预和改变人们的饮食习惯来控制肥胖。"技术团队的负责人解释道，"比如说市场上有很多代餐产品，就是通过增加饱腹感，来控制过量的摄入，从而解决胖子管不住嘴的问题。"

"是啊，还有像益生菌、酵素等产品，可以通过对肠道的管理，来解决排便不畅的问题；还有左旋肉碱，则是帮助你在运动之后加速脂肪的燃烧。这些产品如果使用得当，对改善饮食和生活习惯，并最终达到控制体重的目的肯定都是有效的。但如果应用不当，那就不一定会有什么理想效果了……"

"所以，我们应该把产品组合起来，有针对性地推荐给客户，并且加强对客户的指导，以确保产品的使用效果。"

一番畅聊后，战略思路开始逐渐清晰起来。

回广州后，皮涛涛屡次打电话给周宏明，邀请他加盟绿瘦担任战略顾问，帮助绿瘦实现转型。2012年春节前夕，即将飞回台湾老家过春节的周宏明，又一次接到了皮涛涛的电话，他在电话中邀请周宏明务必在回台之前到广州一晤。

那晚飞机照例延误，当周宏明踏着夜色匆匆赶到餐厅的时候，皮涛涛早已带领家人和企业高管等候多时。一进餐厅，皮涛涛立即起身，亲自为迟到的周宏明拉开椅子，摆好碗筷。这一细微的动作让周宏明想起了年轻时的自己，一种惺惺相惜的感觉油然而生。最终，他接受了皮涛涛的邀请，正式加盟绿瘦成为首席顾问，帮助绿瘦谋划整体战略规划，并启动数据化改造。

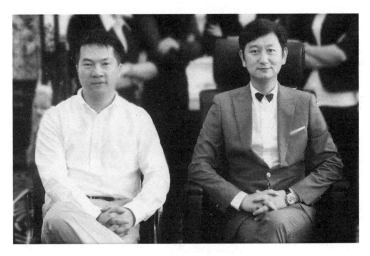

▲　皮涛涛和周宏明

　　从此，绿瘦有了一位专门考虑战略性问题的人，虽然他不戴瓜皮帽、不拿水烟袋，更不会踱方步，但他却在很短的时间内为绿瘦的第二个"五年"制定出了科学的发展战略。

▲ 从卖产品到卖服务

服务是全世界最贵的产品。

——马云

周宏明加入绿瘦之后，开始不断地在上海和广州之间频繁奔波。来自台湾的他，通过在互联网领域的创业实践，积聚了丰富的专业经验和良好的业界口碑。实现财务自由后，考虑到身体因素，他选择了定居上海，转而从事相对轻松自由的战略咨询和授课工作。没想到皮涛涛的一番诚意邀请，竟又将他拉进了一场波澜壮阔的脂肪战争之中。

不过，对于这场看不见硝烟的战争，周宏明有一种满血复活的感觉。在皮涛涛身上，他看到了野心、看到了激情，这种野心和激情深深地感染了他，让他有一种愿意全情投入的冲动。

当时的绿瘦刚刚走完起步的第一个五年，虽然企业的发展呈现着快速强劲的势头，但事实上已经渐渐步入了一个看不见的发展瓶颈：旧有产品、旧有模式在可预见的未来一定会发生衰减，但可以作为新动能的新兴产品、新兴模式却还没有出现。

两人每次碰在一起，都会来一场天马行空的头脑风暴，话题无一例外，都是围绕着如何突破这个"玻璃天花板"。

他们反复探讨的一个问题还是：究竟能不能研制出一个长盛不衰的产品，是可以包打天下，针对所有用户，都能一次性彻底解决肥胖问题的？讨论的结果是肯定没有。怎么可能会有这样的产品呢？减肥是一辈子的事，何况每个人的身体素质也大不一样。

由此，他们对企业现有的模式引发了进一步的反思。周宏明提出，既然没有包打天下的产品，那是不是就说明了当时绿瘦这种一个产品卖给所有消费者的模式，是有问题的？

其实皮涛涛也早已意识到了这个问题，所以那些年，他们一直在寻找一种解决的方法，比如通过绿瘦的专家、营养师，来帮客户组合产品，根据用户的身体状况或饮食习惯，来搭配不一样的套餐。但虽然已有行动，皮涛涛仍然感觉，似乎哪里还做得不够。

"既然减肥这件事，一定是一辈子的事情；脂肪战争，也一定是一辈子的战争。那我们是不是应该给客户提供一辈子的服务呢？"

周宏明的这番话引起了皮涛涛的强烈共鸣，凭他的直觉，在"服务"里面，一定蕴藏着巨大的蓝海！可是一辈子的服务，又该如何去收费呢？

看来，需要从根本上改变绿瘦既有的作战模式。

当时的绿瘦，正从美国引进一对一的人工咨询服务，目的就是想改变原有的营销模式，以服务来推动产品的销售。按照这样的方向，绿瘦的团队骨干一直在探索新的服务方式，并且在不断的思想碰撞中提出了"体重管理"的概念。

听到"体重管理"这个词，周宏明忽然眼睛一亮。这个理念太棒了！既然要做一辈子的体重管理，那就不能只给客户提供产品套餐！

但是不提供产品，那又该提供什么呢？

创意的火花，总是在不经意的碰撞中产生。

周宏明觉得，绿瘦应该从专业健康顾问的角度，为客户提供科学的体重管理方案。"减肥最难的不是坚持吗？那好，我们来陪伴你，做你的终身顾问，让这件事变得不再那么难以坚持。我们通过电话、微信，推送一些专业的内容给你，阶段性地帮你实现瘦身目标。然后，再一个阶段一个阶段地陪伴你走下去，陪着你打完这场脂肪战争！这样一来，我们给你的看起来还是蛋白棒、胶囊，还是组合套餐，但我们的目的已不在于推销产品，而是要向你传递更多改变饮食习惯和生活习惯的方法，来帮你打赢这场持久的脂肪战争……"

从"产品"提升到"产品+服务"，不仅卖产品，还要配上服务。对此，皮涛涛当然十分认同，因为他觉得，绿瘦已经在开始这样做了。

可是周宏明却说这还不够！他认为，服务与产品的位置要彻底倒过来，绿瘦不再是一家卖产品的公司，还要成为一家卖服务的公司。

战略升级的方向明确后，接下来要做的第一件事，就是将原来的营销人员进行功能分类。

正如部队作战要将士兵分为排头兵和主力军一样，秉承着"所有前来咨询的客户均有减重意愿""决不让任何一类客户失望而归"的服务态度，原有的绿瘦营销人员都被划入了"一线"和"二线"两大阵营。

一线营销团队，就是绿瘦的排头兵，承担着两大使命：第一是有效解答前来咨询的消费者所提出的各种问题；第二就是建立与消费者的初步信任。

众所周知，消费者信任的建立，与客服人员解疑的专业性、简洁性、周全性，甚至语气语调的节奏都有着很大的关系。但这说起来容易做起来难，我们日常接触到的低素质营销人员实在太多了，夸大其词、死缠烂打、令人反感的推销司空见惯。绿瘦真的就能与众不同吗？不妨先来看看下面这个随机挑选的真实案例：

"您好，这边是健康搭配一对一顾问指导的绿瘦，请问是您本人咨询瘦身吗？"

"是的。"对方称自己是一位打算怀宝宝的准妈妈。

"好的，为了达到最好的瘦身效果，请您说一下身高、年龄和体重好吗？让我们看看怎么帮您去瘦身。"

"我现在身高1.71米，体重152斤，属于骨架大的那种，最瘦的时候是124斤。"

"哇喔，个子挺高的呢！您的年龄呢？亲。"

"31 周岁。"

"亲，是因为什么原因胖起来的呢？"

"结婚后，突然间就胖起来了。"

"亲是从事什么工作的呢？是否会久坐不运动？"

"是啊。之前吃饭不规律，结婚后吃饭很规律，加上我们的工作天天坐着，压力大，加班后回家都七八点了，晚上吃得多，就胖起来了。"

"主要是胖在哪个部位呢？"

"肚子、胳膊。"

"哦，捏捏你肥胖部位的肉肉，看看是比较松还是比较紧呢？"

"主要是肚子松了。"

"松就很好减肥了，说明脂肪还处于游离状态，减下来也是比较匀称的。了解一下亲的吸收代谢，平时排便能不能保持每天一到两次？有没有难排或大便不成形的现象？"

"一天一次，有时成形有时候不成形，但都会沾壁。"

"那说明亲体内的湿气挺重哦！月经情况怎么样呢？有没提前或者退后？有量少、血丝血块或痛经的现象吗？"

"月经正常的，但量很少，有块。"

"月经出现血块属于血瘀。建议平时多吃一点红枣或者当归，红枣可直接食用，或泡开水，当归粉可直接食用，都能很好地调理气血，改善内分泌循环。亲除了胖点以外，身体有没有其他健康方面的问题呢？"

"嗯嗯好的，没有其他健康问题了。以前胃不大好，现在还行。再就是感觉颈椎多少不大好，跟工作有关。"

"那是久坐的缘故了。亲的理想体重是多少呢？"

"120~130 斤。"

说到这里，客服人员马上调出两张减肥前后的效果对比图，发给了客户。

"帮亲减到这个效果的话，还满意吗？"

"满意的。"

客服随后给客户发去一个产品组合套餐的照片。

"亲，使用这款套餐就好了。固体饮料，草本植物萃取精华，主要就是帮您改善代谢，调节肠道菌群，改善易胖体质。瘦身的同时，会帮助您调理气血，健脾补气，从而达到内调外养的效果，全面抑制反弹。预计60天可以帮您减到理想体重，这个时间您能接受吗？"

"可以再短点吗？比如1个月。"

"我们的产品都是来源于天然食物，是减肥加巩固型的，减肥速度得实事求是，不能太快。因为减得太快的话，身体吸收不了，会承受不住。产生副作用的话，对身体未必会好，您为了怀宝宝减肥，不仅仅要快，更得安全，您赞不赞成我的说法？"

"嗯嗯。"

"为了帮您彻底瘦下来，搭配产品之前有几个要求，需要您的配合，希望您能跟我一起达成共识。"

"那必须的。"

"第一，不要节食或者刻意暴饮暴食；第二，少喝咖啡和浓茶及碳酸饮料；第三，睡前1小时尽量不要吃东西，实在饿就吃个苹果好了。这几点没问题吧？"

"没问题，胶原蛋白液可以喝吗？还有红酒呢？我是说少量的。"

"谢谢亲的配合！我相信亲肯定能够做到的，毕竟身体是自己的。你说的那几样都是可以喝的。不过52度以上的白酒少喝。"

"好的。"

"亲，还有什么疑问吗？可以现在问我，我帮您解答。"

"没有了。这样多少钱？"

……

可以看到，整个沟通过程没有让客户感觉有任何的不舒服，客服人员语调平和亲切，说话简洁得体，专业问题回答得也非常清晰。

这个案例显示，绿瘦对一线营销人员的这套管理是行之有效的：基于多年的服务实践经验，绿瘦已经积累和沉淀了相对标准化的话术要求、Q&A（问与答）专业知识宝典、答疑"非言语要求"等知识管理体系。为了快速培养起这支营销"排头兵"，使绿瘦的这套知识管理体系落地开花、结出硕果，绿瘦成立了一家电子商务公司，专门负责对一线客服员工进行集中培训、集中管理和集中监督，并在实际管理中，动态化地及时更新一线客服员工的知识库。

二线服务团队，则是绿瘦的主力军，其承担的任务，是为客户提供一整套科学瘦身的方案，并进行全程跟踪引导，从而实现"一辈子的体重管家"的目标。

绿瘦坚信，只要服务到位、服务有效，与客户的关系一定不会在首次产品成功销售后即宣告结束。为此他们投入了更大的人力、物力和财力，来打造和培养这支团队。他们对这支战队中的每一名"战士"的定位不只是销售，更是一名健康顾问。

对于客户来说，健康顾问都是专属的，他们不仅会帮助你成功树立减肥的信心，还会不断地从生活上、精神上甚至情感上为你化解健康瘦身过程中遭遇的一切障碍，持之以恒地陪伴你坚持下去。

对于正在减肥的道路上艰难前行的跋涉者来说，这种特殊的"陪伴"是格外重要的。湖南长沙的林玉丽对此有着特别深刻的体会，身居某国企要职的她，长期以来一直忙于事业，对于家庭和自身的形象却疏于经营打理。2015 年夏天，当丈夫突然向她提出离婚要求时，她才蓦然发现，作为一名女人，原来自己是一个失败者。

与丈夫离婚之后，一直深陷在怨愤之中的林玉丽几乎丧失了生活的信心，她一度想辞去公职，隐居深山削发为尼，但终因放心不下年幼的孩子而打消了辞职后出家的念头。后来，她在网上看到了绿瘦的产品，抱着一种消遣的心情，随便购买了几种产品。没想到几天之后，她就接到了绿瘦二线健康顾问打来的电话。

这个电话，彻底改变了她的生活。

来电的是一位声音淳厚的男性客服人员，他十分礼貌地询问林玉丽使用产品的情况，并且非常贴心地询问有没有什么可以帮助她的？起先林玉丽还挺不耐烦的，后来一想，反正我也没人说话，既然你自己找上门来，那我就索性跟你诉诉苦好了，反正我们也不认识。于是，那位不知道长什么样的客服人员，就在电话那头静静地倾听着林玉丽的倾诉和埋怨，中间还时不时地安慰她几句，虽然解决不了什么实质性的问题，但却让人挺舒心的。

那通电话从下午开始，不知不觉聊到了晚上，等林玉丽意识到时间已经不早的时候，她才发现这位绿瘦的客服人员竟然已经接听了她整整5个小时的倾诉。而此时，郁闷在心头多时的怨气，竟在不知不觉间化解了大半。

感觉非常不好意思的林玉丽当场就表示要购买几万元的产品以示感谢，没想到却被客服人员婉言谢绝了。他说："您完全没有必要一次性买这么多产品，减肥是一个长期的过程，来日方长嘛，如果您觉得我这位健康顾问还可以，那就让我继续做您的体重管家，为您提供更多健康瘦身的咨询服务吧！"

从此，林玉丽成了绿瘦最铁杆的用户之一，而那位始终未曾谋面的客服人员，在帮助林玉丽成功管理好体重的同时，更成了林玉丽的一位"隐形朋友"，不论是生活上还是情感上，一旦遭遇什么问题，她都会第一时间向他倾诉。

正如这位客服所说的，负面情绪的及时宣泄，可以有效降低客户半途而废的概率，提升客户的信任度和依赖感。因此，鼓励客户反馈并聆听这些情绪，有效充当客户负面情绪的"垃圾桶"，也是健康顾问的重要职责之一。

对于首次没有交易成功，或者交易不满意的客户，绿瘦也不会随意放弃，他们专设了客户发展部和售后服务部，期望通过认真解答客户疑问，真诚化解客户不满，努力将其发展成为绿瘦忠实的用户。

看来，这种颇具战略意义的团队划分，已使绿瘦的营销军团成功地适应了从"卖产品"到"卖服务"的角色转变，并且焕发出了巨大的内在活力。

专业指导和精神陪伴所承载的意义，远远超过了冷冰冰的产品功效所带来的喜悦。彻底实现了从"卖产品"到"卖服务"的战略转变后，传统意义上的那种以"人堆人"来做规模的社区营销方式，也被绿瘦完全颠覆，一种用户黏性更强的"集中式管理直销"模式，把绿瘦推向了发展的快车道，企业规模也由此迅速壮大，员工人数从五年前的几百人猛增到3000多人。

而作为绿瘦的客户，不仅在这种新模式下得到了瘦身产品的有形价值，更获得了健康顾问全程跟踪与服务的无形价值。正是这种双重的价值收获，使数以百万计的消费者心甘情愿地为绿瘦产品和服务买单，从而为这家企业的持续盈利添砖加瓦。

▲ 数据驱动

每一种情况都有适合于它的一个特殊战略。

——安德烈·博弗尔

体重管理的理念提出来了，营销团队的"战士"们也按照实际需要分成了一线、二线两大战队，接下来的课题，就是如何更加科学、更加有效地把服务做好。

面对这一课题，周宏明首先向皮涛涛提出了几个问题："你能不能给自己的购买者画出像来（即能否精准把握自己客户的客户特征——编者注）？到底有多少人在夸你的产品，或者骂你的产品，我们能知道吗？能及时做出反应吗？"

答案在两人的心中其实都很清楚：显然不能。

所以周宏明的言下之意再明白不过了，他认为跟消费者没有交互，这就是当时的绿瘦最大的瓶颈所在。

作为首席战略顾问，周宏明给出的突破瓶颈的建议是四个字：数据驱动。

"如果把我们所从事的瘦身事业比作是一场脂肪战争，那我们首先得明白一个道理：战斗必须讲求效率。"周宏明进一步解释道，"那现在的社会，是什么最能产生效率呢？当然是数据！毫无疑问，我们已经生活在知识经济和知识管理的环境之中，每时每刻，我们的身边都充满了各种各样的数据。只有将这些杂乱无章的数据，转换为信息和知识，才能帮助我们做出最聪明的选择。"

对此，皮涛涛深有同感，刚刚创办不久的绿瘦商城，就一举冲进了行业电商网站的前十，稳定的流量为后台沉淀了大量的客户数据。他知道，提升服务的钥匙就在这些数据里，但他就是找不到落地的办法。

"所以，下一个五年，'数据驱动'应该成为绿瘦的首要战略。我们应该用数据来分析用户，用数据来提升服务。这就需要在绿瘦内部首先搭建起一个'数据驱动'的地基。"

至于这个"地基"具体该怎么搭建，实战经验丰富的周宏明心中早已有了一张蓝图：很显然，绿瘦的第一个五年，所有数据都是围绕产品来展开的，那时候的数据无非就是一堆财务报表，今天哪个产品卖得好不好，广告营销的效果怎么样，带来了多少销量等；但如今已进入电子商务时代，数据倘若继续停留在产品的阶段，肯定已经不行了，数据的采集和应用，都必须从围绕产品转向围绕服务，把数据落实在用户身上，通过数据去了解客户的变化。

这就意味着要在企业内部进行大刀阔斧的改革。

在皮涛涛的全力支持下，改变首先从市场部门开始。

"今后我们的每一项工作都必须拿数据说话，没数据别说话！"又一次的集团战略会议召开之际，皮涛涛在会上首先对市场部提出了明确的要求，"你们市场中心，必须通过数据来告诉我，每一块钱的广告投下去，到底能够带回多少钱的销售额？你们甚至要每天预测，明天给百度、给360、给腾讯、给网易投多少钱？可以实现的转化率分别是多少？如果预测不出来，就说明广告的投放是漫无目标的，甚至是胡乱投放的！"

紧接着，皮涛涛继续坚定地推进着周宏明为绿瘦制定的数据驱动战略，又在销售部、商品中心、客服部等部门掀起了旨在完成公司各部门数据沉淀和管理的变革潮。

然而，绿瘦内部的大部分员工早已习惯了整个行业通行的商业逻辑，对周宏明这位"空降专家"的改革方案并不理解。有人甚至提出质疑：

"周老师，您提出的理念听上去都很好，很有道理，但对我们绿瘦真的有用吗？您不是常说没数据不说话吗？那我们投入那么多精力和财力去改变原来的模式，究竟能给绿瘦带来多少效益呢？"

面对大家的疑问，周宏明在内部高管的培训会上首先把一连串问题抛回给了大家：

"过去我们绿瘦卖的是产品，但是你知道你把产品卖给谁了吗？"

"也许你会说，当然知道啊，我有客户的电话和地址。那好，你把产品卖给他以后，你知不知道他的体验如何？"

"假设你把产品卖给了 100 个人，你知道其中有多少人对你的产品是不满意的？又有多少人是满意的，会复购你的产品吗？"

"这些复购产品的客户里，每年到底会买几次？哪些人是一年买 3 次或者 5 次的？买 3 次和 5 次的客户，他们的消费能力差别又在哪里？"

"那些没有复购的客户，到底是因为什么原因流失掉了？是因为对我们的产品不满意？还是对我们的服务不满意？还是有别的什么原因？"

望着大家一脸茫然的神情，周宏明坚定地说："要想搞清所有这些问题，只有靠数据来完成。"

"也许你们会说，这些线下的海量数据，既难以抓取收集，又难于统计和分析，真要做起来，成本会不会太高？"这位电子商务的权威专家感慨地说道，"没错，这些数据要是在过去的年代，收集和利用起来的确十分困难，但在如今这个互联网时代，所有这些都早已变得现实可行。因此，数据驱动是现代企业发展壮大的必由之路，绿瘦想要腾飞，想要有大作为，迟走不如早走，小步走不如大步走！"

"了解你的用户，才能给他创造最大、最有效的价值。"按照这样的理念，周宏明决定为绿瘦引进他最擅长的客户关系管理（CRM）。这与皮涛涛一直以来坚持的用户思维取向不谋而合。

渐渐地，越来越多的用户数据沉淀下来，市场部、销售部、产品部等决策部门都纷纷养成了唯数据"马首是瞻"的习惯。

然而当时的绿瘦，客户的数据利用基本上仍然为零，虽然在后台已经沉淀了庞大的客户数据，但这些数据工作人员根本不晓得拿来干什么，也不知道该怎么用。

于是在周宏明的倡议下，绿瘦先是成立了一个小小的 CRM 部门，开始着手客户关系的管理工作。因为人手有限，数据也主要掌握在市场中心，所以就让市场中心也参与进来，负责用户的数据分析。他们根据抓取到的数据尝试着去了解用户，对用户进行分类和分级，透过用户的数据变化，来分析用户可能生成的需求是什么。

在抓取用户数据的同时，周宏明又发现了一个问题：绿瘦的服务基本是依靠一线销售和健康顾问推送给客户的，随着业务的不断发展，绿瘦的这支员工队伍也在迅速壮大，每年超过百万的老用户，以及近百万的新用户，他们的数据也都是通过员工团队不断累积起来的，所以，绿瘦不仅要做用户的数据分析，对用户进行分类分级，同样也需要抓取员工的数据，对员工也需进行必要的数据分级。只有对用户和员工的数据两手抓、两手都硬，数据驱动战略才能真正落地。

带着这样的思考，周宏明找到了当时负责企业内部管理的总裁赵安学，向他表达了自己的想法。

赵安学在加盟绿瘦之前，曾主持过 50 家企业的大型顾问项目，担任过北京大学、清华大学、中山大学的客座教授，成功辅导过多家企业的领导人实施量化管理，被誉为"实战派量化管理专家"。当时，他也正在构想着如何在绿瘦内部对员工实行量化管理的模式。

听了周宏明的建议后，赵安学大有"英雄所见略同"之感，他认为对员工进行分级量化管理是一个非常好的办法，可以将人和工作这两大管理中的核心要素有机地结合起来，从而使企业的目标任务有效地落实到每个岗位、每位员工身上。

见赵安学的想法与自己不谋而合，周宏明大喜过望。只要量化管理一直推动下去，不仅可以极大地提升各部门的执行力和工作效率，而且还能很好地解决内部员工的数据管理问题。

分级量化管理模式很快在绿瘦内部层层推行起来，每名员工每月都落实指标明确的 KPI（关键绩效指标）考核，考核结果与薪酬直接挂钩，这是"量化"；健康顾问被分成了 9 个等级，每向上晋升一个层级，都要通过相应的业绩和服务质量考核，还要考取"营养师"等国家认定的专业证书，这是"分级"。

"分级量化管理"模式和周宏明的"客户关系管理"模式结合在一起，使绿瘦的电子商务和大数据营销实现了无缝对接。绿瘦由此再次在业内率先完成了一次创新的转型。

绿瘦从本质上讲，其实也是一个传统企业，但是它在适当的时候，及时地植入了非常好的互联网思维，用数据驱动来经营企业，从而焕发出了"互联网 +"的活力。

回望过去十年的脂肪战争，曾经在这场战役中战绩骄人的其他军团，比如"大印象""碧生源""汤臣倍健"，他们的减肥茶、左旋肉碱都曾在这片战场立下赫赫战功，但如今为什么都偃旗息鼓了？仅仅过了五六年时间，昔日的辉煌为什么都成了过眼云烟？根本原因，也许并不是他们的产品出了什么大的问题，而是战略没有及时更新。不依靠数据去了解、去经营客户，一味依靠渠道、依靠广告等旧有模式去搞经营，已经跟不上互联网时代的节奏，与用户的距离变得越来越远。

而绿瘦，则因为及时启动了数据驱动战略，在市场上显现出了如鱼得水般的活力。他们把所有与用户的语音对话记录全部转换成数据，然后加上其他综合的用户信息数据，来预测下个月的业绩，分析可以给客户提供什么服务。一旦通过数据发现用户的消费频次拉长了、消费单据在往下降，那就说明销售可能要走下坡了，应该尽快做好准备了。而具体的应对措施，同样是依赖大数据的分析。

打仗讲求效率。绿瘦的数据化战略，使企业内部每一个环节的运转都变得非常高效，过去需要 3 天才能解决的问题，因为有了数据分析的支撑，现在只要花 3 小时就能搞定了。

2014 年，在数据驱动战略指导下的绿瘦集团又成立了数据中心，将各部门采集到的用户数据进行全面汇总，并且通过对用户数据的系统化分析，有效驱动绿瘦的柔性化生产、不同层级健康顾问的营销服务改善以及用户体验的优化等，企业由此呈现出跨越式的发展态势，皮涛涛每一年提出的增长目标，几乎全部超额完成。

第四章

产品为基

——充足的弹药

本章导读

在进攻中，不论是在兵力、坦克还是弹药方面，你投入的力量越大，进攻越激烈，你自己的损失比例就越小。

——巴顿将军

任何战术都只适用于一定的历史阶段。如果武器改进了，技术有了新的进步，那么军事组织的形式、军队指挥的方法也会随着改变。

——龙芝

虽然绿瘦更想做成一家"卖服务"而非"卖产品"的企业，但毋庸置疑，在现有的发展水平和市场环境下，产品仍然是一家减肥瘦身企业的基础，如果不能为消费者提供健康、有效的产品，那么服务也无从谈起。而在减肥行业高发的产品质量问题，经常使整个行业遭受污名，在这种情形下，无论怎样强调产品的重要性，都不为过。而绿瘦根据减肥原理独创了 S、L、I、M 产品体系（即 S- 巩固系列、L- 消耗系列、I- 摄入系列、M- 管理系列），丰富了产品的多样性，提升了产品的有效性，同时也在质量管控中持之以恒地付诸努力。

▲ 爆款是怎样炼成的

要从容地着手去做一件事，但一旦开始，就要坚持到底。

——比阿斯

作为这场脂肪战争中的后起之秀，绿瘦显然是十分幸运的，因为在投入这场艰苦卓绝的战斗时，他们已经找到了一件极具杀伤力的武器。在产品方面，绿瘦几乎没有走什么弯路，由于目标精准、理念正确，他们力推的第一只产品就顺利成为令同行艳羡不已的爆款产品。

2013 年，由玉人胶囊升级而来的绿瘦玉禾胶囊面世，一上市就受到了消费者的欢迎，当年销量突破 10 万盒，产值超过千万。万事万物，偶然之中蕴含着必然。在产品一炮而红的背后，其实蕴含着皮涛涛对产品的天然敏感，更蕴含着绿瘦长达四年的精心培育。

在涉足减肥行业之前，刚刚 20 出头的皮涛涛依靠最适合那个年代的"目录营销"，就已经赚到了人生的第一个 1000 万。对经营产品极具天赋的把握能力，是他成功的重要因素之一。那时候他的经营模式其实非常接近于如今的淘宝卖家，就是将各种邮购商品编写成一本名叫"珍邮美"的商品目录广告，然后刊登在畅销杂志上，或者干脆直接邮寄给潜在客户。当邮购商品的电话或汇款进来之后，他就亲自跑去进货发货。只不过那时候的发布平台是报纸杂志，而如今的发布平台则变成了电子商务平台。

那时候的商品流行趋势，有着非常明显的季节性和阶段性。比如：夏天，会流行太阳镜、游泳设备等；到了冬天，畅销的品种就换成了防风御寒的衣帽、口罩等。还有一些电子产品，如MP3、学习机等，也曾火爆过一阵。皮涛涛就紧紧瞄住流行趋势，及时把样品买回来做成广告，推出去试销，效果非常明显。因为眼光看得准，常常是广告刚投放出去，订购电话就陆续进来了。开始是每天三四个电话，然后变成每天十几个电话，没过多久，一天的订购电话就暴增至七八十个了。

有一段时间，一种款式新颖的军刀特别受人欢迎，皮涛涛就从广州直接赶到阳江的刀具厂，以32元一把的价格进货，然后以99元的价格在"珍邮美"上推销，几乎每天都有上千把的销量。没有经历过那个时代的人，也许根本想象不出，纸质的"珍邮美"邮购商品目录，竟能带来如此火爆的销售。

但事实上，并不是所有的邮购商品都能成为"爆品"，如何在花费相同的时间精力的前提下，获得更高的销售业绩和经营利润？这就必须对五花八门的邮购商品进行筛选，从而找到最具营销效率的畅销款。于是，皮涛涛凭着直觉对销售的商品进行反复的分类和比较，然后毫不犹豫地砍去那些销路不畅或利润不高的商品。经过一次又一次的筛选，最终将邮购业务集中在了化妆品、军刀、学习机等高利润率的"爆品"上。

正是得益于这种与生俱来的对产品和市场极度敏感的天赋，皮涛涛于2006年发现了减肥行业中所蕴藏的巨大契机。当时的他不仅在目录营销上做得风生水起，而且先后办起了服装厂、饮用水厂，也都能够保持盈利。

但皮涛涛并不满足于做生意赚大钱，他的梦想是打造一家百年企业，他要建立一个理想中的事业王国。他必须寻找一片市场潜力巨大、发展前景良好的行业作为自己理想的起飞跑道。于是他像一头伺机等待出发的猎豹，时刻保持着敏锐的嗅觉，一旦发现目标就将迅猛出发。

这天，皮涛涛去自己曾经创办的那家广告公司串门，在与老朋友聊天的过程中，他注意到当时的广告业务中减肥产品占到了很大的比重。他立即开始四处搜寻相关资料，并且仔仔细细地研究了起来。研究的结果令他大为触动，在一份 2002 年度的《中国营养与健康状况调查报告》中，皮涛涛看到了一组惊人的数字：全国肥胖人群已达 6000 万，超重人群更是高达 2 亿多！而其中有相当一部分人正在为自己身上多余的脂肪而苦恼万分，甚至不惜以牺牲健康为代价去减肥。

能不能找到一种健康安全的产品，让肥胖者在保持健康的前提下，实现对美好体态的追求？皮涛涛的心里忽然敞亮起来，他感觉找到了一个可以为之奋斗一生的目标。

然而隔行如隔山，当时的皮涛涛，擅长的是通过报纸广告和目录进行营销，把品质好、有潜力的产品做成深受大众欢迎的爆款商品。而减肥行业需要医学、营养学等多学科的专业支撑，此前他又从未接触过这个领域，倘若要依靠自己的力量来开发产品，不仅难度极大，风险也不小。

但是皮涛涛却并不担心这个，营销实战经验丰富的他，几乎不用经过太多的思考，就明白了接下来自己应该怎么干。他很清楚，现时阶段，最好的办法就是"拿来主义"。当务之急，是尽快物色一家产品过硬、安全有效、符合健康瘦身理念但是营销手段却非常欠缺的企业，通过经销其减肥产品，为培育自己的品牌开山辟路。

当时的减肥产品市场上，最为火爆的有两类产品，一类是以"曲美减肥胶囊"为代表的源自欧美的西药产品，另一类是以"碧生源减肥茶"为代表的中草药茶饮。西药的风头虽然大大盖过了中药减肥茶，但有关其产品安全性的质疑声音却已不断响起。心悸、便秘、口干、头晕、失眠等不良反应的频繁发生，已开始警醒人们，这很可能并非健康科学的减肥药物，西药减肥治疗的风险远远大于效益。

到底是应该选择见效快但有风险的西药产品，还是选择进入成本更高、但安全系数也更高的中药产品？

如果是选择中药产品，减肥茶只能是唯一的选择吗？有没有可能找到更好的中草药减肥产品？

带着这些问题，皮涛涛急用先学，查阅了大量的医学和营养学方面的专业资料，最终为自己即将跨入减肥行业的"敲门砖"产品设定了几个条件：必须遵循药食同源的理念，选用纯天然的原材料制造，确保产品的安全健康。

按照这样的思路，皮涛涛首先找来几个中草药减肥产品，在一些杂志上投出广告进行试水。

为了让自己的产品广告能够一炮打响，皮涛涛决定改变那种常见的硬广告形式，采用读者喜闻乐见的讲故事方式，来巧妙包装这则广告。

一连几天，他都把自己关在房间里，最后结合自己知道的几个客户的情况，经过文字加工，终于用"知音体"写出了一个题为《妈妈漂亮，宝宝骄傲》的故事。在这个故事里，皮涛涛塑造了一个年轻漂亮的女孩形象，她从大学毕业后，与丈夫相识相爱，并且放弃事业结婚生子。但是后来，她一心扑在家庭和孩子身上，疏忽了对自我形象的管理，身材变得臃肿肥胖，和丈夫的感情也随之出现了问题。直到有一天，她看到一则绿瘦的广告，使用了产品之后，身材才慢慢重新变好，自信也终于找了回来。最后有一天，她在照镜试衣服的时候，看到1岁多的宝宝正在朝着她笑。女人终于明白，因为妈妈漂亮了，宝宝才会骄傲。

这则故事通过女人婚前婚后的变化，完全抓住了女性读者的心理，吸引着她们越看越深入，直到最后才引出绿瘦的广告。其实这就是一则成功的内容营销广告。故事在杂志上刊登后，订购电话火爆得超乎想象，这更坚定了皮涛涛转变经营方向的信心。

看到正在井喷的减肥产品市场，皮涛涛毅然决定将服装厂和水厂全部转给别人，集中精力专攻减肥这一领域。

2007年，绿瘦品牌在广州正式诞生。整整两年时间，通过经销别人的减肥产品，皮涛涛开始在减肥瘦身领域不断深耕。

当时有一个非常神奇的现象，就是别人做不好的同一款减肥产品，被绿瘦看中后，拿过来一推一做，销量马上就上来了。究其原因，其实也并不神奇，因为之前那些企业之所以做不好，并非产品本身的原因。产品还是好产品，关键是营销能力不行。而皮涛涛之前所积累的目录营销的丰富经验，恰恰为他所代销的减肥产品找到了一条不同于"曲美""碧生源"等以铺货为主的商超营销模式，从而轻易避开了与大品牌的正面交锋，开拓出了一片属于自己的市场空间。

可随着业务量的不断扩大，皮涛涛发现了新的问题：由于所销售的并非自己的品牌，产品最终的主动权还不在自己手里，而产品是需要不断升级的，对于用户的各种反应，如果不能在产品上得到及时的改进，那就只能另外再找新的合作产品。这样反复地更替经销的产品，试错成本很高，企业的品牌延续性也得不到保证，这对于企业的长期发展显然是极为不利的。

所以，要在减肥行业长期做下去，就必须尽快培植起属于绿瘦自己的产品。但是这个行业本身要求高，门槛也比较高，申请一个"小蓝帽"（保健食品准许标记的通俗称法）的批文批号起码得三年时间，况且绿瘦也不具备自己搞研发的能力，怎么办？最现实的办法，只有通过收购的方式来获得批文批号。

思路决定一切。有了清晰的目标，行动的效率自然就高了。

皮涛涛把跟随自己多年的元老级员工叶炳军叫到跟前，给他下达了一项艰巨的任务：去物色一家手里握有批文批号的可供收购的企业。

接到军令后，经验丰富的叶炳军立即行动。他首先登录国家食品药品监督管理局的网站进行搜索，把所有拥有小蓝帽的减肥类产品全部抄录下来，然后一家一家地打电话过去，向这些企业了解情况，并从中选择那些产品可靠、证号齐全，但却营销不善甚至面临破产的厂家进行收购洽谈。

短短的一个多月时间，叶炳军先后接触了四十几家企业。这些企业主要集中在西安和潮汕两地，那正是中国保健品生产厂家最聚集的两个地方。经过多年的市场洗礼，这两个地方确实已有大批企业挣扎在了崩溃的边缘。

经过细致的沟通和筛选，叶炳军终于在大西北的古城西安物色到了一个拥有理想产品的企业。这是一家专注于产品研发的医药科技有限公司，他们有一款名叫"纤丽宝"的瘦身胶囊，采用的是决明子、薏苡仁、葛根、泽泻、荷叶等天然草本原材料制成，产品有着极好的品质和潜力，但是由于这家"西安三奇医药科技有限公司"的强项是产品研发，在产品包装策划和营销方面却没有什么有效的手段，销售业绩平平，全年销量仅万余盒，企业正面临着破产的危险，因此，他们正急于寻找一位合作伙伴，能够将他们的产品有效地推销出去。

"尽快把他们的负责人约过来谈一谈！"见叶炳军这么快就找到了一家理想的目标企业，皮涛涛非常高兴。

双方甫一接触，十分投缘。第二天，皮涛涛就带着几位副总直奔西安，进行现场实地考察，并且当即签下了产品转让协议。

这是 2009 年的深秋，皮涛涛从此真正拥有了属于自己的减肥产品。

找到理想的产品之后，皮涛涛立即给服务团队下达了一个新任务：撰写一本有关健康减肥知识的小册子，他要把科学健康的减肥理念，连同产品一起推荐给消费者。

经过精心的筹划准备，营销的第一波出击选择在春节铺开，皮涛涛的心中充满了自信：前期对产品的细致调研和认真筛选，加上颇有创意的附赠健康小册子，一定会给客户带来不一样的感受。

《知音》《恋爱婚姻家庭》《家庭医生》《青年文摘》《读者》《瑞丽》《娱乐周刊》……几十种当时最畅销的杂志上，忽然同时出现了一个名为"绿瘦纤丽宝牌玉人胶囊"的减肥产品，其形象代言人黄圣依清新靓丽的形象，一下子吸引了万千眼球的关注。

春节一过，随着减肥旺季的到来，销售果然如预期般火爆，客户从最初的几十个，到几百个，再到上千个，呈几何级暴涨。

那段时期，在这款日渐走红的传统草本汉方瘦身产品"玉人胶囊"的包装盒上，同时出现了"绿瘦"和"纤丽宝"两个品牌。

这显然只是一个过渡期，因为"小蓝帽"的批文批号是有周期的，一般是 5 年一批，在一个批文的周期内，产品名称是不能随便彻底更换的，所以双品牌的同时出现既是权宜之计，又是一个品牌过渡的战略转移。

对于"玉人胶囊"这个产品来说，这其实是一个非常关键而又有效的产品品牌培植期。中国的保健品市场是全世界法律法规最严的市场，你要进入这个市场，必须通过政府设置的层层审批，并且严格遵守这个行业的游戏规则。而另一方面，许多已经手握现成产品的企业，却因为不谙市场、不擅长营销而举步维艰，捧着"金饭碗"却深陷于朝不保夕的担忧之中。所以绿瘦选择的这种"借鸡生蛋"的产品育成模式，正好契合了现实的需求。

2013 年，一个审批周期届满，按国家食品药品监督管理局的要求，对即将到期的批文批号重新复审，"玉人胶囊"抓住机遇再次变身，从绿瘦"纤丽宝"双品牌彻底转型为绿瘦单品牌产品——"绿瘦玉禾胶囊"，并签约国际巨星范冰冰为产品代言人，品牌形象再度升级，一举成为国内减肥产品市场上独占鳌头的爆款。

玉禾胶囊的成功，为绿瘦探索出了一套爆款产品的培育模式：为了用最小的投入、在最短的时间内培植起新的爆款产品，绿瘦首先会多方出击，寻找那些符合绿瘦健康瘦身理念的产品，通过彻底买断的方式将其直接转换成绿瘦的产品。对于市场前景还不确定的产品，也可以先以代销的形式投放市场，进行试水摸底，一旦这个产品的销售情况稳定了，再及时将其转换成绿瘦的自有品牌。

在最初的几年时间里，皮涛涛带着他的专业团队多方考察与调研，通过反复比较和筛选，将多款安全健康的产品纳入到自己的旗下，包括奥赛青胶囊、奇魅酵素、代餐奶昔、大豆蛋白棒等一批产品，满足了不同客户的个性化需求。

▲ 总有一款适合你

上司的房间里充斥着武器，外表的舒适解除了那些进入者的武器，但实际上却是一座隐藏起来的军火库。

——沃尔特·本耶明

2017 年 6 月，绿瘦的品牌中心总监王燕心情挺不错，正在严格管控自身体重的她，得知公司新推出的椒盐味蛋白棒即将正式到货，心情十分愉悦。

王燕是在 2011 年 9 月加盟绿瘦的，刚开始做的是市场中心的品牌策划工作。后来虽然转战一线的销售管理岗位，但仍需结合市场的推广和销售，开展品牌方面的工作。2014 年，她被提拔为品牌中心总监，负责整个集团的品牌策划和营销工作。

作为绿瘦品牌中心的负责人，王燕对自己的个人形象有着近乎苛刻的要求，因为她知道，自己的身份比较特殊，她所呈现在人们面前的形象，代表的不仅仅是个人，无形中还代表了绿瘦的形象。所以从很久以前，她就开始通过吃绿瘦的蛋白棒，来控制自己的能量摄入。

蛋白棒是一种高蛋白的小食物，外形包装像条形饼干，主要以高蛋白质、高膳食纤维、低糖和低脂的原料制成，可以及时补充蛋白质。其中以乳清蛋白质为主料的蛋白棒，适合训练后或者减脂期食用，适合对热量摄入比较谨慎的人群；而以碳水化合物为主料、乳清蛋白质和脂肪为辅料的，则属于偏能量补充类蛋白棒，更适宜在增肌或者维持期作为一般能量补充的食物来源。

绿瘦的原味大豆蛋白棒属于前一类，主要是针对瘦身减肥人群的。众所周知，肥胖的人都有一个共性，就是管不住自己的嘴，喜欢吃。而大豆蛋白棒能有效增加饱腹感，从而起到控制热量摄入的作用。

有过减肥经历的人都会有切身的体会，这是一个比较痛苦的过程，很多人就是因为没有足够毅力的支撑，结果半途而废。可是到目前为止，绿瘦的蛋白棒，无论是原味的，还是巧克力味的，都是甜的。完全可以想象，刚吃的时候可能还比较新鲜，吃几天也还能勉强坚持，但一个口味要连续吃上二十几天，肯定难以坚持。

就在这个时候，绿瘦的新品蛋白棒开发紧跟客户需求，没有继续纠结在甜味系列的深入挖掘，而是调转方向对准了咸口味，并且研制出了大众都比较喜爱的椒盐口味，这的确是一件受人欢迎的事情。

没想到，商品中心总监彭博告诉王燕，好戏还在后头呢！接下来，绿瘦商品中心还要陆续开发孜然味的、香葱味的、烧烤味的、番茄味的蛋白棒，形成咸鲜口味系列，与甜味系列的蛋白棒形成组合，让客户能够一天吃到一个不同的口味，这样每周循环，减肥的过程就不会那么难熬了。

王燕的个性是比较挑剔的，而且做市场的人，看问题一般都会习惯地带有批判性，比较不讲情面。但是当她发现绿瘦即将开发出这么多种口味的蛋白棒时，也禁不住竖起了大拇指。

其实蛋白棒不过是绿瘦产品开发中的一个小小缩影。在绿瘦的产品库里，可不仅仅只有几个爆款。

皮涛涛曾经说过："我们为什么要开这么多的产品线？首先还是要满足用户的需求。除了品类，我们还要考虑用户使用的习惯，同一个产品要有液态、片剂、粉末状和适合不同场景使用的包装。"

很显然，绿瘦的目的是要给客户最好的体验，最终在客户的脑海里深深地打下这样的烙印：在绿瘦，总有一款产品适合你。

人类的脂肪战争浩浩荡荡，经久不息。如果说，每一家减肥企业正在从事的减肥事业，都是这场脂肪战争中的局部战役，那么这些企业所必须倚仗的基本弹药兵器，无疑就是各式各样的减肥产品。很显然，要打赢任何一场战争，没有"充斥着武器弹药"的"军火库"是不行的。在短短的十年时间内，绿瘦的"军火库"中快速地聚集起了上百种"武器弹药"。

为了便于客户有的放矢地进行选择，绿瘦根据功能作用，将这十年来开发的百余款产品作了比较科学的分类，形成了 S、L、I、M 四大产品系列。

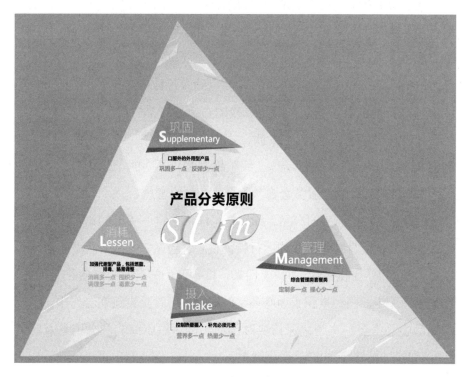

▲ SLIM 产品分类原则

S 系列产品，即口服以外的外用型产品，被列为"巩固系列"，代表产品如塑身霜、塑形衣、体脂秤等，产品理念是"巩固多一点，反弹少一点"。

L 系列产品，就是加速代谢型的产品，被列为"消耗系列"，代表产品有荷叶茶、酵素、益生菌类产品，产品理念是"消耗多一点，囤积少一点；调理多一点，毒素少一点"。

I 系列产品，则是控制热量摄入、补充必需元素类的产品，被列为"摄入系列"，代表产品为代餐类、蛋白棒等，产品理念是"营养多一点，热量少一点"。

M 系列产品，是综合管理类的套餐产品，被列为"管理系列"，包括各种组合形式的套餐，产品理念是"定制多一点，操心少一点"。

为了便于营销，这四个系列的百余款产品，又被分成了单品销售类和组合销售类两大类，以分别对应"一线"和"二线"的销售模式。其中，重点服务于通过广告引流促成顾客第一次消费的"一线"，主推的就是单品。这些单品的种类显然不宜过多，要在确保各种功能齐全的前提下，不能让消费者挑得眼花缭乱，因此绿瘦的百余款产品并非全部用于单独零售，只有从中精选出来的近 20 款，才作为单品供"一线"销售；余下的其他 80 多款产品，则提供给"二线"根据客户不同的个体状况，组合成灵活多样的套餐，以"服务套餐"的形式介绍给客户。

问题来了：这么多的产品，绿瘦是怎样将它们一一开发出来的呢？

这就要从瘦身减肥行业的运行特征说起。当某一家瘦身企业上了规模以后，很多供应商就会主动找上门来，推销他们的产品。绿瘦正是如此，在其供应库中，已经累积了 300 多家供应商，不管是否还在合作中，绿瘦的商品中心都会一直与之保持实时沟通，确保供应商的产品信息及时传达，随时掌握供应商的产品变化情况。

随着绿瘦品牌知名度的不断提升，来寻求合作的供应商已经越来越多。从台湾越洋而来的王牌产品"复合果蔬系列饮品"，就是这样诞生的。最初台湾的供应商主动找上门，送来产品让绿瘦试销。这款产品是以果蔬汁搭配大豆纤维粉和草莓麦片粉，制成冲调类的粉剂，口感和效果都比较理想，产品一经推出，就取得了骄人的业绩，市场反应非常不错。后期绿瘦又经过一系列的考察后，正式将这款产品纳入了自己的麾下。

有人想不通，复合果蔬饮料这么好销，台商自己也有专门的品牌，为何还要把现成的产品拱手让给绿瘦？其实熟悉减肥行业的人都知道，在这个行业里，术业有专攻，一家企业既做研发又做销售，常常会感觉力不从心。所以，供应商总是更愿意与大品牌合作，借助别人的品牌影响力，来提升产品的销量。

尽管不用自己直接进行产品研发，但这么多产品的开发，仍须有一套科学的流程来支撑。绿瘦的商品中心内部，按照职能又被划分了四个部门，分别是商品规划部、商品开发部、商品策划部和商品采购部。这四个部门环环紧扣、相互联动，目的就是确保每一款新产品的开发能迅速产生强大威力。

商品中心对绿瘦的产品开发步步为营，但任何事情都没有百分之百的成功。随着绿瘦产品不断推陈出新，"马失前蹄"的事也在所难免。

2017年初，绿瘦与深圳太太药业有限公司强强联手，打算在美容口服液市场上大干一番。双方在前期的沟通中投入了大量的时间和精力，对这次合作都抱以很高的期望。

太太公司提供了一款"太太美容口服液"给绿瘦销售，这是一款以首乌、当归、熟地黄、白芍、桃仁、郁金、红花、川芎、蜂蜜等纯天然优质中药材精制而成的产品，完全符合绿瘦"绿色、安全、健康"的产品理念。绿瘦的决策层一致认为这款产品一定会成为新的爆款，因为"太太美容口服液"本来就是市场上热捧的品牌，加上绿瘦的管家式健康顾问的深度营销，一定会得到消费者的广泛认同。而太太药业公司也非常看好绿瘦这个平台，他们认为这个产品的定位属于美容养颜，与绿瘦客户的需求也是高度契合的。

然而市场就是这么奇妙，看起来很有前景的产品，一旦真正投放市场后，其命运却根本不受人们的期望控制。令人大跌眼镜的一幕，在"太太美容口服液"正式上架后的一段时间内持续上演：每天的销售量仅在个位数徘徊，销售情况非常不好！

到底错在哪儿了呢？双方都开始着急起来，而最为心焦的，当然还是商品中心。那段时间，彭博简直茶饭不思，整天都在思考这个匪夷所思的问题："太太美容口服液"的品牌效应，加上绿瘦超强的营销能力，明明应该产生"1+1>2"的效应才对嘛！怎么这次强强联合，在市场上居然连一片涟漪都没有激起？

很快，他们找到了之前被忽略的一个根本性问题：减肥瘦身和美容养颜的相关性并不如想象中的那么高。对于很多肥胖人士来说，瘦身是刚需，是雪中送炭，而美容则是锦上添花。在消费者心目中的概念，绿瘦这个品牌是一个高度专业的减肥瘦身平台、体重管理平台，而非美容养颜平台。所有的客户到绿瘦来，希望得到的是专业的体重管理指导，如果她想美容养颜，一定不会先来找绿瘦。

看来，之前合作双方的研判，都有一点想当然了。

找到了问题的症结之后，绿瘦赶紧调整营销策略，将"太太美容口服液"从最初作为单品销售的模式，改为把它与绿瘦的减肥爆款、热销商品捆绑在一起，进行组合销售的模式。

针对性明确的营销策略调整，很快就产生了令人欣慰的效果。原本每天只能销出几盒的"太太美容口服液"，借助其他爆款的组合带动，日销量很快攀升到了100多盒，销量好的时候甚至可以销到三四百盒。

其实之前绿瘦也曾尝试着做过美容养颜类的产品，但正是因为消费者并不认同，这类产品一直都不是卖得很好。通过这次与"太太美容口服液"化险为夷的合作，绿瘦终于慢慢地把这个品类的销售做起来了，这不能不说是一个意外的收获。

"未来的发展，产品是核心。"对于新产品开发，皮涛涛始终持有这样的认识。

至于研发团队，绿瘦选择用一种更高效、更专业的途径去解决，那就是用市场的机制完成。早在5年前，绿瘦就分别在北京和广州两地找到了为自己做研发的代理机构，并且取得了显著的成效，成功地开发出了S、L、I、M四大系列的上百种产品。从2016年开始，绿瘦又进一步加大了这方面的投入，与国内为数不多的专业研发机构、业界口碑极佳的陕西功能食品工程技术研究中心展开新一轮合作，把未来 5~10 年绿瘦将主攻的 11 款产品的研发任务交给了对方。

"现阶段我们没有自己的研发团队，那我们就应该找到市场上最专业的机构和我们合作，一起来做这个事情。"皮涛涛的产品战术，无疑是务实的。

▲ 品牌源自品质

质量是维护顾客忠诚的最好保证。

——杰克·韦尔奇

对产品质量来说，不是 100 分就是 0 分。

——松下幸之助

2016 年 11 月的一个下午，绿瘦产品质量管理办公室主任陈东良忽然接到集团法务部吴亚飞打来的电话。

"陈总，不好了，我们刚刚收到越秀区法院发来的传票，有人把我们的产品给告了！"

什么？有人告绿瘦的产品？！听到这个突如其来的消息，陈东良的心蓦地紧了一下。对于一家减肥企业来说，产品质量意味着什么，作为质管部门的负责人，他是最清楚不过的。一个官司，甚至一条新闻，把一个企业辛辛苦苦培育起来的产品搞臭，甚至将一个企业整垮的事例并不鲜见。

但随即在他心中升腾起来的，不是紧张焦虑，而是疑惑。因为对绿瘦的产品质量，陈东良一直是充满底气的。这份自信，不仅来自绿瘦对产品质量的严格把控，也与他个人的特殊经历有关。

45 岁的陈东良身形瘦削，眼神犀利，一看便知是一位锱铢必较的顶真人。在 2012 年 9 月底加入绿瘦集团之前，他的人生轨迹完全是另外一番景象：从 1992 年到 2011 年，他一直都在药监质检领域里摸爬滚打，身上聚集起了太多令人钦佩的光环：全国第一批 ISO 9001 质量认证体系的主任审核员，参与省级保健食品的 GMP 质量管理体系建设，带出了一大批食品药品质量管理人才。

然而陈东良却并不满足于机关单位朝九晚五的规律生活，长期的药监质检工作经历，不仅使他积累了丰富的工作经验，更养成了一种凡事必究、追求细节的行事风格。他希望能过一种更有激情、更能够体现自我价值的生活。于是，在昔日大学同学的力邀之下，他毅然放弃了炙手可热的铁饭碗，接管了同学的进出口贸易公司，当年就创造了 8000 万营业额的骄人业绩。

当时的绿瘦正处于第二个五年的高速发展时期，为了在业务暴涨的同时牢牢把控住质量之关，绿瘦正在多方物色相关人才。在保健协会的大力举荐下，他们很快找到了陈东良，并以求贤若渴的诚意打动了他，将他顺利召入麾下。

陈东良走马上任后，立即按照食品安全质量管理体系的要求，对绿瘦的产品进行了梳理和分类管理。他发现，绿瘦的产品基本可以分为四个大类：第一类是委托生产的，第二类是售前贴牌的，第三类是买断经销的，第四类是自主生产的。这四类产品中，除了自主生产的，其他三类产品又都有进口和国产之分。针对不同来源的产品，应该制定相应的监管措施。比如进口产品，因为受各种客观条件的限制，无法直接对其生产过程进行监控，所以就必须把监控重点放在国内的进口代理商身上，首先从资质审查着手，要求代理商每次供货都必须提供一整套完备的资质材料，包括营业执照、税务登记、组织机构代码、外贸经营权备案登记、报单注册登记、报检注册登记、国外生产厂家的出厂报告、进口收购人登记、进口收货人备案以及本批次产品进口的报关单、入境货物检验检疫证明，等等。

"产品的质量管理，包括了资质和质量两个方面，必须对整个供应链进行监控，要求做到'合法 合规 合格'六个字。"陈东良经常对质管办的战友们这样要求，"必须首先确保主体资质的合法合规，我们才能接下来再对产品的质量进行把关。"

同样以进口商品为例，说到资质，除了进口主体的资质外，还有产品的资质。无论来自哪里的产品，都需要提供相应国家和地区的有关证明，比如来自美国的产品，需提交 FDA 的产品许可证明；来自中国台湾的产品，则要提供 HGP 的认证证书。但这还不够，有了这些证明，仅仅只是说明你的产品有资格出口，按照国际惯例，产品质量的执行标准，最终还要以进口国的标准为依据，所以对于绿瘦进口的每一批产品，还有最后一道关卡，就是必须按照中国的质量标准接受权威机构的第三方检验，合格之后方可进入绿瘦的货品仓库。

绿瘦的第三方实验室，是与中国科学院广州分析测试中心签约设立的，以绿瘦品牌销往市场的全部进口产品，都必须经过这个第三方实验室的检验。

"这是国家卫计委、药监局和国家认证监管委员会认可的食品检验实验室，他们出的报告是可以上法庭的，法院可以作为证据直接拿来采信的！"陈东良不止一次地对绿瘦质管办刚入职不久的小伙子秦仁辉这样说，言语中每每充满了骄傲。

对于这一整套严苛的进货质量把关流程，秦仁辉的确是深有感触。记得有一次，一批来自美国的产品到货，他跟着师傅陈东良前往仓库验收，在核对代理商提供的资质文件、检验报告等全套材料的过程中，他们发现少了一份机构代码证。看到陈东良绷紧的脸色，代理商一个劲儿地自我检讨："啊呀，抱歉抱歉，是我粗心，漏掉了，漏掉了。"然后他小心翼翼地与陈东良商量，"陈主任，您看我们都合作这么久了，我们的资质您也知道是没问题的，这次的货就放我们入库吧？下次我一定不会遗漏任何资料了！"

秦仁辉在一旁听代理商说得那么诚恳，感觉这其实也算不了什么大事情，以为陈主任肯定会放行了，没想到陈东良一脸严肃，把手一挥道：

"要求你提供什么材料，我们早就说得明明白白了，如果你不提供，这批货不要卸了，拉回去！"

对于国内厂家供应的产品，绿瘦的把关就更加严格了。除了同样需要提供齐全的资质审查和检验报告之外，还要经过两道"实检"关：第一道关，是在正式签订供货合同之前，质管部门会派出专人对供应商及其生产场地进行实地的审查，主要检查对方是不是确实具备相应的技术条件和生产能力，考察他们的质量保证体系能不能为绿瘦提供安全合格的产品；第二道关，是在供应商的每一个产品打样之后，派人对该产品的原料、配方和工艺进行技术审查。

"假如在你使用的主要原料中检测出有白砂糖，我肯定第一个就把你PASS掉了！我们的产品是用于减肥的，你使用的原料明显与我们的理念相悖，我们肯定是不能要的！"陈东良把起关来可谓是铁面无私。

在两道"实检"的基础上，绿瘦还要对所有的供应商实施年度质量审核。让一些绿瘦供应商感到措手不及的是，质管部门不仅要对绿瘦自己的产品进行审核，甚至还会临时要求对供应商生产的别家产品进行抽查审核。

这样的情况可以说是屡见不鲜：供应商事先把生产的绿瘦产品都准备好了，等待着迎接检查，可是电话打到绿瘦，陈东良却说暂时不来抽查了；而当供应商在生产别家公司的产品时，绿瘦质管部门的人却突然而至，不请自来了。

"别人的产品跟你们绿瘦有什么关系？这你们也要抽查？"有的供应商不乐意了，觉得陈东良的手伸得太长，管得也太宽了。没想到陈东良把头一昂："我要检查的，是你的整个质量体系的情况，并不仅仅只是某一批次的产品质量，这跟你生产的是不是我们绿瘦的产品没有直接关系。"

一句话，就把供应商的牢骚给堵回去了。这么做的道理其实很简单：越是你有准备的检查，就越难以反映真实状况，反倒是这样的随时抽查，才无法作假，才更能暴露存在的问题。这一点，大家都心知肚明。

陈东良的意图再明确不过了，他就是要用这种出其不意的方式，让所有为绿瘦提供产品的生产厂家时刻绷紧警惕之弦，严格按照质量管理的要求去做。

别说，这样的质量审核还真非常管用。仅 2017 年上半年，绿瘦就给生产厂商发出了 18 份整改通知书。尽管从这些通知书所罗列的内容来看，有些只是诸如外盒有脏污、未提供盖章有效的型式检验报告等貌似细碎的问题，但每发现一个问题，不论大小，绿瘦质管办都毫不犹豫地下达整改通知，要求生产厂家查明原因，做出有效的整改措施，在有关问题尚未整改到位之前，暂停下达生产订单。

江西有一家供应商是专门为绿瘦生产爆款产品左旋肉碱胶囊的。有一次公司要搞活动，一次性向他们下了 2 万盒的订单，在检验第一批先期送达的 3000 盒产品时，质管部门发现尽管产品本身不存在安全和质量问题，但在对方提供过来的型式检验报告中，有几个食品添加剂没有检验。因为左旋肉碱属蓝帽子的保健食品，出厂检验合格即可证明是安全的。再加上集团活动正急等着这批左旋肉碱，质管部门就让他们过了，但明确提出了整改的要求。

几天后，余下的 17000 盒产品送达。质管办再次组织检查，竟发现上次要求整改的食品添加剂未检问题依然存在，而且连送货单都搞错了！这下陈东良发飙了，当即要求厂家退回产品重新检验、重新送货。

"产品质量没问题不就行了，不就是一张送货单吗？我们补一张过来就是了，干吗搞得这么认真。"厂商代表其实根本就没有仔细看过供货合同中的每一个条款，他们完全是凭经验行事，给别家是怎么发货的，给绿瘦也就照搬照套。

"这绝对不行！在我们绿瘦，你的送货单绝对不允许搞错，上面的品名、规格、生产日期、生产厂家，哪怕只错一个字，只要货证不符，我们就肯定要退货。"陈东良的态度决绝得一点没有商量余地，"你想想看，你的送货单是不是首先要经过你们的销售部门审批，审签了之后才能进到仓库，然后要仓管员签完名之后才能把货发出来？经过这么多道的审签，你的发货单还会出错，这说明了什么？我看只能说明你们的整个管理体系是崩溃的！你们的管理都失控了，我还能放心让你们生产我们的产品吗？"

一连串的诘问，说得厂商代表哑口无言。"我坚持退货，就是要让你多出一两千块钱运费。再说，不来真格的，不给点教训，你就还是没记性，记不住！"

正因为有了如此严苛的质量内控体系和监督把关，陈东良才有十二万分的底气说："我从进入绿瘦至今，印象中我们没有因为产品的质量出过一次问题，更没有被监管部门罚过一分钱，也没有被职业打假人捞到过一分钱。就连省保健食品处的领导也曾半开玩笑地说，绿瘦对食品安全和质量的管理，比我们药监部门还严格！"

可是现在，竟然有人因为绿瘦的产品质量问题，向人民法院提起了诉讼，这太令人意外了！这次到底出了什么问题？

"你别急，亚飞，到底是怎么回事？是什么产品出了问题？你慢慢说。"陈东良急于先弄清情况。

"他告的是我们的奇魅酵素，说我们的产品在发酵过程中违规使用了醋酸杆菌！"吴亚飞在电话那头焦急地说道，"据说他从网上下载了一个卫计委的什么新食品原料清单，其中有一部分叫作可用于食品的清单。他说清单里没有醋酸杆菌，因此就一口咬定说我们使用的是违规的原材料。"

原来是这么回事！听了吴亚飞的描述，陈东良不禁哑然失笑了。显然，这是一个非常不专业的"打假人"，他对卫计委那份原料清单的理解根本就是一知半解。

为了慎重起见，陈东良专门找出那份清单仔细看了一遍，不出所料在清单的前言里清清楚楚地写着：这是 2008 年之后批准的新食品原料汇总清单。而我国对新食品原材料的规定是，只要在一个省辖区域有 30 年以上的食用历史，就可视作是安全的，可以作为传统食品原料。

"亚飞你放心，醋酸杆菌在我国都已经有一两千年的历史了，没有任何问题的！"说完，陈东良就把相关材料全部复印给了吴亚飞。

不久后法院开庭审理，那个职业打假人坐在原告席上，起先还是一脸的得意劲儿。可是当吴亚飞拿出相关材料，把陈东良提供给他的卫计委关于新食品原材料清单文件的解读一说完，原告立马像泄了气的皮球，连声说道："不用审了，我撤诉，我撤诉。"

绿瘦产品质量官司的风波，就像大海中的一朵浪花，转瞬即逝；而产品质量的监管工作，却犹如那一波又一波的汹涌浪涛，此起彼伏，永不停歇。

尽管每年一次的临时抽检审核对绿瘦的产品质量起到了有效的监管作用，但陈东良非常清楚地知道，这样的审核还未能深入到每一批产品之中，那么理论上讲，监管漏洞也就在所难免。怎么办？对重点厂家的重点产品实行派驻质监员制度，肯定是一个有效的措施。通过派员驻厂监督生产，绿瘦就可以把产品质量监管深入到生产之中，通过监督厂家是不是严格按配方、工艺要求进行生产，原材料是否合格，生产设备是否完好，生产中的食品安全和危害因素是否得到有效控制，从而把产品质量问题解决在生产环节之中。

但问题是，这样一来就需要增加很多人手，企业的负担也会相应加大。这个方案到底能否得到公司决策层的支持？陈东良当时心里并没有底。没想到当他把这个建议提交上去后没多久，立即得到了公司高层的一致赞赏。

从2017年5月开始，绿瘦派驻的首批6名质监员分别赶往江西和湖北武汉等地，开始正式进驻企业进行质量监督。首批派驻的是3个比较重要的产品：左旋胶囊、奇魅酵素和格林酵素膏。每家企业派驻2名质监员，实行双岗制监督，以确保对产品的生产全程不间断监管。

日本著名跨国公司"松下电器"的创始人，被誉为"经营之神"的松下幸之助曾说过："对产品质量来说，不是100分就是0分。"

对于绿瘦来说，产品的质量必须是 100 分，这是打赢脂肪战争的先决条件之一。因此，绿瘦投入巨资在湖北省监利县容城镇城东工业园区建起了一座占地面积达 5.7 万多平方米的可视化透明工厂，以全程透明的方式将原料提取到最后产品出厂的生产过程置于公众视线范围，实现生产环节 24 小时全方位监控，从源头上保证了产品质量安全。

▲ 免费赠送的产品

有了人生的价值，就不觉得黄金昂贵。

——倪志兵

强悍的武器，往往拥有一个令人闻风丧胆的威武名字；好的减肥产品，当然也需要一个健康满满的好名字。这是一种无形的形象展示，更是一种无声的理念传达。

当皮涛涛决定要专注地去做减肥产品的时候，他首先想到的就是要给公司和产品取一个好名字，这个名字必须准确而又充分地映射出产品的定位。

在选择产品的时候，皮涛涛首先对红极一时的"曲美"作了一番研究，他发现曲美的产品是用盐酸西布曲明制作的，这是一种化学制剂，或多或少会对人体产生副作用。他想：我们这是在中国，当然应该提倡中医文化。而中医文化的精髓之一就是药食同源，是相对比较安全健康的。

产品是企业的生命，一家企业的所有精神特质，都会在其产品上得到集中的反映。如今绿瘦的产品种类多达上百种，分为S、L、I、M四大系列，如L系列的"玉禾胶囊"，I系列的代餐奶昔、大豆蛋白棒，S系列的美体衣、体脂秤等，这些产品有一个共同的色彩特质，那就是"绿色"，因为"绿色、安全、健康"是绿瘦的产品准则。

绿瘦不仅产品非常"绿色"，就连商标名称也必须是健康满满的"绿色"。

所以，"绿色天然、安全健康"，应该成为主打产品的基本理念。按照这样的思路，皮涛涛几乎未加思索，就为自己未来的品牌想出了一个既直白又贴切的名字——"绿色瘦身"。

"我的想法很简单，就是要让所有懂中文的人都知道我是干什么的！"

没想到跑去工商部门一问，说"绿色瘦身"这四个字是一个专有代名词，不可以拿来注册商标的。

"既然'绿色瘦身'这几个字不能注册，那就从中间选两个字，就叫'绿瘦'怎么样？"皮涛涛的脑子转得很快。

一圈意见征求下来，大家都觉得绿瘦这个名字简洁大方，寓意精准。于是，绿瘦很快就被注册下来，正式成为企业和品牌的名称。随后，相关的VI（视觉识别系统）也迅速展开，由绿瘦二字构成的商标标识中，中间的笔画被画龙点睛地作了变形，其中一个竖撇巧妙地伸展成了优美的弧线，让人迅速联想到女人瘦身之后的曼妙线条；二是中间两点则变形为两片绿叶，象征着绿瘦追求草本精华、药食同源的理念，为之后的产品延伸打下了基础。

企业VI出来后，皮涛涛明确要求："今后我们所有的产品，不管是跟别人合作也好，贴牌也好，或者他拿产品给我代销也好，都必须要加上我们的品牌，标上'绿瘦'二字！"

围绕着绿瘦这个品牌，一系列功能各异的产品陆续开发出来了。这些产品中，既有直接投放市场销售的口服类产品，如加速代谢的L系列产品、控制热量摄入的I系列产品和综合套餐类的M系列产品，也有一些并不拿来销售，而是直接免费赠送给消费者的外用型产品，甚至还有一些是关联产品。

每年，绿瘦都会在这些深受消费者欢迎的"产品"上投入大量的资金，却并没有因此带来一分钱的直接收益。

有一本叫作《享瘦女人》的书，玫红色的封面清丽典雅，封腰上当红巨星范冰冰曼妙的身姿，引得人们忍不住要去翻开这本小书来看一看。

一旦真的翻开了这本并不太厚的书籍，里面内容又会把你牢牢吸引：这是一本通俗易懂的书，它把瘦身健康的大话题归纳成了意识、饮食、运动、以奇制胜等四个一目了然的板块，然后用丰富的漫画插图、靓丽的色彩、亲切的词句、活泼的版式，十分有趣地呈现了出来，首度全面公开了绿瘦的健康塑身秘籍，既毫无保留地披露了具体、实用、便捷、细致的健康瘦身技巧和方法，又蕴含着许多警句箴言和为人处世的道理，是一本兼具实用性、趣味性、哲理性和通俗性的健康读本。

皮涛涛说："出版《享瘦女人》这本书，是我一直以来的愿望。我们要传播的不仅是一个知名的健康瘦身品牌，更是一种先进的健康理念，必须要以一种轻松幽默的方式来描述。"

在他的眼中，任何绿瘦的产品，都必须是先进、科学、健康瘦身理念的传播体，而这本书，就是这样一个最佳的传播体，因此《享瘦女人》也是一个"产品"，只不过这个产品在传播健康瘦身理念方面，可以承担起其他产品所不具备的特殊功能，因而必须是专门拿来免费赠送给消费者的。

开始，所有的消费者只要买了绿瘦的产品，都能获赠这本成本起码在十元以上的"瘦身秘籍"。后来考虑到赠送量实在太大，代价实在有些高昂，下面几个部门在并未请示皮涛涛的情况下，一度停止了向消费者免费赠书。皮涛涛得知后，当即吩咐相关部门："这本书很好地传达了健康瘦身的理念，这跟我们做绿瘦这个企业的最终目的是完全一致的，所以不管代价多大，还是要送！"

"大家都在说减肥市场不好做，为什么？因为消费者买了你的产品，体重没有减下去，他就不会再来买了；体重减下去了，身体变瘦了，他也不会再来买了，你说这生意怎么做下去呢？所以产品总是昙花一现。"皮涛涛很有感触地说，"所以我的想法是，我们一定要研究出属于我们自己的商业模式，一定要把客户的黏性做好。当然，前提是要符合我们绿瘦的健康科学概念。绿瘦的目的不能只是卖减肥产品，而是要影响客户的生活习惯，让他们知道什么是科学减肥，怎样才能科学减肥。"

绿瘦要把这样的理念传输给消费者，免费赠送有用的书籍，就是一个很好的途径。

好产品不一定非要拿来销售，也可以是拿来赠送的。皮涛涛这个非同寻常的做法，不仅大胆有魄力，而且充分显示了他向公众普及健康、安全、科学瘦身理念的信心和决心。

所以这种并非拿来销售的好产品，在绿瘦必定是极为常见的。

在绿瘦的产品系列中，如果说 L（消耗系列）、I（摄入系列）和 M（综合管理）等服用类的爆款产品，都需要经过市场的淘汰检验才能不断培育壮大的话，那么巩固系列的 S 类产品，则完全可以通过另一种强势的手段来进行推广培植。2016 年 7 月正式上线的绿瘦体脂秤，就是一个成功的案例。

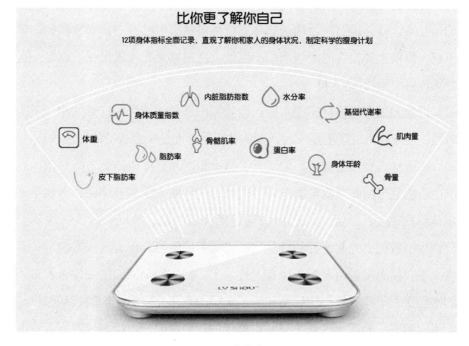

▲　绿瘦体脂秤

体脂秤是绿瘦近年来成功力推的一款智能设备，与玉禾胶囊、左旋肉碱、代餐奶昔等口服类产品不同的是，体脂秤不直接参与体内循环，但是通过对人体脂肪百分比、人体水分百分比、人体肌肉百分比、骨骼肌率等12项身体成分指标的检测，可以推算出人体的肥胖状况，从而为制定专业的瘦身方案提供更精准的科学依据。

山东临沂的高露红身材其实还算不错，但是作为一名事业颇为成功的女企业家，她对自我形象的要求特别高。繁忙的工作之余，除了定期出入美容院之外，她还会经常上网查找一些最新的瘦身产品，期望能将自己的身材管理得更加苗条。一次，她偶然进入绿瘦商城，在仔细浏览了商城中的每一款服务套餐和好货单品后，抱着试试看的心情，先订购了398元一盒的试用装荷芝古法荷叶复配茶。几天后，产品如期到货，捧着体积远远大于想象的快递盒，高露红的心中满是疑惑："一个小小的荷叶茶，怎么要用这么大一个包装盒呢？"

打开包装盒后，高露红惊呆了，原来在大盒子中，除了那一盒试用装的荷叶茶之外，还有一台赠送的体脂秤！虽然家里已有一台非常高档的体重秤，但被意外惊喜浓浓包围的高露红，还是感觉非常满足：这真是一次令人惊喜的购物体验呀！

没想到更大的惊喜还在后面：当她捧出那台体脂秤，打算试用一下的时候，发现原来这还不是一台普通的体重秤，而是一台智能的体脂秤！

高露红当然不会知道，为了开发这个新产品，皮涛涛亲自带领销售商品中心总监彭博和数据中心总监贺明辉，连续跑去深圳和中山，考察了三家体脂秤的生产厂家。让彭博特别记忆犹新的是，他们一行人一进到工厂，当厂方把事先制作好的样品拿出来展示的时候，皮涛涛根本没有认真看一下，反而带着两名员工径直走进了工厂的生产车间，仔细地查看车间的地面是否干净整洁；然后又转到了工厂的仓库，察看他们的货品原料是否码放整齐；最后才进到工厂的质检部门，检查他们的检测仪器，看看他们在这方面投入的资源有多少。开始大家还有点纳闷：怎么老板只看这些细枝末节，却不认真看一下人家提供的产品样品呢？

"这个体脂秤，其实并不是什么高科技的东西，况且我们只是请他们代为生产硬件，里面的软件都是我们绿瘦自己研发并且提供的，所以我没必要再花精力去看他们提供的样品。样品肯定是好的，否则我们为什么会选它？样品不过关的话，等于他们自己就把业务给断了。所以，我更关注的，是他们的管理细节，还有他们的生产能力。"

高露红更不会知道，为了打响这个新产品，绿瘦花了多大的代价。按照"买就送"的原则，绿瘦每年要赠送给消费者100多万台体脂秤。目前市场上这种配置的体脂秤的零售价在100多元一台，也就是说，光体脂秤这个产品，绿瘦每年就要让利一亿多给消费者。

这笔账似乎很难算得过来：绿瘦每年在体脂秤这个产品上砸下巨款，当然带动了其他产品的销售（因为该款产品并不零售，而是"满就送"），但相较于绿瘦在体脂秤上的巨额投入，所带动的销售利润并不足以弥补成本。

花了这么多的精力和那么大的代价，仅仅培育出了一款并没有直接带来利润的"爆款"，做这件事的意义何在呢？

原因其实并不复杂，因为绿瘦之前的10年，虽然业务做得风生水起，品牌知名度不断提升，但营销的模式一直是传统的直接电话销售方式，与客户之间的互动微乎其微。然而进入互联网时代后，如何与客户走得更近，如何才能为顾客提供贴身式的服务，已成为一道必须攻破的新课题。而破题的前提和关键就是完整地掌握客户的数据。怎么采集完整的数据？体脂秤就是一个巧妙而高效的载体。因为在生产过程中，绿瘦已经把相关的测算软件植入到体脂秤中，这个测算软件可以将每一台体脂秤都与绿瘦的"好享瘦"APP链接起来，客户每次上秤测量体重时，体脂秤不仅能够通过设置在里面的国际通用计算方式，根据客户的体重变化推导出他的体内皮下脂肪含量以及新陈代谢的变化情况，而且全部的相关数据还会通过"好享瘦"APP实时传送到绿瘦，这样，就能非常有效地实时抓取到顾客在瘦身过程中每一项具体数据的变化，从而给顾客量身定制专业的瘦身方案。

归根结底，原来还是为了要给所有的客户提供科学的、健康的、有效的瘦身方案。好产品虽然免费，但不论是对于消费者还是对于绿瘦，其背后所蕴含的价值，都难以用干巴巴的财务数据来衡量。

第五章

营销为器

——不眠的雷达

本章导读

要达成伟大的成就，最重要的秘诀在于确定你的目标，然后开始干，采取行动，朝着目标前进。

——博恩·崔西

重大的营销决策，从未曾依据数量资料决定。

——约翰·史卡利

所谓营销，就是指企业发现或挖掘潜在消费者的需求，根据自身产品形态，从整体营造的角度去推广、传播和销售产品的做法，其中的关键在于，以怎样的形式准确地体现产品的内涵？又怎样精确地找到相匹配的目标人群，避免增加无效的成本？绿瘦以市场为师，通过网上商城、电视广告、服务黏性、线下体验和粉丝经济等途径，成功地打造了自己的营销体系。

▲ 绿瘦商城的效应

一个明智的人总是抓住机遇，把它变成美好的未来。

——托·富勒

2010 年，虽然绿瘦推出的唯一产品"玉人胶囊"卖得相当火爆，但不论是绿瘦的品牌还是绿瘦的产品，总的来说都还处于一个相对初级的阶段。面对急速发展的中国保健品行业，皮涛涛看到了前所未有的发展机遇。但是应该如何抓住机遇趁势而上呢？他想到，肥胖的人群那么庞大，造成肥胖的原因应该也有许多种，当然不可能只有一种解决方案。所以，尽管绿瘦的这款瘦身胶囊卖得这么好，但仅靠一只产品，显然是适应不了这个行业发展需要的。而且随着国民生活水平的不断提高，客户的个性化需求和选择也开始呈现出不断细分的趋势，只有牢牢把握这种大势，才能实现绿瘦的腾飞。

如何适应客户的多元化需求？皮涛涛首先想到的措施有两条：一是开发更多的产品，给客户提供多元化的选择；二是强化推广宣传，把绿瘦的品牌做得更强更大。于是他开始着手筹建两个新的部门，第一个是商品策划部，主要的任务就是负责给绿瘦布产品矩阵，突破"一只产品打天下"的现状，开发出更多的瘦身产品，形成属于绿瘦自己的产品线；第二个部门就是市场中心，主要负责网络营销策划、运营、推广以及品牌传播。

好的思路必须要有得力的人去执行落实，才能产生出理想的效果。2010年底到 2011 年初，两位实战经验丰富的干将加盟绿瘦团队，对皮涛涛的发展战略的落地，起到了重要的作用。这两员干将就是江凤华和邹小芽。

江凤华是通过一位好朋友的介绍认识皮涛涛的，她具有丰富的 Marketing（营销）经验，从 1999 年就开始从事快速消费品行业的营销工作，最早供职于被誉为"中国魔水"的健力宝，其后又辗转耐用消费品、手机、软件、加盟连锁等多个领域，对不同行业、不同渠道模式的营销特点、渠道、方法的应用都相当谙熟。

当时皮涛涛正在物色品牌推广的人才，经朋友介绍认识江凤华后，大家经常在一块儿探讨产品推广的问题。和所有的女孩子一样，江凤华也有两大个人爱好，一个是护肤，另一个就是减肥。通过接触绿瘦，江凤华惊讶地发现，原来减肥行业的市场空间有这么大，而国内的知名品牌却还很少。更让江凤华动心的是，当时的绿瘦已经找到了一些健康而且行之有效的减肥方法，能有效地帮助客户解决肥胖问题。所以 2010 年底，当皮涛涛向她发出邀请，希望她加盟绿瘦负责筹建市场中心的时候，江凤华几乎未加思索便欣然接受了。能够通过自己的努力，把一个刚刚起步的品牌做大做强，这对一名专业 Marketing 人员来说，也是一件梦寐以求的事情。

另一员干将邹小芽，原是一家大型保健品企业的产品经理，这家企业以经营蜂胶产品为主。邹小芽所在的部门叫品牌部，实际工作中要负责一个系列的产品，以及这个系列产品的品牌开发。工作量尽管比较大，比较辛苦，但可以将产品和品牌综合起来谋划，对实战经验的积累很有帮助。

作为年富力强的小伙子，邹小芽觉得工作辛苦一点并没有什么，让他感觉有点不太好把握的是蜂胶这个产品。因为这个产品的反馈不清晰，懂得蜂胶价值的人知道这是个很好的东西，但大多数人将这个产品看成药品，期望吃了之后就会有立竿见影的效果，这样就容易产生失望情绪。接触到绿瘦之后，邹小芽发现减肥产品就不存在这样的问题，它的反馈是定向清晰的，不论客户预期的是减体重还是减脂肪肝，用完一段时间的产品之后，称一下体重，或者测一下脂肪肝，就知道到底有没有效果了。所以当机会来临的时候，他也没有多少犹豫就做出了跳槽的决定。

2011 年，邹小芽正式加盟绿瘦，负责商品策划工作。

市场中心和商品策划部建立起来后，江凤华接手的第一个大项目就是搭建一座网上的"绿瘦商城"。

当时的电子商务零售行业正如保健品行业一样，呈现出一种蓬勃的发展态势，不断刷新的惊人市场战绩，一次次撞击着人们的神经：创立才七八年时间的淘宝网，已跃居为中国最大的综合卖场，全年交易额突破2000亿元；创办不到10年的当当网，在美国纽约证券交易所成功上市，成为中国第一家完全基于线上业务、在美国上市的B2C网上商城；开办不过3年时间的京东商城，单月销售额就突破3亿元，日订单处理能力达2万单以上，还一举收购了韩国SK集团旗下电子商务网站千寻网……

然而整个医药保健品行业却固守着传统模式，对雾里看花的电子商务并不怎么感冒。这两大井喷式发展的行业，就像两道毫无交集的平行线，沿着各自的方向疾速前行。

身在保健品行业的皮涛涛，早已看到电子商务所拥有的巨大潜力。他对江凤华说："按照绿瘦的发展趋势，我们完全具备做到行业第一的可能性！"他决定采取主动顺应的姿态，拥抱电子商务所带来的机会，为打赢脂肪战争占得先机。

当时的绿瘦，已经利用天猫、京东等第三方电子商务平台开展产品的网络销售业务。但仅仅这样显然是不够的，皮涛涛的目标，是要打造一个属于自己的电商平台，开创中国保健品行业的一种新商务模式。

这个任务落在了江凤华的肩上。

该从哪里着手？江凤华首先想到的就是产品。要做一个网上瘦身商城，首要实现的，是必须有丰富的产品线，而当时的绿瘦，手中唯一的产品就是几个瘦身类胶囊，这显然是无法支撑起一座"绿瘦商城"的。

必须尽快把绿瘦的产品线做出来。江凤华、王燕、邹小芽等几名年轻骨干不约而同地走到了一起，凭着各自在行业中摸爬滚打积累下来的经验，站在瘦身产品消费者的视角，分解消费行为步骤，碰撞出一个个思想的火花。

"瘦身是垂直的类别，我们既然要做绿瘦商城，就必须形成一个立体的产品体系，否则将来客户登录我们的商城后，发现所有的商品都是减肥产品，那他（她）怎么去区分呢？怎么才能找到适合自己的产品呢？"

"是的，我们首先应该把绿瘦瘦身人群的需求梳理出来，然后再把我们能够找到的、可以帮助客户有效瘦身或塑型的减肥产品一一对应上去，这样就能做出一个非常完整的产品线了。"

"我认为，减肥必须是三管齐下的，从控制热量摄入、调理肠道健康、促进代谢三个方面同时入手，才能取得更好的效果。"

"对对！很有道理，我们可以把这三个方面概括为'瘦身金三角'法则，引导客户从这三个方面去选购产品……"

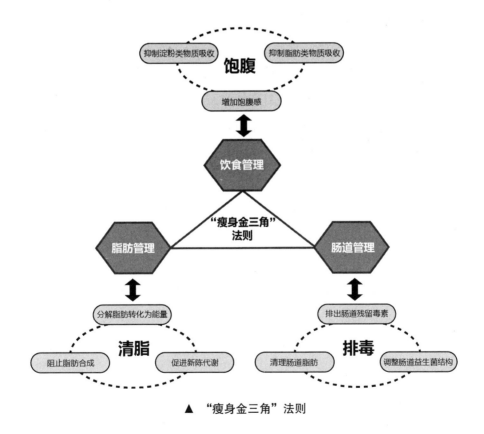

▲ "瘦身金三角"法则

几个富有激情的年轻人越探讨越深入，随着思路的不断打开，绿瘦产品线的框架也逐渐变得清晰起来。在控热量、调肠道和促代谢三大功效的下面，他们又细分出了更精确的功效小类别。如此一来，不仅精确地把各单品按功效方向区分开来，而且还提出了减肥要三管齐下的框架性思路，为今后在单品以外开发高阶瘦身套装埋下了伏笔。

3 位年轻人都很开心。王燕开心的是，绿瘦终于可以有自己的产品线了，而"瘦身金三角"法则的名字还是她先提出来的；邹小芽开心的是，有了这样一个"金三角"法则指导下的产品线，下一步商品策划部物色与采购产品的目标就变得更加明确了；江凤华开心的是，"巧妇难为无米之炊"的问题解决了，有了产品支撑之后，整个绿瘦商城的定位也就变得很清晰、简单了，那就是一句话——想瘦身就上绿瘦商城。她相信，有了这么完整的一套产品线作支撑，绿瘦商城就完全有底气打出这样的广告。

在确定商城首批上架商品的时候，他们又斟酌了许久。首先，绿瘦要做的是一个专业类的垂直商城，而不是综合商城，因此，产品多肯定不是绿瘦商城的优势，因为你再多也多不过淘宝；但是既然作为一家"商城"，商品也不能太单调，专业的产品还是需要有一定的量来足以让消费者自由选择。所以，按照"瘦身金三角"法则，最初的规划是至少上架 35 个产品。

既然是"专业的瘦身商城"，为消费者精选全球最新、最优、最有效果的瘦身产品和健康食品便成为商品选品的基准原则，根据这样的要求，商品采购部门开足马力，多方出击，最终选定了 25 只商品。这些商品除了绿瘦自己的"玉人胶囊"之外，也涵盖了其他许多品牌的优秀产品。

绿瘦从 2008 年就已开始涉足电子商务，因此已经建有一支自己的 IT 技术团队，从电子商城前端所需的网页设计、网站制作，到后端管理运营系统的开发人员都有。绿瘦商城项目启动后，他们没有寻找任何第三方的合作，绿瘦商城的整体网站策划、文案、网页设计、运营、推广，所有的工作全部在公司内部团队完成。

经过半年多时间的紧张筹备，绿瘦商城于 2011 年 8 月正式上线。这是当时全国唯一的一家瘦身类的专业垂直电子商务网站。第一版的网页做得比较简单，就是最传统的电子商务商城，用一个首页把所有的产品按照不同的类别陈列出来，一目了然地供消费者比照挑选。

如果说商品的丰富度并非绿瘦商城的核心优势的话，那么依托于商城的咨询服务无疑是一个颇能吸引眼球的亮点。江凤华跟皮涛涛分析过：购买减肥产品，跟购买其他东西不用一样，必须要有一个咨询的过程。因为肥胖本身也是一种疾病，就像生病后必须先看医生再配药一样，减肥也必须咨询清楚之后，才知道自己应该选择什么样的瘦身方案。因此，网页并没有多少亮点的绿瘦商城，非常超前地设置了一个在线瘦身咨询服务的功能，这种如今已被广为应用的手法，当时却极为罕见。这也为后来绿瘦不断深化服务，创新出"健康顾问"乃至"体重管家"的营销模式奠定了扎实的基础。

绿瘦商城的推出，一下子震惊了当时的整个瘦身行业，同行们私下里纷纷议论说，这个绿瘦不简单，竟然能把减肥这么细的一个类别做成一个垂直平台！

影响力还不仅仅体现在行业内部。自从有了绿瘦商城这样一个平台，绿瘦的品牌知名度和消费者信任度都大幅提升，每天稳定的流量为后台累积了大量的用户数据，使绿瘦商城成了一件名副其实的"引流利器"。而且大批的流量引向的还不只是一个产品，而是几十个商品，客户有了更多的选择，转化率也因此有了极大的提升。

经过推广，绿瘦在百度的搜索指数也直线上升，品牌溢价效应很快显现：根本不用招商，就有大批网络经销商主动找上门来，甚至任何一只减肥产品，只要打上了"绿瘦"的品牌，就会成为经销商抢夺的目标。

▲ 兜兜转转的电视广告

做生意的唯一目的，就在服务人群；而广告的唯一目的，就在对人们解释这项服务。

——李奥贝纳

酒香也怕巷子深。要想帮助更多有需要的人打赢脂肪战争，首先得让他们认识绿瘦、了解绿瘦。

"我们得去投电视广告，这样才能迅速扩大知名度。"绿瘦商城成功上线后，江凤华又向皮涛涛提出建议："现在我们这一行，目前市面上唯一投放电视广告的只有碧生源，没有第二家减肥产品在电视上投广告，所以只要我们去投，肯定马上就能让消费者记住我们。这样，我们就可以快速地吸引消费者，让他们知道想要瘦身，除了碧生源之外，还可以有这样一个选择，可以到绿瘦商城来。"

当时的绿瘦只在报纸杂志等传统媒体和网络上投放过广告，电视广告这块确实还没有涉及。见江凤华说得这么笃定，乐于试错和接受新挑战的皮涛涛当即表示支持："那你就试一下吧。"

2012 年初，皮涛涛给江凤华安排了一笔广告费预算，让她去打电视广告。虽然在普通人眼中，那是一笔天文数字的巨款了，但对于许多在广告投放上动辄上亿的企业来说，这又不算是一笔太大的资金。

按照大多数企业的套路，在第一次投放电视广告之前，通常会找一家广告代理公司做一个综合的媒介投放策略，先对拟投放的媒体作一些梳理筛选，分析一下收视人群与目标人群的匹配度，再计算出它的千人成本和到达率，最终制定出一套"媒体投放组合"计划进行投放，以确保广告传播显得更加理性和可靠。但是江凤华完全没有按照这样的程序去走。她的思路很简单：如果是一年有几个亿的广告投入的大企业，那确实需要做出一些分类投放计划，比如上星的卫视投放多少，地方台投放多少，哪些是属于促销广告投放，哪些是属于品牌广告投放，等等。但绿瘦第一次电视广告的投放预算有限，目标是"强势发声"，那就索性把有限的预算集中到收视率最高的电视频道上，选择最火的节目和最好的时间段去投放。

当时国内做得最好的两大卫视是湖南台和江苏台，收视率较高的节目是《快乐大本营》《天天向上》和《非诚勿扰》。那么，就只投放这两个台的这三档节目好了！"而且我们不关注全年，我们只打旺季。"按照这样的策略，最终敲定在湖南卫视的《快乐大本营》和《天天向上》投放4、5两个月，6月就投放江苏卫视的《非诚勿扰》。

按照江凤华的经验，通过电视广告塑造品牌知名度的阶段，单次广告时长不管是5秒、10秒或是15秒，其实留驻在消费者头脑中的印象并没有太大的差别；反倒是不断提高频次，可以将品牌更容易的烙印在观众心上。所以她采用了一种简单粗暴的投放方式，即只选最好的节目、最好的时段，然后把广告的时间放短、频次拉大，每次广告出现只需要一句话："想瘦身就上绿瘦商城"，要的就是不断重复的"洗脑"效果。

当这拨广告在两大卫视的王牌节目集中投放下去后，效果相当显著，不仅为绿瘦商城带来了巨大的客户流量，而且使绿瘦的知名度迅速提升，一下子就从一个网络品牌变成了耳熟能详的大众品牌。

尝到了电视广告的甜头之后，皮涛涛决定加大新一年的投入力度，预算金额从2012年到2013年进行几倍追加。而且他还有一个更大的想法，就是要仿效一些知名大品牌的做法，花重金去冠名或者独家赞助某档王牌节目，以进一步提升自己在业界的影响力。

对于皮涛涛的这个想法，江凤华提出了不同的意见，她认为 2012 年尝试的硬广告模式既然被证明是成功的，那 2013 年还是应该继续坚持这种做法。她对皮涛涛说："我们的硬广告才做了一年，在消费者心里的品牌印象还不够深入，这时候最需要的其实还是高频次的硬广告，要天天有人在那里喊绿瘦、绿瘦、绿瘦，效果才会好，如果这时去做赞助或者特约的话，就没人天天在那里喊了。"

"你看大品牌都是在做冠名、特约的，这个应该成为我们努力的方向。"皮涛涛的态度却是非常的坚定，"我们就是要集中精力去做全国数一数二的电视节目！"

皮涛涛看中的这档电视栏目，在当时确实是一个非常热门的节目，很多企业都在排着队想要跟他们合作。为了拿下这个节目的特约，皮涛涛亲自出马，带着江凤华、王燕等一众干将，连赴电视台三四趟，电视台也派出代表专门赶到广州实地考察了绿瘦，经过漫长细致的商务谈判，最后才终于谈妥了合作意向。

遗憾的是，经过一段时间的测试，王牌电视节目特约广告的效果不如预期，这使 2014 年的绿瘦在电视广告投入上变得格外小心谨慎，只在一些成本不高的地方台做了零零散散的广告投放，效果自然也不怎么理想。

在电视广告品牌宣传方面，其实皮涛涛还是想再搏一搏的。当时CCTV 也有一档减肥的专题节目，曾经找上门来希望合作，却遭到了江凤华的强烈反对。皮涛涛不解地问："这个节目跟我们这么匹配，为什么不做呢？"

"我们现在这个品牌的推广还不是一个很成熟的状态，那就只能挑重点的集中精力去做，否则精力很分散、资源不集中，这样投出去肯定什么效果也看不到的。"江凤华坚持自己的观点。

这时，已负责主管市场中心的王燕，也一直在考虑如何通过电视广告去抓客户流量的问题。她觉得，绿瘦的网络流量抓了这么多年，应该要想办法从其他途径再去拓展一下了。而当时的平面媒体，包括报纸和杂志的发行量都已经在慢慢萎缩，而电视还是一个依然兴旺的媒体，特别是经过了 2012 年绿瘦比较成功的电视硬广告投放之后，抓流量的效果还是比较好的，所以尽管后面的电视节目特约做得有些伤元气，但王燕觉得还是不能放弃电视广告这一块。

"虽然硬广告的短期效果十分明显，但我们不能只用传统的'代言人 + 品牌'的简单方式，以这种只有几秒钟的口号式广告来做长期宣传，我们应该把广告的内容做得更深更好些。"皮涛涛的话引起了王燕的强烈共鸣。的确，减肥是一件非常复杂的事情，这不是卖饮料，也不是卖洗发水，解决的是常规需求，光喊几句口号就行了。想要吸引消费者来减肥，还是应该先把道理说透，那么就不能光做 10 秒、15 秒的广告，至少要把广告内容拉长到 1 分钟。

他们决定用这样的思路去试一试。制作了三个版本的广告片后，在投放媒体的选择上王燕又动足了脑筋。她首先对大数据进行分析，并据此把全国 30 多个省份人口的减肥贡献度作了一个排序，从中找出了差距最大的河南省和黑龙江省，决定进行实验性投放。

在黑龙江做的是卫视，因为经过比对，发现相较地面频道，当地卫视的性价比明显要更高一些；而河南的情况正好相反，所以选的是地面频道，而且还是几个地面频道综合起来一起做的，平均每天做到了 15 分钟的广告量。应该说，这也是一种火力很猛的方式，但是做了三个星期之后，王燕发现这样的广告投放方式效果还是不行。

问题究竟出在哪儿呢？王燕去问热线接听部门，广告投出去之后，带来的电话量到底多不多？因为每一次广告中都会安排一条不同的 400 热线电话，这样热线部门很容易就能区分哪档节目的哪个时段引流的效果如何。结果发现引流效果其实还是不错的，广告一播出去之后，打进来的电话就不少，但问题是实际的购买转化率却并不高。

这又是怎么回事呢？喜欢刨根问底的王燕索性跑去把电话录音调出来听，这才发现了根源所在：看了广告之后打进电话来的人，基本都对减肥抱有兴趣，但对绿瘦是否真的能解决肥胖问题，还是心存疑虑，因为广告时间毕竟只有 1 分钟，不可能把问题讲透说清。

于是王燕就设想，是不是可以把这个事情做得更加深入一点，比如再拉长广告片的时长？她把自己的想法去跟同行进行交流，有人就建议说，你们可以去做那种二三十分钟一期的节目啊。王燕把这个建议提交给皮涛涛，皮涛涛非常干脆地说："这个确实可以试一下，你不试的话，永远不知道机会在哪里。"

得到支持的王燕在北京找到了一家能够做这类节目的广告公司。从项目筹划到最后拍摄成片，做了将近一年时间。他们请来了台湾的一位著名营养师，在大棚里录制了一档完全由绿瘦自己量身打造的减肥节目。片子做出来的时候，已经快到 2015 年的年中了。

当他们拿着这部时长在 20~30 分钟的片子去找电视台洽谈的时候，才发现这种时长的片子只能在二类购物广告时段（也就是白天或者凌晨）找到投放位置，正常的电视黄金时段基本都给了普通硬广告，不可能给这么长的节目类广告。

既然已经做成了这样的广告片，那就只能顺应市场，投放二类广告时段了。经过反复论证，他们最后选择了广东卫视和深圳卫视。

节目一播出去，结果就炸开了锅，几路热线电话瞬间就被打爆，系统甚至一度因电话量太多而宕机。

经过三四年的兜兜转转，绿瘦终于找到了一种性价比最高的电视广告模式。分析这一次的成功经验，王燕非常有感触地说："过去我们可能担心时间那么长的广告，客户会有耐心看完吗？二类广告时段都在白天或凌晨，不是黄金时段播出会有好的效果吗？实践证明，这些担心是多余的。因为不管节目有多长，在什么时候播出，想减肥的人都绝对有兴趣看你的节目，所以它最终筛选出来的，就是目标客户，广告效果自然立竿见影。"

▲ 一辈子的"战友"

赢得好射手美名并非由于他的弓箭，而是由于他的目标。

——莉莱

对于企业来说，营销是推广产品的一把利器。所谓营销，就是指企业发现或挖掘潜在消费者的需求，根据自身产品形态，从整体营造的角度去推广、传播和销售产品的做法，其核心点是深挖产品本身的内涵，找准消费者的需求，使之深刻了解该产品，进而完成购买动作。在市场经济社会中，企业生产出来的东西必须通过交换，才能传递到广大消费者手中。没有市场营销，产品就很难自动完成这种交换。

营销的手段五花八门，比如网络营销、广告营销、情感营销、服务营销、体验营销等，但是不论哪种方式的营销，其核心都万变不离其宗，就是要精准地服务于目标人群。绿瘦的产品营销，也是从稚嫩到成熟，在曲折中不断成长。

大约在 2015 年前后，经过多次的试错实践，绿瘦逐渐探索出了电视购物广告营销模式，投放广告针对的目标人群越来越精准，广告效应也越来越明显。然而，新《广告法》的一纸禁令，却使电视购物节目这种营销方式被迫中断，因为监管部门明确要求不得在节目中使用"减肥""瘦身"等词汇。于是，他们又回到网络，把营销的重心从企业外部转向企业内部，专注于基于数据分析挖掘客户深度需求，并据此建立长期跟踪与服务的经营方式，这使绿瘦的产品营销也变得非常切合客户的需要。

由于保健瘦身产品的特殊性，首次成交除了销售数据之外，绿瘦还能采集到更为全面的客户信息，从最基础的性别、年龄、身高、体重，到饮食习惯、作息规律以及个人或家族的过往发病史。这一天然的资源优势，无疑成为绿瘦健康顾问团队进一步搞好营销、维护好老客户的"制胜法宝"。基于第一次的产品和服务体验，健康顾问可以"客户瘦身效果"为话题切入，帮助客户深入分析效果好或者不好的原因，提出解决问题的正确方向和积极心态，并通过影响客户的生活习惯、饮食规律与运动耗能，积极聆听客户在产品使用过程中的成果分享，从而构建起健康顾问与客户之间的深度信任，携手投身于针对自身肥胖的"脂肪战争"，做客户一辈子的"战友"。

从绿瘦金牌顾问陈强（化名）为河北邯郸王女士提供体重管理服务的案例中，我们就可以清晰地看到这种基于长期服务的营销模式，具有超强的黏性。

无须否认，王女士的首次产品和服务体验其实并不好，之前她已经在绿瘦购买了1万多元的产品，但是体重不仅没减，反而还长了5斤。于是这位客户就成了一个"马蜂窝"，每次她打电话过来就是一通牢骚，弄得顾问都不敢接她的电话。2011年3月，陈强接手这位客户后，首先主动给王女士打去了电话，这让对方有些意外。因为她一直觉得绿瘦总在逃避她、搪塞她，没想到竟会有人主动给她打来电话。

照例发过一通牢骚后，陈强见王女士的情绪有所平缓，便详细询问起对方的身体状况和饮食习惯等，心中有底之后，这才开始与她探讨起瘦身为什么会没有效果这个问题。陈强说："其实之前为您服务的顾问跟我也有过交流，大家都很纳闷，为什么同样的产品，在别的客户身上都是有效果的，而您的效果却不好。通过我们刚才的沟通，我觉得找到了一些原因。"

"什么原因？你说！"王女士显得有些迫不及待。

"刚才您也说了，您的工作很忙，作息根本没有规律。所以您看啊，之前您服用产品效果不好，其实是有多方面原因的，可能是与您的体质还没有调理到位有关，另外，也跟您无法按时服用产品、饮食没有配合到位是有很大关系的。如果您信任我，我们可以从这几方面去努力努力，肯定会有效果的。"

听了陈强的分析，王女士表示认同，并且重新订购了一些产品。这时陈强又特别提醒王女士："您收到产品之后就马上给我来电话，我再跟您详细说明服用的方法和注意事项。然后每个星期我们至少联系一次，你得把服用产品的情况、饮食控制的情况，还有其他有关的身体状况都及时告诉我。您必须认识到，这一次我们不仅仅是在减肥，同时要把您的生活饮食习惯调整过来，否则您钱花下去，就算暂时把体重减下来了，后期还是会反弹上去的。另外，一定要注意早上吃饱、中午吃好、晚上吃少，这一点您必须做到！"

"好，我会配合的！"陈强的话显然已经说到了客户的心里，她表现得格外积极。

良好的配合建立起来后，瘦身效果也如期而至。在产品服用到第21天的时候，王女士的体重已经下降了9斤。就在她满怀憧憬继续想订购下一阶段产品的时候，陈强突然通知她先停用5天。"这5天里你多喝水、多吃青菜、多吃水果，然后去检查一下身体。"因为王女士之前有高血压和脂肪肝，陈强是想让她看看，减肥的好处不仅在于减掉了体重，而且还会使慢性病得到缓解。

检查结果出来是在第7天的下午。这天下午陈强一直在跟别的客户通话，没有注意到王女士的来电。到了傍晚他才发现，王女士已经整整给他拨过了30次电话！原来，拿到体检报告的王女士发现脂肪肝基本消失了，血压也恢复了正常，激动得她迫切地想把这个好消息与陈强分享。

王女士的目标是减重20斤。陈强跟她坦言："虽然您现在已经减下了9斤，但您的体重其实并不算太重，再减11斤难度会比较大。虽然我会尽全力帮您，但任何事情都没有100%的把握，所以再给您推单的时候我其实是很有心理压力的。"

"那你有百分之多少的把握？"王女士问。

"最多 30% 吧。"

"行！只要有 10% 的把握都行，我相信你！"这时候的王女士已经反过来劝陈强要继续坚持。

从这个案例中我们不难发现，绿瘦健康顾问的营销行为，其实是一种包含了服务营销、知识营销、体验营销、个性营销甚至情感营销等众多营销因素在内的综合营销方式，这种营销已在不知不觉中完成了从单纯的产品推销到"做客户一辈子的战友"的目标升华。

绿瘦个性化的营销模式，绝非空中楼阁，这其实是与皮涛涛早年在做目录营销，以及之后绿瘦在利用 400 热线电话精准评估广告效应过程中逐渐积累的一系列有关营销的经验，都是一脉相承的。

在做目录营销的时候，皮涛涛会根据不同的季节时段，到市场上去寻找各种受消费者欢迎的产品，把样品采购回来之后，交给手下去做成一份名叫"珍邮美"的商品目录，然后刊登在杂志上做广告。在这个过程中，皮涛涛不断地对销售的产品进行细化、分类和比较，一次又一次地砍去很多利润不高的产品，在销售实践中慢慢遴选出高利润率的商品，来滚动更新他的商品目录，使营销商品的目标指向变得越来越精准。

他还会通过快递或者邮政的途径向消费者发放这份商品目录，当消费者陆续打来电话订购产品的时候，就在给对方邮寄的商品包装盒中，再放上一份更新过的商品目录，目的是为了让消费者周边的亲朋好友也能看到，从而吸引更多的购买人群。

借助"珍邮美"这一商品目录，通过在畅销杂志上刊登宣传，以及向客户直接寄送商品目录的方式，皮涛涛的目录营销开展得有声有色，原始资本就这样得到了很快的积累。这时，精准营销在他的脑海里虽然尚未成为一个清晰的理论，但却早已付诸实践之中。

除了目录营销，用 400 电话来准确评估广告效果，也是皮涛涛在精准营销方面的成功实践。

在创办绿瘦之前，他在从事邮购业务的过程中最早使用的是当时比较流行的 800 电话。但使用了一段时间后，他就发现 800 电话有一个非常大的问题，就是主叫免费，所有的通话费用全由被叫方承担。这就造成了一个很不好的结果：经常会有各种乱七八糟的电话打进来，对方根本就没有任何购买的意向，但是由于不用打电话者买单，所以就不着边际地跟你瞎侃，不仅造成了成本的大幅攀升，而且还占用了很多通话资源。

后来兴起了对开式的 400 电话，这是一种主被叫分摊业务的模式，即由主叫承担市话接入费，被叫承担所有的来电接听费用，这种通话方式就非常适用于售前售后服务咨询等方面的业务。于是皮涛涛立即指派老员工叶炳军，马上停掉 800 电话，全部换成 400 电话。

叶炳军跑到中国电信营业厅，一口气办了十来个 400 电话。其实当时他们只有三位接线员，根本不需要那么多号码，也足够满足当时的接听需要了。那为什么皮涛涛要花这个冤枉钱，去注册那么多电话呢？原来，这又是他在运用电话号码实施精准营销。

当时，他们的"珍邮美"广告同时在《知音》《读者》《青年文摘》《恋爱婚姻家庭》《家庭医生》《瑞丽》《娱乐周刊》等十来本杂志上刊登，到底哪种杂志的广告效果更好呢？为了摸清这个底，以便后面的广告投放更加精准，他就想出了注册不同的 400 电话号码用作广告热线电话的办法，一个号码对应一本杂志，从来电的情况，就可以一目了然地得出结论了。

绿瘦自创办之后，随着业务量的猛增，专门负责接听热线的座席人员从几十人猛增至数百人，有广告合作的报纸杂志也多达数十家。按照同样的方法，400 电话在广告绩效评估中大显身手，发挥了至关重要的作用，使绿瘦投放在报纸杂志上的广告评估有了精确的判断。

当绿瘦走过了 10 年的发展历程之后，其"陪伴用户共同对付脂肪"

的作战方式，也变得日益成熟和完善起来，并且形成了一套自成一体的营销模式。

众所周知，每个客户的自身状况以及与产品提供者之间的关系，均处于动态的更新之中。作为绿瘦实施精准营销的前提，客户健康档案的定期更新、维护和整理就显得尤为重要。绿瘦在早期也曾因为公司的快速发展，使数据库在呈几何倍数膨胀的同时出现一些问题，例如录入了信息失真的数据、未能及时更新信息而造成重复记录等，这些都不同程度地影响了企业对客户真实信息的判断，导致消费者优质服务感知的缺失。比如在上一个案例中，在陈强接手之前，导致王女士瘦身效果不佳、对绿瘦牢骚满腹的原因，不能完全归结为之前的健康顾问不够敬业，而与数据库中王女士的信息更新记录不到位也有很大关系。

随着近年来数据驱动战略在绿瘦的逐步推进，客户数据库的动态管理开始日渐完善，用户数据的实时更新和定期清洗成了一项重要工作，为绿瘦的精准营销提供了基础和保障。

拥有了客户数据库之后，如何从中找出可以让客户感知到的增值点，成了数据库营销的关键。经过长期的研究和分析，一套符合绿瘦自身特点的 RFM 会员模型逐渐创立起来。所谓 RFM 模型，是单个客户最近一次消费、消费频率、消费金额三项要素组成的，用于描述客户价值状况的一个动态模型，这个模型是衡量客户价值和预判客户创利趋势的重要工具。绿瘦的 RFM 会员模型通过会员平面分类和立体分组两种方式，准确地挖掘出优质会员、潜力会员和待流失会员三个目标会员群体，并结合与客户关系所处的不同营销阶段，推出相对标准化的"销售宝典"，从而给产品与服务的营销与客户增值提供切实有效的推荐支撑（见附图）。

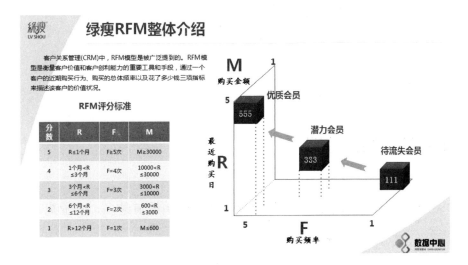

▲ 绿瘦 RFM 整体介绍

当绿瘦的健康顾问持续地获得客户使用产品之后的信息反馈，并与之建立起深度的信任关系之后，他们对客户的最佳服务时间、最有效沟通方式、客户的产品类别喜好、使用时间和周期、使用效果的满意度等便有了更加深刻的理解。因此，在不断丰富和优化客户健康档案的同时，绿瘦可以初步预判客户在健康方面的下一步需求，并将客户的这种需求与健康顾问进行有效的匹配，进而为客户精选出与之契合的"终身专属"健康顾问，真正将"在恰当的时候，向恰当的人，推送最恰当的价值"理念落到实处。

▲ 线下体验式营销

企业应当全力以赴地发现分销渠道，分销渠道越多，企业离市场越近。

——菲利普·科特勒

随着集中式管理直销服务模式的不断推进，绿瘦渐渐发现，虽然自己有着精准市场推广＋一线产品营销＋二线顾问服务的组合拳，但仅仅通过线上渠道的传播和分享还远远不够。虽然与传统直销模式的人海战术相比，绿瘦已在与消费者建立深层关系上取得了不小的战绩，但由于集中式管理直销服务要求健康顾问与客户不能直接见面，所以在客户与健康顾问之间形成了一道永远无法逾越的鸿沟，难以将与消费者的关系从"沟通"提升到"互动"，这对绿瘦协同客户一起投身"脂肪战争"是不利的。因此，绿瘦又开始腾出一部分兵力，从线上回到线下，全面启动地面分销业务，开拓纤体连锁、减肥训练营、智能健身房等新的线下渠道，以消费者为中心，实施产品及服务的"全渠道，做闭环"经营策略，通过不断完善健康事业体验链，构筑360度全触点的体验覆盖，来满足用户对于健康瘦身的全方位需求。

变化是从2013年底开始的。回忆起那段历史，主管绿瘦地面零售板块整体运营的杨东山仍然记忆犹新。经过7年的发展，当时的绿瘦品牌已经有了一定的知名度和影响力，产品已经基本形成体系。这时公司的管理层都在考虑这样一个问题：要不要在巩固线上渠道的同时，把业务同时走到线下去？

这的确是一个值得探讨的问题。那些年，绿瘦一直在说互联网，一直在做线上，没有在线下铺货，没有把产品放到药店或商超里去。但当企业发展到了一定的阶段，品牌有了知名度，为什么不及时把产品放到线下去，同时在线下进行销售呢？

皮涛涛召集团队骨干一次次探讨这个问题，大家的认识在不断的磨合中渐渐统一起来。

"我们绿瘦的理念，是让每个人很健康地瘦身，让每个人的体重都管理起来。但并不是所有的人都在线上的啊，如果能让大家在很多地方随时随地，非常实际地触摸到我们的产品和服务，这不是更符合我们的理念吗？"

"的确，从企业发展的角度考虑，我也赞成往线下拓展。现在我们的影响力只是在线上，未来绿瘦要做得更大更好，就必须同时提升线上和线下的影响力，而产品走到各个商超、药店里，就等于走进了千家万户，影响肯定更大！"

很显然，在中国保健食品市场，依托药店和商超等渠道客户，覆盖面极广的地面分销模式在相当长的时间内仍将是主要渠道。这在某种程度上符合当前消费者"谨慎消费"的习惯。因此，考虑到品牌推广和营业增收等多重因素，地面分销也是绿瘦必须啃下来的一块"硬骨头"。

基于这样的理念，绿瘦专门成立了一家新公司，专门负责拓展绿瘦品牌在线下渠道的产品研发、生产、零售与批发业务。

当时的绿瘦其实相当于一家电子商务公司，为了不冲击原有的业务体系，他们对线上和线下分销渠道的商品进行了适度的隔离，因此刚开始，他们只选择了几款产品，做成专供线下的产品线，从产品的规格、包装等方面都跟线上商品进行了区分。

线下产品准备就绪后，杨东山开始指挥他的团队马不停蹄地找经销商、找代理，按照传统的模式重新寻找销售渠道。

一开始还算比较顺利。绿瘦的产品走进药店之后，对整个绿瘦品牌产生了很大的提升作用。作为一个新渠道，线下分销体系不仅带来了更加丰厚的业绩，更重要的是增强了绿瘦品牌的软实力，譬如通过统一的柜面设计、规范经销商营业员的标准话术、加强对经销团队的管控手段等，有效强化了线下渠道品牌形象的"展示"价值；通过鼓励消费者当场验货、嘉奖用户有效举报等，营造起"规范市场从我做起"的氛围，凸显线下渠道市场规范的"监察"价值；通过开展现场咨询、问卷答疑等活动，有效回笼分销渠道的消费数据，充分发挥线下渠道抓取数据的"收集"价值；通过现场植入健康产业相关知识，匹配主流媒体品牌或产品推广，更好地延伸媒体投放效果，实现"1+1>2"的人群"覆盖"价值。

但是对于整个绿瘦来讲，线下渠道是一个全新的项目，完全有别于绿瘦之前的商业模式，这就需要整个公司去逐渐适应。比如，线下的分销渠道需要投入资金去铺设，利润率相比业已成熟的线上销售肯定要低，这就会引发到底值不值得去做线下的议论；原本由健康顾问与消费者直接进行沟通的交流方式，很可能要变成与经销商乃至消费者面对面的交流，过程中还会涉及退货的问题、结算的问题等，都需要重新去磨合；此外，还有线下推广的问题、到各地设立办事处的问题等，对整个绿瘦来说都是新的考验。

面对新形势，绿瘦内部运转机制需要不断磨合与适应，产品也需要不断调整和完善。经过一段时间的尝试，杨东山发现最初选出来专供线下销售的几个产品，几乎都并非最好的选择，于是他们开始有意识地通过国外考察、内部调查、分析淘宝数据等手段，寻找产品发展趋势。

经过反复研究和多方论证，最终他们把目光投在了代餐产品上。要做长期的线下销售，就必须选择具有可塑性、前景良好的产品。而据国外的数据论证分析，代餐将是未来的一种趋势，这类产品代表的是一种健康的生活方式，这也非常符合绿瘦倡导的"体重管理"理念。

从 2015 年开始，绿瘦正式启动代餐项目，经过半年多的准备，包括产品的策划、出样、测试再到包装，终于将产品推向市场。这款全新打造的"绿瘦代餐奶昔"，能够为人体提供必要的营养物质，既低热量又饱腹，可在减少热量摄入的同时增加优质蛋白质，补充身体所需的维生素和膳食纤维，从而促进机体基础代谢的加快。而且在包装设计上，这款产品还创新了便携式的"随手杯"，使用起来既方便又舒适。

代餐奶昔一经推出便受到市场的欢迎，在各地的商超走得非常顺利。虽然这个产品推出时间不长，体量也很小，但因为把握住了未来的流行趋势，因此迅速成为绿瘦颇具代表性的明星产品之一。通过这样一个小小的产品，绿瘦成功地迈出了线下营销的步伐，有效地把产品的销售、团队的建设、品牌的价值以及大数据的链接都整合了起来，实现了线上线下的有机融合，"全渠道、做闭环"的目标初步达成。

地面零售业务的顺利铺开，只是绿瘦推行线下体验式营销其中的一步，以纤体连锁店和减肥训练营等为载体的线下实体服务站，则更多地承载了绿瘦与消费者关系从"沟通"到"互动"的纵深发展，为消费者提供独特个性化的深度服务体验。其中，美容纤体板块的"明星品牌"绿瘦美学馆，在线下业务拓展方面起步更早。

2013 年，绿瘦美学馆创建，将绿瘦线上的服务拓展到线下实体店。美学馆首创专为东方女性而设的 360 度全方位定制式的管家服务，从全方位检测、360 度个性化管理到一对一的跟踪服务，用科学专业的方法帮助顾客实现从"瘦到美到健康"的焕然新生，实现自态生物闭环。

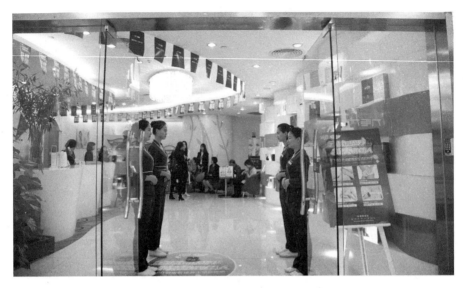

▲　美学馆门店

美学馆神奇的瘦身效果是靠什么实现的？360度形体管理究竟是个怎样的概念呢？它首先会帮助客户通过饮食、运动、作息去综合调节，另外结合仪器、手法为客户配合塑身。因此在绿瘦美学馆，不论从减肥产品到代餐产品，还是美容仪器或美体内衣，最好的产品和服务都能得到综合的应用。形体管理手段的综合运用，拉开了绿瘦美学馆与普通美容院的区隔，成为事业有成但却疏于自我管理的女性群体改善形体、气质的坚强后盾。

很多女性客户使用了美学馆的产品和项目后，因为体验到了效果，还纷纷通过加盟的形式加入绿瘦美学馆的队伍，在各地开起了美学馆，从绿瘦的客户摇身变成了绿瘦的合作伙伴，从而开启了一段新的人生之路。四川都江堰的文女士就是一个非常典型的例子，这位二十几岁就已经在跟外商签订上亿合同的成功女士，由于长期压力导致内分泌失调，短时间内体重暴涨了二十几斤。她通过搜索找到绿瘦，在线上购买了产品后，大概在两个月时间内瘦了12斤。良好的瘦身效果，使颇有经济头脑的文女士联想到一定还有许多像自己一样的成功女性，需要有一个可以给她们舒解压力、保养容颜的空间。于是，在健康顾问的推荐下，文女士赴广州实地考察了绿瘦美学馆，并且当即决定将她在都江堰市的一幢写字楼的底层腾出来，开办一家绿瘦美学馆。

负责美学馆招商运营的方顺华介绍说，绿瘦美学馆的加盟方式比较灵活，根据不同的加盟级别，给合作伙伴配送仪器和物料。加盟者只要负责房租和装修成本即可开业运营。至于员工，加盟者在美学馆的专业人力招聘团队支持下在当地招聘员工，并由美学馆为其提供系统的专业培训，而且培训全部免费。

在绿瘦的未来规划中，这样的美学馆将实现万店连锁，成为绿瘦线下体验式营销的重要一环。

▲ 明星代言 & 粉丝经济

生活使我们各自要企求一个能够足以信赖的、生活上的向导。

——萧伯纳

2017 年 6 月的一天，来自江苏的绿瘦金牌健康顾问高巧珍去一家商场逛店，当她从商厦一楼搭乘自动扶梯上楼的时候，迎面看到了一幅巨大的绿瘦广告，让她感到特别亲切的是，广告中那位身着白色职业装，曲线玲珑、美丽端庄的女士，正是绿瘦的董事、慈善基金会会长 Miss Wang。

真没想到，竟然能在商场里邂逅我们绿瘦的广告！高巧珍顿时有点小小的激动。正在这时，她忽然听到站在身边的两位女孩子似乎也在议论这则广告。

"你看，那个好像是绿瘦的广告哎，就是上回我跟你推荐的那个瘦身产品。"

"哦，那个减肥胶囊效果还不错的，他们的广告都打到这里来了啊！"

"咦，我记得他们的代言明星是范冰冰呀，怎么又换新的代言人了？"

"真的哎，这个女孩子是谁呀？还挺漂亮的……"

听到有人这么关注绿瘦这个品牌，而且评价还蛮不错的，高巧珍的心里真是既开心又骄傲。看来，这形象代言人还是挺重要的，而且这位恰恰正是美学馆的创始人。

确实，从营销角度来看，形象代言人对于企业的形象树立和品牌传播有着非常重要的作用。这一点，高巧珍是深有体会的。有一次，她在出单的时候，客户突然问她："你把你们的品牌说得那么好，可我之前为什么都没有听说过呢？你说你们还是一个近十年的老企业了，可是对这个品牌我一无所知啊？"

听了客户的话，高巧珍并没有急着争辩，而是引导性地问客户："我记得你说过，业余时间你挺爱读书看报的？"

"是啊，怎么了？"客户有些奇怪，健康顾问怎么问起了不相干的话题？

"那你有没有看过一本叫作《知音》的杂志？"

"《知音》当然看过了！"

"那你还记不记得，《知音》杂志的封面上，有谢娜做过的代言？"

"当然有印象啦，那个时候《快乐大本营》多火呀，我记得她那时还留着一个沙宣头呢……"

"对对，那你还记不记得，谢娜手里拿着的是什么？"

"好像是一款什么胶囊吧？哦，应该就是减肥胶囊，那个就是你们绿瘦的产品呀？"客户这才恍然大悟，"原来你们这个企业真的是那么早啊？这么多年一直经营得这么好，不错不错！"

高巧珍之所以会将10年前的往事如此清晰地向客户重提起来，是因为当年她自己也曾被《知音》杂志上的这则明星代言广告所吸引。那时她还在苏州老家读高中，学校阅览室里的《知音》是她最爱看的一本杂志，正是通过刊登在这本杂志上的谢娜代言的广告，她才注意到了绿瘦，进而对这个品牌产生了兴趣的。巧的是，高中毕业之后，远在广州打工的弟弟介绍高巧珍到他所在的企业工作，没想到正是这家绿瘦集团！

回想起这历历在目的往事，高巧珍心中也是无限感慨，她不无骄傲地对客户说："是啊，谢娜是我们最早的代言人，后面我们还请了黄圣依和范冰冰做形象代言人呢！"

说起邀请范冰冰担任绿瘦代言人的这段经历，王燕和江凤华更是记忆犹新。

那是 2012 年的秋天，已经走过了 5 年发展历程的绿瘦，开始有了更加明确的目标，那就是要打造一个国内一流的瘦身品牌。

这几乎是所有企业都会经历的发展过程：在发展的初级阶段，企业主要的目标就是多赚钱，积累更多的原始资金，因为企业要生存，要养活那么多人，所以一开始的精力必定都是放在了卖单品上，一个产品只要好卖就会持续销售，没时间也没精力去考虑更多的问题；可是当企业发展到一定阶段时，就会考虑如何把企业做得更大，把品牌经营得更长久。

绿瘦也正是这样，当"玉人胶囊"这个单品成功地销售了 5 年之后，B2C 模式的绿瘦商城已经上线了，按照"瘦身金三角"法则构筑起来的绿瘦产品线也已基本形成了，如何去树立和打造一个真正有影响力的品牌，就成了当务之急。于是，他们委托广州本土一家广告公司，为绿瘦做了一整套的品牌定位。

当品牌定位和未来发展的策略都基本确立后，接下来的任务就是要物色一位新的企业形象代言人，一位能够把企业和品牌的形象带上更高层次的代言人。所以大家的想法非常一致：要么不找，要找就必须找"一姐"。

为了物色这个人选，从皮涛涛到王燕、江凤华，大家都动了很多脑筋。当时候选的明星其实有好几位，他们先是想到了姚晨，那时候她先后参演的影视剧《武林外传》《搜索》《非诚勿扰 2》等都非常火爆，郭芙蓉、陈若兮等角色形象都深入人心，但是一了解，找她拍广告的人实在太多了。于是又把目光转向了另外几位一线女星，譬如周迅、林志玲、小 S 徐熙娣、范冰冰，其中小 S 有句名言是"要么瘦，要么死"，对于减肥瘦身行业来说，特别有冲击力。

这几位"一姐"形象不同，风格各异，到底邀请哪一位最合适呢？绿瘦要塑造的是一种由内而外的健康之美，所以从形象上看，首要的并不是瘦，而是要有健康的曲线，有一种纯天然的体态美。经过多方讨论，最终大家都认为范冰冰的形象和气质与绿瘦的品牌最吻合，她不仅面容精致，而且身材曲线很美，任何风格的服装都能轻松驾驭，是最符合绿瘦品牌诉求的一线女明星。

目标明确之后，接下来的邀请竟然意想不到的顺利。绿瘦把企业的相关资料，包括企业资质、产品资质、未来传播使用的方式等发送给对方之后，经过紧锣密鼓的几轮沟通、协商后，双方的合作就落实下来了。

2012 年底，为期两年的代言合同签订了下来。肩负重任的王燕和江凤华飞赴北京，组织落实代言电视广告片与平面硬照的拍摄工作。整个过程虽然辛苦，但却让她俩感觉很开心。范冰冰是一位非常称职的艺人，她不仅长得漂亮，而且特别专业，拍摄效果非常亮眼。尤其是她的敬业精神，给王燕和江凤华留下了深刻的印象。在整个拍片的过程中，范冰冰始终保持着一种饱满的工作热情，当中间暂停大家休息的时候，她却披着衣服站在那里，跳一跳舞，或者拉伸一下身体，全然没有大明星的架子。

"如果没有魔鬼的曲线，何必拥有天使面孔"，范冰冰代言的绿瘦广告推出后，毫不意外地收获了很好的效果。粉丝效应带动了产品销售，绿瘦品牌的知名度和美誉度也大大提升。

毋庸讳言，企业之所以热衷于邀请明星代言，除了可以帮助自己的企业和产品树立良好的大众形象之外，主要是希望借到粉丝经济的"东风"。

粉丝经济泛指架构在粉丝和明星关系之上的经营性创收行为，"粉丝"们之所以乐于购买明星所代言的商品，是因为受一种爱屋及乌的心理支配。因此，有了明星代言之后，不管是企业的形象还是产品的魅力，都会变得更加立体，会在潜移默化中得到提升。很多时候，代言明星甚至会成为某个品牌的代名词，人们只要提及某个品牌，马上就会联想到某位明星；反之，提及某位明星，也会立即联想到某个产品，这种现象比比皆是。

当年选择范冰冰当绿瘦代言人的时候，王燕和江凤华都曾有过这样的担心：因为范冰冰曾经代言过曲美，而曲美因国家全面禁止在减肥产品中添加西布曲明，已于 2010 年全线下架。邀请范冰冰代言，会不会让消费者产生"她代言过的减肥产品是违禁产品"这样的联想？但最终，绿瘦看到了范冰冰身上更多的闪光点和正能量，还是选择了她。事实证明，他们的选择是正确的。尽管从 2015 年 7 月 9 日与新《广告法》相配套的 7 个行业的规章修订版颁布起，明星代言医疗和药品广告就被明令禁止，但时间虽已过去两年多，只要一提起绿瘦，还是会有很多消费者问："是不是范冰冰代言的那个减肥品牌呀？"明星代言的效应依然还在。

如何在不能邀请明星直接担任形象代言人的情况下，继续利用明星效应来深挖粉丝经济？ 2017 年，绿瘦开始了新的尝试。

7 月 30 日，一部名为《浪花一朵朵》青春励志电视连续剧在湖南卫视黄金时间闪亮开播，剧中一干身材健美的鲜肉男团立即引来大批追剧粉丝。被提前剧透出来的关于世界游泳冠军孙杨将在剧中本色出演的消息，更是引发了"小白杨"（孙杨的粉丝）们的热切的期盼。

《浪花一朵朵》究竟是一部怎样的电视剧？作为中国泳坛第一人的孙杨在该剧中又会有怎样的表现呢？无数的话题使更多的观众把好奇的目光投向了这部充满青春气息的电视剧。

这是一部讲述泳坛男神与菜鸟记者之间热血爆笑爱情故事的连续剧，用爱情、理想双轨并线的剧情，诠释着"热血青春，砥砺前行"的励志情怀。首度加盟电视剧营销的绿瘦，除了瞄准荧屏上难得一见的游泳这一稀缺主题外，更是看中了年轻观众群体与绿瘦代餐奶昔目标受众的高契合度，期望能在"代餐奶昔"和目标受众之间形成以共情为基础的交流，从而架起品牌、产品与潜在消费者的互动沟通桥梁。

在这部青春偶像剧中，绿瘦通过与剧情的深度捆绑，将代餐奶昔巧妙地植入剧中的场景里，使消费者能切实感知。同时，该剧还打出"零腹担，dai 你浪"的传播主题，与目标受众进行密集互动，使品牌形象悄然渗进消费者内心。不仅展现了健康科学的产品理念，更在潜移默化中将"以科学管理体重"的品牌主张传递给了更多的年轻人，倡导科学运动、合理饮食，崇尚健康生活、勇敢逐梦，由内至外塑造更好的自己，享受精彩人生。为了更好地满足年轻消费群体的喜好，绿瘦代餐奶昔还推出了5款全新口味产品，从产品内核上挖掘消费者需求。

充分利用明星的粉丝效应，基于产品来做品牌渗透，绿瘦在《浪花一朵朵》项目中的尝试，有效实现了传统广告转向影视剧营销的又一次战略升级。

第六章

团队为本

——聚力的军团

本章导读

人们在一起可以做出单独一个人所不能做出的事业；智慧、双手、力量结合在一起，几乎是万能的。

——韦伯斯特

企业的成功靠团队，而不是靠个人。

——罗伯特·凯利

企业的"企"字的写法是上"人"下"止"，可谓"企无人则止"。因此所有企业获得成功的关键，都离不开人力的聚合。绿瘦的授权管理、培训力度、严格考核以及家文化，都是聚合人力资源的有效手段。

▲ 授权文化下的高管团队

单个的人是软弱无力的，就像漂流的鲁滨孙一样，只有同别人在一起，他才能完成许多事业。

——叔本华

专业的事要由专业的人来干。

——郝海东

高层管理团队是企业的核心，是企业社会经济发展职能真正的承担者，他们的经营管理是否成功有效，将直接关系着企业全体员工的切身利益。他们的战略决策行为，决定着企业成长与发展的方向；他们的经营理念和管理哲学，是建立企业文化的基础。对内，企业高管团队是整个企业生命的灵魂；对外，他们又代表着整个企业的行为与形象。因此，一个企业的高层管理团队，将对这个企业的成败得失起着至关重要的作用。

立志于投身体重管理事业，以帮助客户打赢"脂肪战争"为最高目标的绿瘦，自然更需要一支富有战斗力的高管团队。

那么，该如何构建起属于自己的高管团队呢？从 2007 年绿瘦创办伊始，皮涛涛就已经开始思考这个问题了。作为从目录营销起步的专业减肥企业，在历经了精准营销的多年实践后，他很清楚绿瘦最大的优势就是营销。但是随着互联网时代的到来，这种曾经大显身手的营销方式也必须革新，必须跟上时代的节奏。谁来完成这种革新？当然需要专业人才。

而且，绿瘦的目标不仅仅是做好营销，而是要打造一个能够在脂肪战争中有所担当的庞大企业，那就需要更多方面的专业人才，比如企业的人力资源管理、财务管理、产品开发、市场营销等，乃至今后的发展战略，都需要有专业的人才来落实。

2009 年绿瘦的第一个自有品牌"玉人胶囊"问世后，随着产品销量的暴涨，企业开始步入了快速发展的轨道，构建企业高管团队的任务也就变得迫在眉睫。

这时，一位保健品行业的专业人士杨东山引起了皮涛涛的关注。

杨东山是皮涛涛的老乡，两人的家离得很近，其实早就认识了。当时的杨东山，已经在传统的保健品行业里摸爬滚打了七八年。他从大学毕业就进入国内最大的一家保健品公司工作，从做市场到做业务，再到做广告，各个岗位都转了一圈，对整个保健品行业的情况可谓了如指掌。尤其是这个行业的供应商，在他心中更是一本清清楚楚的账，每个供应商是怎么成长起来的，他们的质量怎么样，信用怎么样，他几乎如数家珍。

因为是老乡，又同在保健品行业，皮涛涛和杨东山自然就有了比较多的接触，两人经常在一起交流对这个行业的看法，探讨各自遇到的困惑和问题。

当时的杨东山明显感到有两股无形的力量正在冲击着传统的保健品企业，一股力量来自传统企业自身。广告成本急剧上升，营销渠道的要求越来越多，员工管理越来越复杂，尤其是收款的难度也越来越大，使企业的经营压力不断增加。另一股力量来自互联网，虽然当时的网络并没有现在这么成熟与完备，但几乎每个人都已经感觉到了互联网是未来的一种发展趋势，心中有一股无形的紧迫感。正在感受着两股力量冲击的杨东山，在与皮涛涛的交往中接触到了绿瘦这种完全不同的售卖和营销方式，顿时有一种耳目一新的感觉。

其实那时候的杨东山自己也曾开过一个保健品公司，目的就是想尝试着介入互联网板块，但他擅长的毕竟是传统的业务模式，因此企业走的还是经销商的模式，怎么真正地把业务融入互联网，他并没有实际可行的措施。

而绿瘦却已在这方面迈出了实质性的步伐，依托于天猫、京东等第三方平台的产品批发，正在积极筹备的绿瘦商城，都让人看到了这个企业在互联网发展中的先人一步。而且这一年，也正是绿瘦在整个保健品行业中飞速成长的一年，它的体量壮大速度是一般企业难以比拟的。所有这些，都让杨东山对这个新兴的企业充满了兴趣。

皮涛涛对杨东山同样充满了兴趣。在他眼中，这位个子不高、外貌朴实的同龄人是一位经验极为丰富的专业人士，尽管他一直都是在传统的保健品企业发展，但是个人所具备的专业知识，尤其是诸如产品如何定位、品牌怎么构建等方面的实践经验，在整个行业内都称得上是专家。

两个互有兴趣的年轻人热切地探寻着战略合作的可能性，他们从企业的未来趋势聊到战略布局，从人才引进聊到企业改革，聊了很多很多。当聊到产品的时候，他们一致认为，对于绿瘦这样的新型企业，产品的物流非常关键。因为他们跟传统企业的销售模式不一样，传统企业有着特定的供销系统和固定的走货渠道，但绿瘦通过互联网直接连接供应端和消费端，必须重视每个客户的数据，掌握每个包裹发出去的情况，比如时效性、退货率、签收率等，必须关注不同快递公司的价格以及与企业服务系统的对接。

正所谓志同道合，一拍即合。2011年底，杨东山关掉了自己的那家保健品公司，正式加入绿瘦团队，成为主抓产品和物流的副总裁。入职绿瘦后的他首先从自己最熟悉的供应商体系入手，开始实施了一系列整合措施。

长期的保健品行业从业经历，使杨东山对产品质量保持着一种极高的警惕。他很清楚在这个行业中，无论你的企业做得再大、再有名气，一旦你的产品中出现了假货或违禁品，那么最终的结局只有面临倒闭，而且连翻身的机会都不会再有。而当时的保健品行业还处于比较混乱的阶段，有些企业就是靠做假货起家的，对生产设备、产品技术实际上都不怎么熟悉，所以通过整合供应商，来筛选掉那些不合格的企业是当务之急。

根据供应商的质量和技术水准以及绿瘦的产品储备需要，杨东山从当时绿瘦的近百家供应商中选择了几十家予以保留，果断终止了与一些可能带来质量隐患的供应商的合作关系。随后，他又开始主导建立绿瘦供应商的审核机制和质量控制体系。根据新的审核机制，供应商不再是便宜就好，而必须经得起质量控制、资质备案、流程控制等一系列的标准化考核。

在抓供应链的同时，杨东山对物流也开始作相应的调整，着手跟进每个快递公司的每一份合同，研究它的送货时效、签收比率和服务维度，甚至开始计算每一件包裹的物流成本，通过优化和控制物流费用，来求得最大的产出效益。

就在杨东山加盟绿瘦高管团队后不久，又一位专家型管理人才被皮涛涛的诚意感动，成了绿瘦的高管核心人物，他就是曾经担任绿瘦总裁的赵安学。

从2010年到2011年，随着绿瘦员工队伍的不断壮大，企业内部的管理任务也急剧加重。

2011年国庆节刚过，皮涛涛又出现在了中山大学的企业管理培训班上。这是一堂关于如何科学制订年终经营计划的管理课程，年终将至，正在考虑着下一年发展的皮涛涛，本来是想通过这堂专家的讲座，为绿瘦制订来年计划开启一点思路的。没想到一堂课听下来，他所收获的远远不止这些。

当时授课的赵安学在课堂上用很大的篇幅讲授了在企业中实行量化管理的问题，这些既具有理论高度又不乏实际操作价值的管理知识，不正是成长中的绿瘦所需要的吗？感觉很受启发的皮涛涛，下课之后迫不及待地把赵安学约了出来。

面对面的沟通自然更为直接、更加深入。两人不知不觉聊了很久，聊得挺投缘的。两个月后，皮涛涛再次约赵安学见面。这一次，他直接发出了邀请，希望赵安学能来绿瘦，帮助他管理企业。

尽管事情的发展节奏有点快，但赵安学并没有感觉太大的意外。自从上一次见面之后，他也被绿瘦深深吸引。像他们这样专注于企业研究的学者，一旦遇到有意思的案例，恨不能深入其间探个究竟也是必然之事，更何况赵安学是一位实战型专家，他对企业的研究方式是进入企业从事实际的管理操作，而非在书斋中完成研究。看到了皮涛涛诚意的赵安学，最终接受了他的邀约。

进入绿瘦后，赵安学先是负责非业务板块的管理工作。从人力、财务、行政、商品、市场等各个职能部门的量化管理开始，针对之前部门管理中的主观因素偏大、管理比较模糊化的问题，通过信息数据化的方式，将各板块的工作变得更为量化，使管理更加科学。

大约两三个月后，皮涛涛把业务板块的管理也交给了赵安学。

士兵打仗，手里要有枪炮，不同军衔的官兵，掌握的武器肯定也会不一样。在绿瘦也是如此，不同"兵种"的健康顾问，除了责任、待遇不同，其享受的权力也是不同的。这个不同主要体现在享受客户资源的质量和数量上会有差异，其核心就是"责、权、利"的对等。

"分级量化管理"模式，成为绿瘦内部管理中最具特色也最有活力的一种内部机制。实战型企业管理专家赵安学，也由此在绿瘦完成了他的企业研究生涯中最为成功的一个案例。

孙中山曾说："治国经邦，人才为急。"企业管理同样如此，没有精干的管理团队和充足的人才储备，企业很难有长久持续的发展。因此，人力资源管理也是一块极为重要的职能。而对绿瘦这样一个人员密集的，每年都要进行海量招聘、海量培训、海量考核、海量管理的企业来说，这一岗位的人选更显得举足轻重。

绿瘦主管人力资源的副总裁舒瑾曾任职于全球 500 强的外资企业，后经猎头推荐加入绿瘦集团。在这之前，她曾在电子商务、咨询服务、快速消费品、大健康等多个行业从事过近 20 年的人力资源管理工作，在外企工作也有整整 8 个年头。2014 年 10 月，一家受绿瘦委托的猎头公司联系到舒瑾。

"这是一家成长性很高的企业，它的增长速度很惊人，我建议你去了解一下。"听了猎头的初步介绍，舒瑾感觉有些好奇：在她的印象中，体重管理并不好做，正所谓"不减不买，减了也不买"，这个细分领域至今没有产生龙头企业。像这样一家民营企业，在这么一个难做的领域里，居然能保持那么高的成长性，奥秘到底在哪里？

被激起好奇心的舒瑾决定去见一见这个企业的负责人。第一轮面试，与她见面的是时任总裁赵安学。这位温文尔雅的教授型总裁在详细介绍了业务流程后告诉她："我们公司的价值观，是由专业的人来做专业的事。你如果来到绿瘦之后，我会明确告诉你给到你的权限是哪些，希望你做到什么程度，你在授权的范围内去开展自己的工作，我不会对你进行更多的干预。这就是我们公司的授权文化。"

舒瑾感到非常惊讶，以她的经验，哪怕是之前所在的外企，也没有如此彻底的授权文化。真难想象，这家企业能有这么高效的管理机制。舒瑾被彻底打动了，没有更多的犹豫就决定加入绿瘦。

舒瑾的加入，为绿瘦带来了现代化的整体人力资源统筹规划，逐步规范了从员工招聘、培训上岗到考核管理和人才发展体系的整个管理过程，为打造一支富有战斗力的"绿瘦兵团"奠定了基础。

像舒瑾一样被吸引到绿瘦来的高管人员还有很多。

全面负责绿瘦集团财务管理的副总裁刘瑞红，香港国际商学院财务管理专业硕士毕业，拥有 20 多年的管理工作经验，曾任职于大型企业高层管理岗位，从事过企业上市、资本运营、综合预算及管理信息系统规划实施、企业管理流程化与再造工作，擅长集团企业综合管理，她根据绿瘦集团的经营发展战略主持制定了相应的财务战略，建立了完善的集团财务核算体系和财务控制体系。

全面负责绿瘦集团公共事务的副总裁李少辉，华南理工大学工商管理学院硕士毕业，长期从事人力资源综合管理工作，曾在多个部门担任综合领导职务，有着丰富的人力资源管理经验。

数据中心负责人贺明辉，来自华南地区最大的电商企业唯品会。

IT中心负责人吴坤，来自著名台资高新科技企业富士康。

培训中心负责人曾强生，双硕士研究生，来自汤臣倍健。

物流体系负责人唐露，来自德邦物流。

……

这么多来自知名企业的高管，他们的身上或多或少都带有各自的专业背景和文化精神，都会比较有自己的性格，但大家能够齐心协力团结在一起，为着一个共同的目标去奋斗，也是挺难得的。

▲ 招募与训练

如果不能把你的员工培训到你想达到的标准，你就难以达成目标。

——牛根生

真正陪伴着客户与脂肪作战，不断给客户带来信心与动力的，首先是绿瘦的销售人员。这些"幕后战士"并不跟客户面对面接触，而是全部借助于电话、微信、软件、APP、商务通或者网络平台等与客户进行沟通。这就决定了他们必定具备两个特征：第一个，是年轻化，因为只有年轻人才能熟练地运用这么多的新媒体软件，快速地去掌握新型的沟通手段；第二个，就是非常勤勉。

绿瘦的这种线上销售方式，跟线下的销售方式完全不同。传统的线下销售有固定的时间和地点，是客户配合着终端的营业时间来完成交易。而绿瘦的销售方式则需要倒过来，是根据客户的时间来完成，充满了随机性。这种沟通可能是在早上七八点钟，客户刚刚起床不久，正在家里准备着早餐的时候进行；也可能是在客户忙碌了一天之后回到家里，临睡前忽然想起来要跟健康顾问交流一下今天服用产品的情况。所以沟通交流具有很强的不确定性，沟通可能在任何时间点随时发生。

这种销售方式从而使绿瘦的人员数量极为庞大。在整个企业人员高峰值的时候，绿瘦的员工达4000多人，而且这4000多名员工又分散在荔湾园区、天河园区和湖北呼叫中心，每天都承受着意想不到的工作强度。这种情况，连经验丰富的舒瑾一开始也觉得有点不太适应。作为主管人力资源的副总裁，她必须面对的是海量的新员工招聘、海量的培训管理、海量的考核分级、海量的绩效评定……最后，对那些不合适的人员还要海量地优胜劣汰，然后马不停蹄地进入下一个轮回。那种忙碌程度，是以前她在外资企业根本无法想象的。

舒瑾手下的人力资源工作团队一共有70多人，其中人力中心30多人，培训中心30多人，人力中心有接近一半的人在招聘部，常年进行着大浪淘沙般的招聘工作；培训中心也有一支人数不少的团队在新人培训组，负责对新人进行入职工作所需的专业培训以及技能培训。

绿瘦招聘和培训新员工的过程，是参照了一种军事化管理的模式进行的。从最开始的面试筛选，到"新兵"的集中训练，再到最后分配至部门编入团队，这个过程其实跟部队的新兵入伍是一模一样的。在这一过程中，绿瘦会对求职者的知识、能力、态度、素质等进行综合的评估，然后决定是否留用。平均来说，每一百名应聘者，能通过层层筛选，顺利"入伍"的，只有大约不到40名，其严格程度可想而知。

而经过了专业入职培训后的"绿瘦新兵"，从此将迈入更为严格的军事化管理的成长空间。经过3个月的"新兵"阶段，才可以转正，晋升到"种子兵"，然后再一级一级往上发展，到"常规兵""特种兵"，最后成长为独当一面的"先锋兵"。而支撑着员工在这个培养体系中不断成长的，正是绿瘦的培训机制。

绿瘦培训中心胡燕对这套在职培训机制显然也已烂熟于心。他们通常会采用沙龙培训、专题培训、专家课堂等几种方式，来对各个层级的在职员工进行业务培训。

沙龙培训是最为灵活，效果也最好的培训方式，因而在绿瘦内部已被普遍采用。绿瘦的顾问队伍超过3000人，这是一支相当庞大的队伍，组织这么大规模的培训显然不太现实，效果也不会理想；即便是按照一两百人的规模去组织培训，全员轮训一遍也需要很长时间，效果可能也很难达到预期。因此，胡燕和她的伙伴们就深入到各个销售团队中去，以团队为单位开展小规模的沙龙式培训。绿瘦的顾问团队一般在 25~30 人，他们会根据每个团队的不同特点和问题，有针对性地设计培训内容。培训的时间也比较短，每次在半小时左右，通常安排在早上 9 点至 9 点半或下午 1 点半至 2 点进行，既不影响团队的正常工作时间，组织起来也比较灵活便捷。

因为沙龙培训是小范围的授课，讲师与员工是面对面近距离接触的，培训过程中一旦有什么问题，或者没有听明白的，可以随时提出来进行互动交流，因此最受员工的欢迎。但是绿瘦有几十个这样的团队，每个团队培训一次要讲 3 天，所以一圈轮下来基本上也需要一个季度，工作量也是巨大的。

所以在沙龙培训的基础上，胡燕团队也会针对各个部门提出来的培训要求，专门去开发制订一些课程，为这些部门举办专题培训。这种培训的规模相对就比较大，通常会有一两百号人，整个大教室都坐得满满的。

在营养和医学专业方面，针对健康顾问的培训也有两种：一种是大讲堂形式的专家课堂。绿瘦有 10 位签约专家，基本上都是广州市或广东省三甲医院的主任、副主任医师或主治医师，他们会不定期地为绿瘦员工讲授专业课程，帮助提高员工的专业素养；另一种是小范围内的专家会诊。这主要是针对一些患有各种疾病的特殊疑难客户个案，组织签约专家，绿瘦的座席医生、培训师和售后服务部的代表共同会诊，并提出解决方案。

除了上述几种培训方式，绿瘦还给员工提供多元化的学习平台，例如每个月在集团内部的网络系统平台上推出四个小专题，每个小专题大概会有 8~10 页的 PPT，员工们随时可以自行点开来查阅和学习。

当优秀员工成长为管理层之后，又需要接受针对管理层的培训，继续成长提高。针对新晋的主管，培训涉及的内容主要是管理方面的七大课程，即主管职责定位、绩效管理、时间管理、员工管理、目标管理、有效沟通、情绪压力管理；晋升 1 年、2 年或者 3 年之后的主管，又有不同内容的常规主管培训，形式也有课堂式和沙龙分享式两种；而经理级以上的管理层人员，集团也会通过外培的方式专门为他们组织一些高级培训。

特别值得一提的是，在上述这套层级分明、系统完备的培训体系之外，绿瘦还有一个非常有特色的"兼职讲师体系"。在绿瘦集团，有大批优秀的销售人员，他们不仅自己的业务做得好，积累了丰富的工作经验，而且也乐于分享。于是绿瘦索性因势利导，激发现场人员的积极性，鼓励资深员工报名兼职讲师，参与到这个讲课的过程中来。

针对报名讲课的员工，绿瘦制定了一个筛选机制，一旦报名讲课的员工被选中，他们本身也会进入一个培养体系，不仅可以拿到授课费的奖励，还能享受专门针对培训师的专业培训。而这些绿瘦老主管们通过担任兼职讲师，共同碰撞出来的一些管理经验，都特别具有实战性，"传帮带"的效应非常明显。

截止到 2017 年 5 月底，绿瘦已有这样的"兼职讲师"99 名，而且报名的员工还在不断增加。据绿瘦主管培训部估计，到 2017 年底，绿瘦的"兼职讲师"将增加至 125 名。

量化 KPI，绩效为王。"企业的资源永远都是稀缺有限的，有限的资源要科学应用，资源只会集中在对公司有贡献价值的人才和团队。"

7 年前的绿瘦，几乎没有绩效管理的概念，内部对工作也没有客观的评价体系。直至 2012 年下半年，赵安学总裁为绿瘦引入了量化考核、绩效管理的管理理念，搭建了绿瘦特色的绩效管理的体系。在绿瘦，健康顾问是按军队兵种进行划分，不同兵种的健康顾问，除了责任、待遇不同，其享受的权力、资源也是不同的，其核心就是"责、权、利"的对等。

从无到有，最开始推行分级管理可谓是困难重重，为了让员工能彻底明白考核的目的、规则和核算方法，人力资源团队的同事们需要反复对方案宣导及问题解答。每当月初提报目标及月末回顾绩效的时候，人力办公室门前总是有员工排着队，需要进行一对一的沟通解释及辅导。就这样持续通过数据检验考核标准，不断去调整适合内部应用的考核规则，直到现在，业务人员完全可以对应分级制度并根据自己的能力评估，清晰管理自己的目标，自我调整自己的兵种，达到收入最大化。而管理人员也能把分级管理和 KPI 考核作为团队管理的工具，调动员工的积极性，不断挖掘员工的潜能，完成团队目标。对于绿瘦的薪酬绩效管理而言，这是非常重要的进步。KPI（关键绩效指标）将公司的大目标进行层层分解，分解到部门再分解到个人。有了 KPI，就可以梳理出每个人的核心重点工作，保障整体的目标达成。

人才管理中，激励是关键。薪酬绩效管理虽然不是管理员工的唯一手段，但是对于绝大多数员工来说，薪酬是最基本的考虑要素，也是企业员工最有力的内部驱动力。薪酬设置在人力资源管理里面是起到领导、支持、变革诱因的作用，因此薪酬工作的主要目标就是科学分钱，让员工自动自发的工作。

薪酬体系设计要兼顾几个原则：内部公平、外部竞争、与绩效相关、具有激励性、成本管控。回顾这几年绿瘦的薪酬分配体系也在不断进化，公司在薪酬设计员工激励上都是在不断调整思路和策略，务求与员工达成共赢关系。从分配工资、分配奖金到分配利润、分配股权，员工从拿固定工资到可以根据个人能力挑选兵种追求更高收入，甚至可以成为公司合伙人，经营自己的事业。

▲ 士兵的荣誉感

只有这样的人才配生活和自由，假如他每天为之奋斗。

——歌德

"当然，只要有能力，你可以找到许多让自己梦想起飞的平台。对于现阶段的我来说，绿瘦就是这样的一个平台。"当这句话从个子小巧的程晓梅（化名）口中说出来的时候，不管谁都会有一种刮目相看的感觉。作为"绿瘦军团"中的一名普通"士兵"，显然她已在协同客户与脂肪作战的过程中不断成长，并且找到了自我的价值。

其实 2015 年 7 月入职绿瘦的时候，年仅 19 岁的程晓梅并没有打算在这个企业做长久，当时她还在读大专一年级，就想到绿瘦来实习一下，能够盖一个绿瘦的实习章，方便以后就业就好了。因为她家就住在珠村，每次去天河玩的时候都会路过绿瘦集团，看到这个企业的规模觉得好大呀，心想，能够有个绿瘦实习的经历，对今后的发展肯定会有好处的。

正好她有一个朋友当时就在绿瘦工作，程晓梅向她一打听，朋友也说绿瘦这个平台很好。于是她就上网搜索，查到了绿瘦的招聘信息。

程晓梅是个目标特别明确的人，她非常知道自己要什么。高中毕业考入大专后，程晓梅就开始边学习边工作。她先是进了移动公司，用分期付款的方式把家里的电器全部换了新的，做了将近 1 年时间，不仅把钱全部付清了，还存下了一万块钱。这时她注意到别人做房地产销售，每月能拿到两三万的收入，于是她就拿着那积攒的一万块钱转战房地产业，做了 3 个月销售后，发现做这一行的资金结算很慢，大部分的提成往往要等到一两年之后，这个楼盘封盘了才会把钱结算给你。平时每月拿着一千多块钱的底薪，根本就坚持不下去的。于是，从小就知道绿瘦的她，就把目光投向了这个她认为是很厉害的企业。

跟其他新人不同的是，这个野心勃勃的小女孩，即便入职的目的仅仅是为了拿到绿瘦的一个实习章，她也不会放过任何一个可以展现自我能力、实现自我价值的机会。所以，当其他新员工还在纠结到底该报哪一级别的"兵种"，程晓梅就已直接跳过"种子兵"和"常规兵"，给自己申报了"一级特种兵"。因为她已经摸清了整个部门的销售情况，并且悄悄地把销售业绩位列第一的健康顾问作为自己要赶超的对象。

程晓梅的豪气让大家都吃了一惊："一级特种兵"的业绩压力，这小姑娘不会不知道吧？

程晓梅很快就用实力回答了大家的疑问，她不仅顺利完成了任务，而且还提前一个月转为正式员工。

本来只是想来绿瘦实习一下的小姑娘，不知不觉就在绿瘦待了大半年。这半年多来，她用贴心周到而又不乏专业的服务赢得了一大批客户的信赖，也用自己的辛勤劳动换来了可观的收入，她用赚到的钱又把家里的家具也全部换成了新的，除了自己的生活费和每个月贴补给家里的1000元外，她甚至还有了一笔几万块的积蓄。这让程晓梅变得更加自信，对未来更加充满信心。

也许是因为太拼了，有段时间程晓梅的身体出了一些问题，内分泌失调，甲状腺又动了手术，说话声音很哑，电话稍微打久一点喉咙就会痛。医生也告诫她，你年纪还轻，要注意身体，不能给自己太大的压力。程晓梅觉得有道理，就想是不是该给自己适当减减压，调整一下状态。

于是，她就向主管提出降级，希望能在下一个月降为"种子兵"。虽然"种子兵"的底薪会低不少，但工作完成起来会比较轻松。

尽管程晓梅给自己找了很多降级的理由，但事实是人一旦产生了惰性，就会不知不觉地懒散下去。更让她觉得有失颜面的，是几位年龄比她还小的新入职员工，业绩竟然做得比她还好。真是"长江后浪推前浪，前浪死在沙滩上"。

程晓梅骨子里的那股骄傲劲儿又复苏了，她觉得那些新员工一点也不比自己聪明，经历的东西也没有自己多，他们都能做到这样的业绩，我为什么不能做得更好呢？虽然我来绿瘦只是想盖个章，但也绝不能带着遗憾离开吧？

程晓梅没有再给自己任何理由，之后的日子里，她给自己制订了很多计划，不断地参加各种培训，去听录音学习，去考营养师资格证，甚至还去给新员工做内部培训，分享自己的经验体会。以前团队六点钟开完会，程晓梅总是端着饭盒第一个走的，溜得比兔子还快。现在经常忙到晚上十点十一点，才发现整个公司就剩下了自己还在加班。

重新回归"特种兵"后的第二个月，程晓梅就拿下了全部门的第一名。

本来只是来绿瘦实习的程晓梅，转眼已在绿瘦做满了整整两年。这两年中，她还完成了一件令许多同龄人想不到、做不到的事。2016 年 12 月，她在广州附近的清远市以每平方米 6000 元的单价按揭了一套 75 平方米的商品房。程晓梅算了一笔账，今年她要分期归还 7 万多元的首付，加上每月还给银行 2000 多元的月供，还有信用卡的贷款，她必须挣 15 万元到 20 万元。只要自己一直保持高昂的工作激情，为足够多的客户提供切实有效的体重管理服务，完成这个目标并不是什么太困难的事。

每次和以前的同学聚会，看到有些同学连工作都没有找到，还赖在家里依靠父母，甚至连买个手机都还得向家里要钱，程晓梅的自豪感油然而生。她会劝导同学"不要在最能吃苦的年纪选择安逸，我们成长的速度必须快于父母老去的速度"。

现在，21 岁的程晓梅已经成为部门主管。接下来的目标她也非常明确，就是在 1 年之内成为绿瘦的"阿米巴"。

"既然绿瘦可以给我实现价值的平台，我干吗还要离开呢？"程晓梅眨巴着美丽的大眼睛，这个曾经只是想来实习的女孩子，显然已经不想挪窝了。

一个军团的战斗力，往往并不取决于它的规模，而是取决于其内部每名战士的积极性。在一个企业中，调动人员积极性的最高境界，无疑是让员工充分实现自我价值。正如程晓梅所说的，绿瘦不仅是一个可以让许多年轻人与之共同成长的企业，更是一个让许多年轻人实现自我价值的平台。这种价值的实现，既体现在帮助有需要的客户成功地战胜脂肪、管理好体重，同样也体现在因此而获得的收入上。

2013 年，绿瘦启动内部"阿米巴"管理模式，一大批具有领导才能的员工脱颖而出，在绿瘦体系内当起了"老板"。

阿米巴就是我们俗称的变形虫，是一种生活在水中的寄生性单细胞动物。日本著名企业家稻盛和夫借助阿米巴特殊的生物习性，提出了现代企业的"阿米巴"经营理念及管理方式。其核心就是将企业划分成许多小团队，这些小团队像阿米巴一样个体生存、自我裂变、持续自主成长。这种"阿米巴"的经营模式，可让每一位员工均有机会成为主角，参与经营，从而打造成激情四射的集体，依靠集体的智慧和努力完成企业经营目标。

李国栋（化名）是 2016 年 4 月申请成为"阿米巴"的。绿瘦的"阿米巴"有 3 个申请条件：一是满足入职年限的要求；二是满足平均业绩的要求；三是不能有客户投诉。凭借实力，李国栋很快就成了"阿米巴"。

成为"阿米巴"之后，与公司的关系就变成了一种代理制，诸如电话费之类的成本都要由自己承担了，服务客户的水准自然也会更高了。当然只要成本控制得好，收入也会大大增加。那种实现自我价值的成就感，丝毫不比成倍增长的收入带给他的快乐来得逊色。

李国栋有一位深圳的客户，两年内为他的销售业绩做了很大贡献。从最初的爱理不理，到如今的铁杆客户，更让李国栋倍感自豪的，其实还是这位客户因成功瘦身而带给他的成就感。

李国栋第一次跟这个客户接触的时候，没说一两句话，就被对方不客气地打断了。她说，我忙着呢，你有事赶紧说，没事我就挂电话了。

有一天晚上9点半左右，李国栋又打电话过去，对方奇怪地问，这么晚了你怎么还不下班？李国栋说，我这一辈子的精力和心血都放在用户指导上去了，所以没有上下班时间的。

这句话显然触动了客户，她没有马上挂断电话。于是李国栋就趁热打铁地说道，我每次打电话来跟你讲养生这一块，其实真是有道理的。女性在35岁之前有没有保养是看不出来的，因为卵巢功能旺盛，分泌的激素也比较多；但是35岁之后就不同了，有没有保养一眼就能看出来。所以俗话说：中年不养生，老年养一生。

这位客户其实是一个非常成功的女人，平时身边的人更在乎的是她的身份，事事都是迎合她，很少有人会像李国栋这样直接指出她身上的缺点。初步的信任建立起来之后，李国栋会对客户的生活和饮食习惯进行必要的监督，及时指出她的一些不良习惯，比如经常熬夜、喝酒、泡吧等，然后再给她一些科学饮食上的建议。现在这位客户每个星期都会主动打来电话，体重也从最初的130斤减到了103斤。

闫小岭（化名）是与李国栋同时成为绿瘦"阿米巴"的。4年前，从英语培训机构的市场策划转到绿瘦来做销售，闫小岭的职业转换还是挺大的。但是骨子里就喜欢富有挑战生活的他，感觉还是在这个岗位上更能发挥自己的才能。

他刚入职接手的第一位客户，是一位高铁项目的高级工程师，曾陆续在绿瘦买过两年的产品，觉得效果不理想，打电话过来咨询也没人给她好好指导，所以信任度非常低。闫小岭接手后的没几天，客户给他发来一条短信，内容是：我觉得有必要跟你们这个公司好好谈一谈，为什么我这么久了还是减不下去？你们的服务也不热情。末了她还说我现在有点事，等下给你去电话，你一定要等我的电话。

闫小岭接到短信的时候是下午4点多，于是他就一直守在电话机旁，一直等到晚上 9 点 40 分，客户才打来电话。当她发现健康顾问还在等她的时候，惊讶地说，我以为你们早走了，没想到你真的还在等我。闫小岭就跟她说，我知道你晚上会比较忙，没关系的，今后你有什么问题，不管几点，我都会等你的。

就是这样一件小事，重新培养起了客户对绿瘦的信任，之后绿瘦每次推出新产品，她都非常愿意尝试。在闫小岭的推荐下，2017 年，她还成了绿瘦美学馆的加盟商。

"阿米巴"管理模式在绿瘦推行 4 年多，已经涌现出 200 多名像李国栋、闫小岭这样的"阿米巴"。这些在绿瘦内部不断孵化出来的自由销售团队，由于与公司已形成市场化的运作关系，其业绩与收入的联系变得更为紧密，个人价值的实现变得更加充分，因此团队的成本意识和盈利意识更加牢固，这些"团长"级别的员工身上的创业家精神也被彻底激发出来。

▲ 营造家的氛围

> 家庭是政治社会的原始模型：首领是父亲的影子，人民就是孩子的影子。
>
> ——卢梭

一支军队的凝聚力，将直接影响着这支队伍的战斗力。凝聚力来自哪里？来自内部文化。在绿瘦的大家庭中，就有这样一种貌似无形，却又无处不在的"家文化"。

2017年元旦刚过，家住广东省惠州市博罗县公庄镇的庄稼汉黄国章就迎来了特别开心的一天。这天上午，他忽然接到儿子黄志润从广州打来的电话。

自从10年前儿子离家去省城闯荡，一家人就很少再有团聚的时刻。虽然省城广州距离惠州博罗县不过也就是一百多公里的路程，但对于祖祖辈辈面朝土地靠着农作为生的庄稼人来说，那却是一个非常遥远的地方，远得甚至连去见识见识的念头都不曾有过。

儿子刚去广州的时候，听说是在一家房地产公司帮着别人卖房子，可做了几年好像也没挣到什么钱，后来就转去了一家叫作绿瘦的公司，才慢慢稳定下来，挣的钱比以前多，每月都能往家里寄一点回来。后来还在公司里认识了一个名叫吴小燕的女孩儿，谈了两年恋爱，2014年底结了婚，解决了终身大事。唯一让黄国章和老伴王甜英感到有些遗憾的是，除了逢年过节儿子媳妇能偶尔回来见上一面，平时还是很少有联系。因为孩子们的工作实在太忙了，忙得连晚上通个电话聊上几句的机会都不多。

可是这天，儿子忽然一大清早就给他打来了电话，而且还兴冲冲地告诉他："老爸，下个礼拜我们公司要搞十周年庆祝活动，准备邀请100位销售精英的父母来广州参观哩！"

"志润啊，你的意思，是想让我跟你妈一起去广州？"这突如其来的消息，顿时让黄国章喜忧交加。喜的是，因为儿子的出色工作，从未去过广州的老两口也有机会去大城市开开眼界了；忧的是，听说广州那地方什么东西都特别贵，这又得吃又得住，坐车还得花一笔交通费，儿子媳妇挣钱那么辛苦，实在不想再给他们增添负担啊。

"这个您不用担心的，老爸，你们这趟来回，包括吃住交通，所有的费用都是由公司承担的！"虽然儿子的话让黄国章安心了不少，但这种"天上掉馅儿饼"的好事，还是在他的心里画了一个大大的问号：这到底是家什么公司呀？一下子邀请100位员工的父母游广州，这该花费很大一笔钱吧，他们到底图个啥呢？

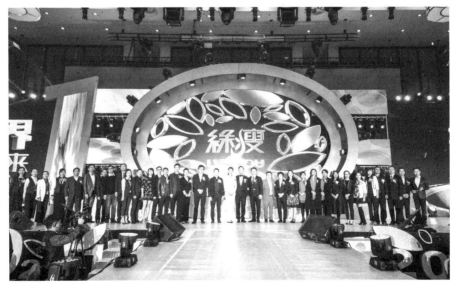

▲　十周年庆典现场

黄国章心里的这个疑问，其实正是绿瘦组织这次活动的目的：让优秀员工的家长们亲眼来看一看，这是一家靠谱的企业，孩子们在这里工作完全可以放心。

当时在策划和筹备公司十周年庆祝活动的时候，负责企业文化的行政总监方舒阳得到了一个从业务部门反馈过来的需求：希望公司能在十周年之际给优秀员工一个奖励计划。但是考虑到经费有限，如果直接发奖金给大家，分到每个员工手上其实也不多，而且公司另外也有安排奖励计划，这样重复奖励意义似乎不大。

怎么把有限的经费用在刀刃上呢？活动策划小组的一帮年轻人动了不少脑筋，最后大家都说，其实我们的员工大多来自外地，常年与父母分隔两地，家里的父母惦记着孩子，却不知道孩子在外的情况到底是怎样的。我们不如用这笔经费把这些员工的父母请到广州来，看看这座城市，看看我们的企业。于是一项事务繁杂但却温情满满的活动，就这样在大家的灵感碰撞中诞生了。

这趟出乎意料的广州之行，让黄国章和王甜英终生难忘。他们完全没有想到，一下火车，公司负责接待的小姑娘就已经举着牌子在等候他们了。更让他们没想到的是，车子竟然把他们送到了位于广州最繁华地段的中国大酒店，望着眼前这座灯火璀璨、巍峨耸立的五星级豪华酒店，黄国章和王甜英感觉就像在梦中。进入房间，茶几上还放着新鲜的水果，写着温馨祝福语的小卡片，使开始的那种拘谨感在不知不觉中慢慢消失。

2017 年 1 月 20 日，正是中国农历的小年夜，在金碧辉煌的长隆国际会展中心 3000 人大会堂里，黄国章夫妇和其他优秀员工的家长们一起，坐在最靠前的位置上亲眼见证了"绿动世界·领 show 未来"绿瘦集团十周年庆典的盛大场面，听完绿瘦集团董事长皮涛涛在台上充满激情的演讲，黄国章在这个晚上兴奋得都没怎么睡踏实。第二天，旅行社的人又带着他们在广州参观了一整天，"小蛮腰"、陈家祠，还有珠江夜游，都让这个庄稼汉感到从未有过的新奇和快乐。

临走前，黄国章由衷地对儿子说："志润啊，你们在这个企业做事，我和你妈都很放心！"

在绿瘦集团，其实并没有成文的"家文化"制度。但是，假如你深入到这个企业的内部，就会被一种浓浓的"家"的氛围包围着。

为了让这些漂泊在外的年轻人拥有归宿感，绿瘦从员工应聘入职开始，就提供了各类基本福利。你只要有一颗积极进取的心，就可以在迈入绿瘦大门的那一刻起，接受包吃包住还拿津贴的入职培训，对于那些刚刚走出农村，囊中还十分羞涩的新人来说，无疑是充满温暖和诱惑力的。

经过培训考核正式入职后，一旦有了稳定的收入，绿瘦不再提供免费的食宿，但生活压力也不会很大。对于外来务工者，最大的开销无非就是吃和住，而在绿瘦，公司对员工食堂是有补贴的，伙食费比在外面就餐起码要便宜 40%，一般 6 元钱起步就能吃饱吃好；至于住宿，公司同样每年都会投入大笔补助，为员工提供高中低档不同的宿舍，里面集中配置了桌椅床铺和空调、电视机、热水器等家用电器，员工可根据自己的经济状况以低廉的价格租用。宿舍有 24 小时安保，还有定期巡视楼道的宿管员，住在这样的宿舍里，员工感受到的不仅是安全和舒适，还有一种强烈的归宿感。2017 年 5 月的一天，入职不久的小伙子林刚亮突然在宿舍里晕倒了，被巡视的宿管员及时发现，马上电话通知行政中心，派人将他送往医院抢救。经检查，原来是低血糖所致，虽然情况并不严重，但小林的心中却是充满了感激，他感觉在这里就像在家里一样，时刻有人在关心着你。

和企业模式有关，绿瘦内部存在很多销售团队，而这些小队伍都特别强调团队文化。对这种团队文化，林刚亮的感触也是很深的。每天一早来到公司，主管就会询问有没有吃早餐，并且反复提醒他们，你们这些年轻人总是习惯于不吃早餐，这是不行的，我们每天要打那么多电话，工作强度这么大，不吃早餐就会引起低血糖。起先林刚亮还不当回事儿，每次总是随口应付主管说吃过了。自从那次在宿舍昏倒之后，他终于理解了主管的一片苦心，每天都赶到公司和伙伴们一块吃早餐。

早餐之后是晨会，大家相互打气、相互鼓励，有一种并肩作战的感觉，氛围特别好。工作一上午，主管又会领着大家一起到食堂吃午饭，然后督促大家午休。到了晚上下班之后，大家还要在一起回顾总结一天的工作情况。休息的时候，销售团队还会自发开展活动，当然都是年轻人喜欢的活动形式。林刚亮的主管特别用心，他经常会把团队中的小伙伴约到自己家里，然后每人做一个菜，大家感到特别开心，特别有气氛。

在不少企业，办公室恋情是大忌，即便有也只能偷偷摸摸进行。有意思的是，绿瘦不仅不反对员工在内部找对象结婚，甚至还十分鼓励大家呼朋唤友、拖家带口都来绿瘦工作和生活。像黄志润与吴小燕这样，在共同的工作、学习过程中产生了感情，进而组建家庭，生下"绿瘦宝宝"的情况，在这家企业可谓比比皆是。每年七夕节的时候，绿瘦还会特别安排一场活动：把公司内所有的双职工，包括正在恋爱之中的"准双职工"，都请到一起，请他们和董事长一起开开心心地吃一餐"团圆饭"。

在 2013 年 8 月 27 日公司举办的一次活动中，绿瘦的健康顾问吴涛认识了另一个部门的女孩子曾妮，一见钟情的两个年轻人很快发展为恋人，在绿瘦留下了他们的爱情童话。两年后，吴涛决定向曾妮求婚，给她一个白头偕老的承诺。2015 年 6 月，他找到企业文化部，向他们提出了自己的想法，希望同事们能帮他在七夕节的时候策划一场浪漫的求婚仪式。企业文化部了解了情况后，立即组织员工排练了舞蹈、歌曲等节目，还把这两年来吴涛和曾妮在一起的点滴往事和相片收集起来，制作成了一段精美的视频。8 月 20 日，在绿瘦小礼堂里，吴涛当着同事们的面向曾妮浪漫求婚，绿瘦的小伙伴们兴高采烈地为这对"修成正果"的恋人献上了载歌载舞的祝福。看到心爱的恋人激动不已的样子，吴涛心中也充满了幸福。

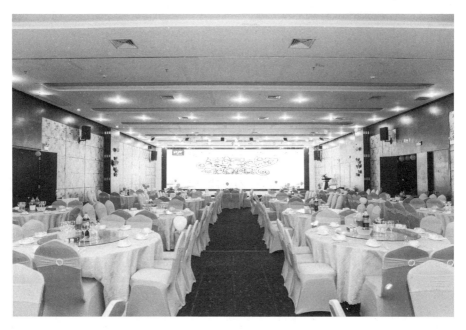

▲ 七夕家宴会场

对于绿瘦这种貌似无形，却又实实在在地渗透在企业方方面面的"家文化"氛围，一开始方舒阳觉得挺奇怪的。这位主抓企业文化的行政中心总监是在2015年11月入职绿瘦的，在这之前，他的身份是世界著名直销企业安利集团的战略筹划部经理。在这位深谙外企文化的年轻高管观念中，企业最应该强调的是专业精神，在企业中老板和员工的关系非常清楚，那就是雇主与雇员的关系，这种关系是根深蒂固并且处处彰显的。可是进入绿瘦之后，他在这个庞大的企业组织内部，却看到了更多类似家庭的文化，董事长就像是一个大家长，他把这个企业从最初的几个人一点一点地带大，直到如今的几千人，这个过程就像抚育孩子，其中倾注了长期的情感积累，因此才会塑造出这种类似于大家庭的企业文化。

而反观这个企业中的成员，他们大多年纪轻轻就从老家出来，进入绿瘦后在这里一步一步成长、赚钱、养家，有很多甚至就在绿瘦找到了另一半，结婚生子，买车买房。在这样的环境下成长起来的员工，本身对企业自然也有一种类似于家庭般的依赖。

　　企业文化是企业为解决生存和发展问题而树立起来的，被组织成员共同遵循的基本信念和认知，具有凝聚、规范、激励和导向等重要作用，这是企业一种内在的基因和力量。因此，不管哪种类型的企业，都非常重视企业文化，都有自己的一套企业文化模式。但在企业文化的具体塑造中，我们常见的又往往是一种外在的行为，比如墙上醒目的标语、会场上震耳欲聋的口号，甚至还有很多企业会要求员工把书面的企业文化给全文背诵下来。可是在绿瘦，"家文化"并没有一个系统成文的东西，所以无论是在荔湾园区还是天河园区，除了一些销售团队为了激发员工干劲而书写的临时性标语外，几乎看不到什么上墙的标语口号，"家文化"在绿瘦是落实在一件件小事上的具体行动，是一种渗入企业骨髓的基因。

　　绿瘦与外企之间的区别，自然是有其合理性的。外资企业之所以更看重专业精神，强调企业内部的雇佣与被雇佣关系，是因为在西方人的观念中，家庭与企业的界限十分清晰。在工作时间之内，个人应当做到最努力、最专业、最极致，但在工作时间之外，个人应该有私密的自我空间，决不能和工作混在一起。而在绿瘦，东方文化中的集体主义精神则体现得十分突出，员工对企业有一种家的依赖，企业也愿意传播和弘扬这种家的文化，以提升员工的忠诚度。

　　绿瘦90%以上的员工都是营销人员，他们从早到晚就待在一个狭小的空间里，不仅工作强度大、压力大，而且特别枯燥，因此员工的心理调节、业余生活，甚至细节关怀都是十分重要的。各个部门、各业务板块会根据各自的实际情况，经常组织各种活动，比如通过例会加油打气、搞一些小游戏小聚会、开展一些气氛活泼的拓展运动，来激发大家的热情。公司内部还组建了各种球类、瑜伽、健身等兴趣活动小组，公司会拿出经费，让有兴趣的员工去牵头，组织大家定期开展活动。

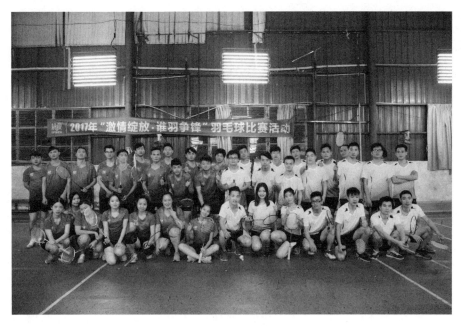

▲　员工羽毛球赛

　　奖励优秀员工出国旅游，这样的激励方式虽然并没有太大的新意，但很受员工的欢迎。每年，绿瘦都会选出 10% 的优秀员工外出旅游，400 名员工的境外旅游，是一笔很大的开支，但绿瘦已经实行了多年。优秀员工因此有机会到美国、韩国、印尼、泰国等国家旅游，在尽情享受美丽的自然风光中，疏解身心的压力。

　　在绿瘦天河园区的食堂里，每天都会推出各种不同菜系的菜肴，湘菜、粤菜、川菜……琳琅满目的食谱，让来自四面八方的员工都能吃到带着家乡味道的饭菜。舒瑾曾经对负责食堂的师傅开玩笑地说，你们这么用心做菜，真应该出本书了，就按照《舌尖上的中国》的调调，把大家的乡愁给写出来。

　　其实食堂是最难管理和经营的，稍有不慎就会遭到投诉。作为行政部门的负责人，方舒阳从内心来讲最希望把食堂承包出去，那样既便于管理，又可以降低运营成本。但他知道，董事长皮涛涛对食堂是非常重视的，这个食堂必须由公司自己来做。因为他刚到绿瘦，就听说过这样一件事：2012年，天河园区A、B两幢大楼装修的时候，曾经有人向董事长建议把位于一楼的食堂搬到地下室去，因为天河园区的负一层有很大一个空间，而公司当时并没有停车的需求，如果把地下室改建成食堂，一楼就可以改造成办公室，或者拿来出租产生效益。而且一楼的楼层特别高，隔一隔，还可以多出许多空间来。没想到，这个"金点子"却被皮涛涛一口否定了，他的理由很简单："我们的员工工作很辛苦，我是不会让他们在地下室里吃饭的！"

作为一个企业的老板，皮涛涛不可能不算企业的盈亏效益，但很显然，在合理的范围内，他更愿意多考虑员工的需求。在他的这种风格影响下，绿瘦的行政后勤部门以及各个营销团队也都格外注重细节关怀，对员工尽量做到精细化管理。夏天到了，他们会给业绩完成得较好的团队送水果，出其不意地将切好的西瓜放在员工的桌上；为了帮助员工降火消暑，他们会安排食堂为大家准备凉茶或汤水；考虑到员工平时跟客户沟通讲话比较多，眼睛长时间盯着电脑会比较累，就给员工准备了金嗓子喉宝和眼药水……

尽管这种"家"的氛围在绿瘦无处不在，但假如你一定要追着方舒阳问，绿瘦的企业文化到底是什么？他会告诉你是"幸福"，因为要保证前线的战斗力，后方必须很安定、很幸福；他还会告诉你，皮涛涛经常强调的一句话是："让员工快乐地工作、快乐地生活。"其核心就是让大家都感到幸福。而营造大家庭氛围的目的，正是为了增加员工的幸福感。

第七章

服务为重

——包抄的偏师

本章导读

销售前的奉承，不如销售后的服务。这是制造永久客户的不二法则。

——松下幸之助

人们买的不是东西，而是他们的希望。

——特德·莱维特

兵法有云："以正合，以奇胜。"如果说绿瘦的产品是应对"脂肪战争"的堂堂之阵，那么持续的体重管理服务就是出奇制胜的偏师，而对于看重"卖服务"而非"卖产品"的绿瘦而言，这支偏师或许比正面的军团更为重要。正是服务而非产品，才是贯彻绿瘦"持续性的体重管理"理念的最好法宝。

▲ 战斗前的结盟

如果我们想交朋友，就要先为别人做些事——那些需要花时间、体力、体贴、奉献才能做到的事。

——卡耐基

绿瘦的销售人员和健康顾问都很清楚，在绿瘦现行的销售模式中，客户看不到他们，都是在电话当中做沟通而完成销售的。将心比心，客户一定会有怕被欺骗、怕买了产品没有效果、怕受损失的心理。因此，健康顾问只有通过自己多次反复的贴近服务，真正把客户当作朋友一样看待，真的想尽办法去帮助他们，让客户得到实实在在的建议和帮助，渐渐看到成果，才能逐渐培养起一种信任感，从而与客户建立起牢固的作战联盟。

但是，很多时候，这种信任的建立和培养就像栽培一盆花朵一样，是需要时间和耐心的，急功近利的结果只会适得其反。

2017年3月15日，消费者权益日这天，健康顾问马明川（化名）忽然接到了一个客户投诉，这是他入职绿瘦半年来接到的唯一一次投诉。

这是一位29岁的女客户，是一位政府机关的工作人员。在沟通过程中，马明川发现她对绿瘦产品似乎有一种误解，以为这些产品是神丹妙药，只要一吃马上就会瘦下来。马明川就明确提醒她，要想取得理想的减肥效果，你还必须配合我们给你的指导。

一开始，这位客户确实也挺配合的。但奇怪的是，几个月过去了，客户的体重却一点也没有减下来，于是她就在言谈中流露出了对产品效果的质疑。马明川觉得很纳闷，他想了很多环节也没有找到问题所在。对产品效果深信不疑的他，也不由得开始怀疑起来：莫非真是自己给客户配的产品出了质量问题吗？

绿瘦的茶水间就有各种产品，专供员工试用。于是马明川就跑到茶水间再一次试吃这两种产品。

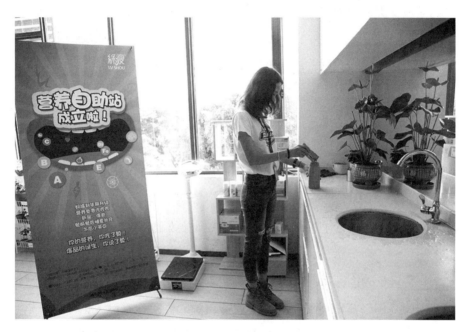

▲　公司茶水间"营养自助站"

于是再跟客户做进一步的沟通，这时马明川才发现，原来客户对后期配的一些产品口感不太适应，于是就三天打鱼两天晒网，没有坚持按量服用。再加上她的工作性质，平时应酬也有点多，时不时会喝红酒什么的，这些都不利于马明川对她的膳食结构进行调理。

"作为健康顾问，我必须站在专业的角度来要求您，您不配合我就不行。您一定要按我的要求去做，否则我没办法帮您把体重减下来……"马明川心里一着急，语气就有点重了。

对方本来就觉得产品口感不好不太想吃，被马明川这么一说，就开始抱怨起来。马明川见她不配合自己，就想给她来个激将法，于是态度坚决地说："如果您这样的话，那我把您的档案退回去，您也不用来减肥了，不会有效果的！"

谁知道激将法不仅没有起到效果，反而激怒了客户，她一气之下竟向消费者协会投诉马明川，说绿瘦的健康顾问在欺骗她。

事实给了马明川深刻的教训，看来，客户的信任是需要循序渐进耐心培养的，绝不可以急躁行事，盲目使用激将法，结果只会越激越糟糕。

有了这一次的教训后，马明川体会到要想取得客户的信任，必须将心比心，真正成为客户的贴心朋友。不久后，公司分配给他一位名叫邓春梅的四川客户，在首次电话沟通中马明川明显感觉到，对方虽然已经在绿瘦买过一次产品，但减肥的欲望并不那么强烈。于是马明川先把精力放在了对客户情况的全面了解上。他首先通过较为专业的自我介绍，让这位名叫邓春梅的客户明白，自己是来帮助她解决体重问题的，而要解决这个问题，客户必须先充分了解自己的体质，找到导致肥胖的根源所在，才能对症下药。

一番轻松的沟通后，马明川慢慢摸清了邓春梅的情况：她是一位个体企业主，专门经营电器配件的批发业务，她的先生也是商人，专卖电器。夫妻俩平时忙于各自的生意，感情交流和相互关心较少，对自己的身体保养也不太注意，加上年轻时流过产，因此出现了宫寒、内分泌失调等问题，导致身体代谢缓慢，累积起了比较顽固的皮下脂肪。

"您的皮肤是不是有些偏黄，甚至还会出现一些痘斑？"在前期的专业知识培训中，马明川了解到流过产的女性可能会出现子宫内膜变薄，卵子细胞脱落得就比较快，月经也时常会相应提前。他把这些知识分析给邓春梅听，一下子获得了对方的认可。

"对对，是这样的。"邓春梅在电话中开始坦陈心中的疑虑，"你说的这些，其实我也上网查过，的确是这样的。不过我也在网上看到了一些有关你们绿瘦的负面新闻，所以……"

"那您觉得我怎么样？我跟您说的这些情况有没有夸张的成分？"

"那倒没有，我觉得你人很好，还蛮负责任的。"

"谢谢！您选择信任我，让我觉得很欣慰。其实每个人的身体状况都是不同的，不可能吃同一种产品就包治百病，所以才需要我们健康顾问来辅助你们，一对一进行体重管理。有些人看到网上的负面新闻，心里有疑虑，就没有坚持下去，这样效果自然就不好了。但是您想啊，现实是我们绿瘦能做得这么大、做得这么强，这是有目共睹的，如果是像网上有的人说的那样，是属于行骗的话，我想有关监管部门早就来关停处罚了。"

"你说的也有道理。"

"那您要是再有什么想法，有什么疑问，也请直接告诉我，不要藏着掖着……"

"那好吧，我试试看吧。"

接下来的十多天时间，马明川多次联系邓春梅，每次她都很忙，不是在开会，就是在盘货，聊不上几句就得把电话挂了。但是马明川并没有放弃，他决心通过自己的服务，扭转对方对绿瘦的印象。

那天马明川又打电话过去，邓春梅在电话中急匆匆地说，最近就先别联系了，自己要外出旅游一段时间，店铺也已经交给别人帮助看管。她匆忙地说："我马上就要上飞机了。"

"好的，那我们先不聊了。为了您的安全，也为了大家的安全，上飞机就别接电话了。等您到了那边，麻烦您通知我一下那边的区号，我们就用当地的电话联系好了，我希望不要浪费您的电话费。"马明川说完，最后嘱咐道，"旅游的时候一定要注意个人安全。"

一周后，邓春梅旅游回来，竟主动给马明川打来电话。没想到就是那几句贴心的问候与关心，使她真正感受到了健康顾问是真心想帮助她管理体重的，信任就这样潜移默化地建立起来了。

邓春梅在马明川的指导下，连续做了几个月的减肥，虽然她身上的脂肪比较顽固，减重的效果并没有她原本设想的那么快，但是身形和肤色都有明显改善，更让马明川开心的是，邓春梅已经彻底消除了对绿瘦的疑虑，完全把他当作一位值得信赖的贴心朋友。平时不管是工作上遇到什么不顺心的事，还是回家跟老公吵了架拌了嘴，她都会向马明川倾诉。甚至连孩子学习中有什么不懂的，也会向他请教。

在绿瘦，每一位健康顾问都遇到过培养客户信任的考验，这是他们协助客户打赢脂肪战争所必须具备的基本技能。相对于入职绿瘦还不到两年时间的马明川，已升级为事业六部"阿米巴"的陶乾（化名），经验就显得更加丰富了。如果说马明川取得客户的信任，完全是凭着一种自发的热情，那么陶乾培养客户信任度的过程，显然更加有节奏、有章法。

2016 年 8 月 15 日，陶乾接手维护一位 41 岁的南京客户林女士，当时她已通过网络购买了 560 元的产品，包括奥赛青胶囊和荷叶茶等。但是产品使用了一个星期后，不仅没有一点效果，而且还有头晕、恶心的感觉，人很不舒服。陶乾的电话刚打过去，林女士上来就是一通牢骚和抱怨，然后态度坚决地说她打算放弃了。

在林女士絮絮叨叨地发泄着心中不满的时候，陶乾只是静静地听着，并不插嘴。他知道，必须先让客户把心里的不愉快通通发泄出来，后面的沟通才会产生效果，这是取得对方信任的前提。

林女士埋怨了半天，气渐渐理顺了，果然语调也不再那么咄咄逼人。这时候，陶乾才开始用一种非常舒缓的语气与林女士攀谈起来，在交谈中他慢慢了解到，林女士本身血糖偏低，加之在使用产品的过程中，因为减肥心理迫切，对自己的食量控制就格外严格，平时每餐都吃得特别少。

摸清了症结所在，陶乾就开始给林女士分析她头晕和恶心的原因。"我们这边的产品都是合规、合格的，质量方面都是有保障的，所以您完全不用担心产品会有副作用。那么您的恶心和头晕又是什么造成的呢？关键就是您吃得太少了。您想啊，我们正常人在血糖很低的时候，也都会出现头晕恶心的状况，更何况您本身血糖就已经很低，然后又吃得这么少，出现头晕恶心是难免的。"

听了陶乾的分析，林女士觉得挺有道理的，她焦急地问："那我该怎么办呢？"

"您先把减肥产品的用量减下来，别吃那么多，不要太心急。"陶乾嘱咐，"然后您平时要注意多补充一些糖分和水分，这样头晕和恶心的症状会慢慢消失的。"

听了陶乾的建议，林女士有些感慨：他怎么不是尽量让我多吃产品，反而还让我减量呢？看来这个健康顾问真是专业的。

作战联盟就这样在不知不觉中建立起来了。

客户的信任度有了提升之后，陶乾开始给她制定一套产品方案。按照常规的做法，三天沟通之后，就可以进入实质性的减肥阶段，这时候通常会给客户安排一些代餐之类的产品，来控制其摄入。林女士也是这样想的，满心期待着可以开始减肥了。但陶乾却告诉她，因为她的血糖还偏低，不能完全依赖代餐而不吃东西，这个阶段主要还是得有针对性地调理她的体质，帮她补充气血，来促进身体的代谢循环。"任何事情都得有个过程，不会一口气吃成个胖子，也不可能一下子减成个瘦子。减肥一定要找准根源所在，找对适合自己的方法，就像盖房子一样，先挖好地基、打好基础之后房子才能盖得牢固。您现在要解决的根源问题，就是得先把气血调理好了，身体代谢才会加快。"陶乾说话善于打比喻，听起来就比较通俗易懂，林女士也表示能够理解。

一周之后，林女士感觉气色好多了，根据她的情况，陶乾为她制订了进一步的计划，这次适当地配入了一些代餐产品，但是考虑到林女士的血糖指标才刚刚有了起色，也不敢给她用太大的力度。为了取得林女士的理解，陶乾又给她打起了比喻："接下来我们要着手对您的身体脂肪进行分解。为什么要分解而不是直接消除？因为目前身体里的脂肪是呈条块状的，就像市场上买回来的肥肉，要让油脂消化掉，肯定得先将它切成一小块一小块，这就相当于分解。所以，这会有一个过程。"

听了陶乾的比喻，林女士笑了："你说得还挺形象的。"她身高 1.68 米，原始体重 65 千克，其实也不算很胖，所以瘦身难度相对来说就会比较大些，加上体质原因又不能大剂量服用产品、大幅控制饮食，所以瘦身的过程比较艰难，往往是刚刚用过产品，减下一两斤之后，体重便又停滞不减了。而林女士的心理预期是减到 60 千克，中间显然还有差距。

林女士是个比较谨慎的人。到了 9 月中旬，在用过四次产品之后，她感觉信心受到打击了。她对陶乾抱怨说："我一次次地相信你，但是现在已经过去一个月了，钱也花了不少，可是我也没有看到什么明显的结果，我看还是算了，不减了。"

陶乾也很着急，按照林女士的情况，血糖好不容易调好了，肯定是不能饿肚子的；但是如果不控制食量，减肥的效果又肯定出不来。这仿佛走进了一个死胡同，怎么办？

那些天陶乾满脑子都在琢磨这个问题：怎么才能帮林女士把体重减下来一些，而身体又不会出现问题？他仔仔细细地重新梳理了林女士的各方面情况，在分析膳食结构的时候，脑子里突然闪现出了灵光。他发现由于不敢控制食量，林女士的饮食结构跟大多数人一样，虽然不属于高盐高糖高脂肪，但相对减肥者来说，肯定都是超量的。那能不能改变一下林女士的饮食结构，让她在不饿肚子的情况下控制盐分、糖分和脂肪的摄入？请教了医学专家后，陶乾的心里终于有底了。他告诉林女士，在接下来一段时间里，要彻底改变一下膳食结构，用麦片来代替以往的主食，同时多补充一些蔬菜和水果。

"如果这一次还没有效果，您再考虑要不要放弃也不迟。"陶乾的话又燃起了林女士的希望。

又是一周，林女士的体重果然下降了 5 斤，比前 3 次使用产品所减的总量还要多。客户的信任感一下子又重新回来了，战胜脂肪的联盟再次巩固。

后面的沟通就变得非常顺畅，陶乾不仅成了林女士最信赖的健康顾问，而且还成了她的编外心理咨询师。她会经常主动致电陶乾，像朋友一样跟他分享一些生活中的琐事，比如说女儿的学习情况怎么样、父母退休之后的生活状况怎么样、单位里遇到了什么烦心事儿等。林女士说，之前从未遇到过一个可以这样尽情倾诉的朋友，所以跟健康顾问聊天特别愉快，每次聊完就觉得堵在心里的一口闷气疏解开了。

不知不觉半年过去，林女士的体重早已减到了 56 千克，而且一直维持在这样的一个水平。减肥目标早已达成，但是陶乾的这位客户却始终没有流失。每个星期，林女士总会打来一两次电话，跟陶乾聊上一两个小时，话题几乎都是生活上工作上的事情，然后到最后几分钟，林女士才会跟陶乾简单商议一下，下一期的方案是什么，主要就是帮助她继续调理身体、巩固体重控制成果。她成了陶乾更是绿瘦的最忠实的顾客。

▲ 最坚强的后援

我相信推销活动真正的开始，是在成交之后，而不是之前。

——乔·吉拉德

最细致的体验需要最宁静透彻的观照。

——龙应台

在上海一家印刷企业工作的高先生，搞不清楚自己究竟是从何时开始胖起来的。在来上海之前，他曾在杭州工作过六年，每天的状态就是坐在电脑跟前，工作到深夜，然后肚子饿了就去外面吃夜宵，几乎没有什么运动的机会。他的体重就是这样在不知不觉中以每年十多斤的速度增长起来。到了 2016 年底，身高 1.75 米的高先生，体重已经达到了 205.4 斤，不仅身体变得既慵懒又笨拙，各种疾病也接踵而来。年仅 39 岁的高先生，血压经常飙到 180，每天都得靠吃降压药，才勉强把血压控制下来。此外，重度脂肪肝等问题也都先后缠上了他。

严重的肥胖渐渐成为高先生的负担，使他不得不开始减肥。起先，他上健身房拼命地锻炼，但是由于曾经受过外伤，健身教练告诫他不能这样过度锻炼，否则会伤及身体，谁知健身稍一停下来，刚刚有点控制住的体重就像被摁到水里的气球，迅速反弹起来。后来，他又看到老婆和周围的朋友们都在服用减肥茶、螺旋藻之类的瘦身产品，于是也买回来一大堆减肥产品，结果头两天还略有效果，但后来不管怎么继续吃药，体重就停滞在那里不动了。更可怕的是，把这些瘦身产品停掉之后，体重又继续飞快增长。

那段时间，高先生深受肥胖的困扰，于是就天天上网搜索，查找各种减肥信息，希望能找到一种靠谱的瘦身方法。

2017年5月的一天，高先生在网上看到了绿瘦的产品信息，他仔细研究了一上午，发现这个绿瘦和其他的减肥产品很不一样。之前他试用过好些减肥茶、减肥胶囊之类的产品，品种都是很单一的，销售人员的指导也极其简单，无非就是说明怎么服用、什么时候服用，然后沟通就结束了。而这个绿瘦却有很多产品，通常是多种产品组合起来使用的，每个阶段使用的产品组合也不一样。这让高先生产生了一种莫名的信任感。他想：减肥跟治疗各种疾病的道理应该是一样的，不同阶段肯定应该用不同的药物。这种产品组合的减肥方式，听上去就比单品要可靠得多。

抱着试试看的心情，高先生拨通了销售热线电话。在电话的那头，一位未曾谋面的服务人员热情接待了他，并向他介绍了一款叫作"绿瘦D28体重管理"的减肥项目。通过服务人员的讲解，高先生搞清了这种减肥项目的基本原理：大多数人在减肥过程中基础代谢水平降低了，结果摄入的热量代谢变得更加缓慢。为了控制体重，就不得不长期严格控制饮食，使减肥过程变得非常艰难。而D28体重管理项目的理念是最大限度地保留原有习惯，从调整饮食、运动作息、情绪等方面入手，让身体逐渐适应健康的状态。

虽然对服务人员讲解的健康饮食等道理高先生都十分认可，对这个28天的体重管理项目也很感兴趣。但毕竟是第一次接触绿瘦，之前有过太多次减肥失败经历的他还是有些顾虑，于是就先尝试着买了半个周期套餐。

在健康顾问的指导下服用了产品后，高先生的体重果然减了一些下来，信心慢慢就培养起来了。从那以后，健康顾问几乎每天都会在微信上联系他，除了指导他如何服用产品外，还会不断地提醒高先生哪些食物可以吃，能吃多少，哪些不能吃，调整膳食结构的同时安排一些轻运动。

就这样，健康顾问成了高先生的强大后援。有人每天督促着，他觉得减肥的过程不再那么难了。每天吃饭之前，他都会拍照发给健康顾问过目。早餐基本以蛋白和无糖豆浆为主，午餐和晚餐则吃一些蔬菜和瘦肉，米饭和面条一概不碰。主食少吃了，每天很容易饿，体重管家就给他配了代餐产品，确保每天的摄入量充足。

体重管家还给他设计了每天的运动量，不过只是每天做几组开合跳，或者卷腹、平板支撑之类的家居无器械轻运动，出点汗就结束了，根本不用像之前自己在健身房锻炼的时候那般吃力。

让高先生开心的是，就是每天这些小小的改变，竟然产生了之前从未有过的效果。两个月来，他的体重一直在减。到 7 月中旬，他又称了一下体重：170 斤，已经整整减去了 35.4 斤，距离自己的心理目标 160 斤不远了。更令人惊喜的是，从使用产品之后的一个月开始，高先生就在医生的指导下尝试着慢慢停用降压药，如今他每天测血压，一直都维持在 120/80 左右。去医院做了体检，发现脂肪肝竟然也消失了。

按照这样的进度，高先生预计最多再过 1 个月，自己的减肥计划就成功实现了。这时新的饮食习惯和作息规律已经基本养成。

虽然 D28 健康顾问明确告诉他，只要把这些健康的习惯保持下去，他的体重就不会再反弹了。但之前经历过多次体重反弹的高先生，心里还是有些担心。从现在的效果来看是挺满意的，但万一以后又反弹了怎么办？所以成功减下了体重的高先生很担心自己停止服用绿瘦产品后，顾问就不会再联系他。他甚至在想，是不是还要持续地购买绿瘦的产品，才能让这种服务继续下去？

当他把自己的顾虑婉转地表达出来后，他的顾问笑着说："等你减到理想体重后，就不需要再吃减肥产品了。即便你想再吃，我们也不能给你吃。不过有一点你大可放心，即使你不吃我们的产品了，两年之内我还是会定期回访的。当然不可能像现在这样每天给你电话，但每周至少会联系你一两次的。"

如果两年之内体重都一直保持着不反弹，那应该就不会再反弹了。听了体重管家的话，高先生感觉像吃了定心丸一样踏实。

在嘉兴某企业从事财务工作的司徒小姐也有过类似于上海高先生的顾虑，减肥成功之后的她，当然也担心体重会重新反弹。但是性格外向的她，行事的方式可就比内敛的高先生主动多了。

年仅 20 岁的司徒小姐，周围闺蜜的身材都是偏瘦型的，唯有她一米六多的个头却有 150 斤的体重，显得与大家格格不入。每次跟闺蜜们走在一起，总会有一种莫名的自卑感在她的心底油然而生。

2016 年 9 月初的一天，她在微信朋友圈上看到别人发了一则有关减肥的新闻，就点开来看。这是一篇关于绿瘦健康顾问通过微信服务，帮助用户成功瘦身的报道，正在为肥胖而烦恼的司徒小姐读了报道之后非常动心，于是就满怀希望地购买了一些绿瘦的产品。

几天后，一大箱子的产品寄到，当司徒小姐把大大小小的的盒子一一取出来后，她惊喜地发现最下面还躺着一台崭新的体脂秤。对于这台小仪器，司徒小姐并不陌生，她曾经上网查询过体脂秤的用途和价格，打算花一两百块钱买一台，以便随时掌握自己的体重。没想到在绿瘦买了产品之后，竟然还赠送了一台体脂秤，司徒小姐觉得挺划算的。

不久后，绿瘦的一位健康顾问就来电联系她了。他说，可以帮助司徒小姐在服用减肥产品的过程中，从饮食、作息、运动、情绪等多方面来调节状态，并逐渐形成科学的生活习惯，以期最后控制和管理好自己的体重，不再反弹。

真有这么神吗？司徒小姐对这位健康顾问的话有些将信将疑。健康顾问告诉她，只要她每天坚持使用体脂秤，她的 12 项指标就会从体脂秤发送到后台，健康顾问就能通过这些数据来判断她的身体状况，每天给她制订不一样的运动和饮食计划。

刚开始，效果确实是蛮好的，司徒小姐感觉自己的身体每天都在变瘦。可是好景不长，体重减下去十几斤之后，就停滞不动了。司徒小姐心里不免有些着急，她上网搜索相关信息，结果发现网上也有一些关于绿瘦的抱怨，心里就更急了。她打电话给健康顾问，气呼呼地责问："我都是按照你的指导在服用产品的，为什么又减不下去了？你们是不是跟网上有些人说的那样，是在忽悠人的啊？！"

健康顾问耐心地跟她解释，减肥的过程总是这样的，因为每个人的体质不同，所以不一定服用了一个套餐的产品就能顺利减重。每个人中间都会出现平台期，这是正常的现象，这个时候要做的就是根据她的身体状况，对产品组合做一些适当的调整，改变一下服用方法，再配合一些饮食调节，效果就会重新显现。末了，健康顾问说道："其实任何产品都不可能完全没有负面反馈，中国有那么多消费者，每个人的体质状况又千差万别，再加上不一定配合我们的要求——坚持良好的生活习惯和按时服用产品，这些都有可能是导致减肥失败的因素。所以，网上的信息您可以作为一种参考，但不应该盲目相信。之前一段时间，您服用了我们的产品，并且配合了我们的体重管理措施后，究竟有没有产生效果，您应该有一个自己的判断吧！"

司徒小姐想想健康顾问的话似乎不无道理，自己又坚持这么长时间了，这个时候放弃的话太可惜了，于是就决定再坚持一段时间试试。

调整之后的组合产品很快又寄到了，这一次，健康顾问还给她发来了一份食谱清单，密密麻麻地罗列了一大堆食物，比如禁食的有各种高盐高糖高油的零食、加工食品和高淀粉的米面制品，甚至连辣椒、茄子、秋葵等也不可以吃；而在可以吃的食品清单里，竟然有猪羊牛肉、鱼虾禽蛋等。健康顾问还要求她每晚坚持做几组平板支撑或者卷腹运动，尽管感觉有点枯燥，好在时间不长，最多也就半个小时，稍微咬咬牙就坚持下来了。

之后，司徒小姐的体重又步入了正常的下降轨道。到2017年5月，她的体重已从150斤降到了102斤，瘦身目标基本达成。

按照绿瘦的规定，减肥成功之后的客户档案会封存起来，除了一周一次的跟踪了解之外，健康顾问不能再像以前那样频繁地给客户打电话。但司徒小姐却似乎已经习惯了那种有健康顾问时刻陪伴的状态，所以她还会经常主动给健康顾问打电话，说说自己目前的状态，并且像朋友一样，聊一些生活中应该注意的问题。

广东惠州的欧阳女士也是通过微信朋友圈接触绿瘦的。26岁的她，1米56的个头136斤体重，为了减肥，之前也曾尝试过多种减肥方法。

有一段时间，她每天去健身房跑步，虽然跑得挥汗如雨，精疲力竭，但身体并没有瘦下来，所以她知道，自己的肥胖症是属于顽固型的。让她稍许感到安慰的是，体重虽然没减，但至少控制住了不断增长的趋势，没有再胖起来。问题是后来工作一忙，运动时间就无法保证了，结果运动一停下来，体重反而增长得更快。

所以，在朋友圈看到有人推荐绿瘦公司之后，欧阳女士几乎没有多加考虑，就加了其中一位健康顾问的微信。对方通过了欧阳女士的好友验证后，详细询问了她的情况，并向她推荐了一种组合套餐。但是颇有主见的欧阳女士却说："我看到微信报道中有介绍你们的瘦身胶囊，效果特别好，已经有好多人吃了这种胶囊后成功瘦身了，所以我想试一试你们报道中提到的那个产品。"

"我刚才听您的情况介绍，根据您的身体状况，可能还是需要通过几种产品配合起来使用，才会有更好的效果，单单吃瘦身胶囊，可能并不适合您……"健康顾问的话还没说完，就被欧阳女士打断了，她非常坚决地表示，只想先服用瘦身胶囊试试。

其实在欧阳女士的心里一开始还是有些抵触的，她既有减肥瘦身的迫切欲望，同时又怕被销售人员引导去买一些无用的产品，多花冤枉钱。而健康顾问向她推荐的组合套餐，价格显然要比单买瘦身胶囊贵许多，所以她还是决定先按自己的思路来尝试一下。

健康顾问见欧阳女士态度这么坚决，只好向她叮嘱了一些注意事项，然后就把瘦身胶囊发给她了。

服用了瘦身胶囊后，欧阳女士有些失望。结果正如健康顾问所预测的那样，体重不仅没有减下去，反而还增加了一斤多。

"您这种是属于顽固型肥胖，单靠一种瘦身胶囊肯定是很难奏效的。"这一次，健康顾问的话终于引起了欧阳女士内心的共鸣，其实她也知道自己身上的脂肪有多顽固。

健康顾问告诉她，根据她的身体状况，首要任务应该是先进行调理，然后再开始控制摄入，效果才会慢慢出来。这一回，欧阳女士终于听从了健康顾问推荐的意见，先从服用产品来调理自己的体质。

了解到欧阳女士比较喜欢运动，健康顾问就积极鼓励她继续坚持，他告诉欧阳女士，要减肥就不能老是坐着，再好的瘦身产品都需要配合适当的运动，效果才会更好。健康顾问还特别提醒她，不能暴饮暴食，尤其是啤酒烧烤之类的食品，更要坚决杜绝。

对于爱美食的年轻人来说，这无疑是一个有点痛苦的考验。起先，欧阳女士觉得还挺难坚持的。啤酒烧烤都不能吃，人生就像少了很多乐趣似的。于是，健康顾问就每天打电话给她，一边询问和了解她服用产品的情况，鼓励她克服困难坚持下去；一边根据欧阳女士每天反馈的情况，不断调整产品的组合，以期持续产生瘦身的效果。

效果终于在坚持中慢慢地显现了，欧阳小姐的体重一点一点地开始往下降，到 2017 年的年初，体重已经稳定在了 110 斤，瘦身计划终于实现。

身边的朋友见欧阳女士的身材发生了这么大的变化，都纷纷向她来讨教秘诀，她也会把自己在绿瘦减肥的经历分享给大家。不过最后，她总是会这样提醒朋友：减肥是要有毅力的，想一边吃着产品、一边放开饮食，那是不会有效果的，所以如果你毅力不够，就不建议你去减肥。

欧阳女士减肥一年，花费并不少，不过她也知道，在绿瘦产品的价格中，其实是包含了服务费用的，甚至可以反过来说，绿瘦更大的价值就在于服务。如果没有健康顾问这种一对一的管家式体重管理服务，减肥的过程可能无法如此顺利。

▲ 天生的服务意识

每个人的生命中都有一段历史，观察他以往的行动的性质，便可以近似于猜测地预断他此后的变化，那变化的萌芽虽然尚未显露，却已经潜伏在它的胚胎之中。

——莎士比亚

初次接触绿瘦的人，都会觉得非常好奇：像这样一家拥有上百种产品的专业瘦身企业，是怎么会想到通过植入服务来提高产品的附加值，甚至将服务的重要性上升到产品之上，实现了由"卖产品"向"卖服务"转型的？像这样一家有着数千名销售人员的营销企业，又是怎么会想到要把营销人员转型为"健康顾问"，甚至是"体重管家"？

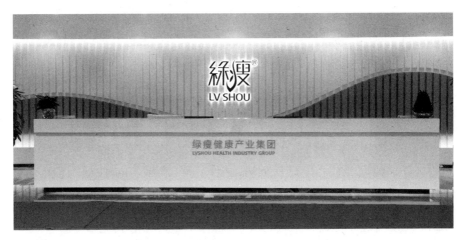

▲ 绿瘦集团荔湾园区

其实，任何事物的产生和发展都不是偶然的，而是必然有其渊源。回顾我们每个人的人生轨迹，无论是成功或失败，无论是辉煌或落魄，几乎都可以从其童年甚至幼年的经历中找到一些带有因果关系的端倪。企业也是这样，内在基因其实在其创始人的少年时代，就已经显现，绿瘦和皮涛涛自然也不例外。

皮涛涛的父亲是湖北监利国有农场的一个小干部，虽然捧着一口"铁饭碗"，但骨子里却有着一股向往创业的不安分劲儿。20 世纪 80 年代，正值改革开放的大好时代，下海经商成为一种勇于改变命运的时尚。皮涛涛的父亲尝试着做了一些生意，虽然最后都以失败告终，但这并未浇灭他心中的那团创业之火。后来，他索性离开农场，带着家人去了鄂湘交界的松滋县，做起了水果生意。皮涛涛从小耳濡目染，也主动帮衬父亲的生意。

并没有人教他应该怎么做，但是皮涛涛每天都会起得比别家摊主早，天刚蒙蒙亮，他就骑着自行车第一个赶到水果批发市场。当其他水果摊主陆续赶来进货时，满载而归的皮涛涛早已坐在店里，开始用纱布仔仔细细地擦拭着每一个水果，并且把这些果皮发亮的新鲜水果整整齐齐地码在了货架上。因为他知道，开门越早，顾客会觉得越方便；水果的品相越好，就会卖得越快。

一天下午，附近煤矿上的采购员到松滋进货，当他采购完满满几大袋蔬菜和肉食后，准备过江去对面的澧县买点东西，于是他就把肉和菜暂时寄放在皮涛涛的店里，说好马上就回来取的。结果等到晚上，周边的小店都关门了，皮涛涛还是没等来那位采购员。

原来，那位采购员在澧县购货的时候，被其他事情给耽误了。当他心急火燎地赶回松滋的时候，天色已经一片漆黑，看到街上的其他小店都已关门打烊，他只能在心里默默祈祷，但愿那个水果店的小伙子还在等我吧？当他怀着一线侥幸赶到水果店的时候，看到皮涛涛果然还在店里等候着他，感动得连声道谢："小伙子，辛苦你了，害你等到这么晚。下次我们矿上的水果，就都在你这里买了！"

别的水果店觉得很奇怪，明明都是同一个市场批来的货，为什么他们皮家的生意就特别好？他们哪里知道，被他们忽略了的种种服务细节，才是店家竞争的重要法宝。

对于年仅十几岁的皮涛涛来说，这种服务意识，几乎是一种与生俱来的天赋。因此，类似的无意间给他带来大笔生意的事例，也是不胜枚举。

有一年夏天，他跟别人一起卖冰棍儿。这天天气特别炎热，边上一个工地的工人们成群结队地过来买冰棍。这时，他发现当其他工人每人拿着一支冰棍美滋滋地站在树荫下舔食的时候，却有一个工人空着两手站在那里。皮涛涛以为他是没钱买冰棍吃，想都没有多想，就从保温箱里拿出一支冰棍，走过去递到了那人的手里。

"小伙子，谢谢你，这几天我在感冒，医生让我不要吃冰的东西。"原来，这个人是包工头，那些来买冰棍的工人都是他的手下。他虽然因为生病而谢绝了皮涛涛的好意，但这个善良的举动却让他挺受感动，于是他说："从明天开始，你每天给我们的工地上送一箱冰棍儿过来吧！"

20 岁的时候，皮涛涛去广州闯荡，这种渗透在基因内的服务意识，又让他在新的领域中脱颖而出，取得了那些学历比他高的同龄人无法企及的业绩。

他在一个很偶然的机会应聘到《南方都市报》，成为一名广告销售员的。20 世纪末 21 世纪初，正是平面媒体的黄金时代刚刚到来的时候，成功的机会就像无处不在的空气，真真实实地存在于每个人的身边，只要有一双敏锐的眼睛和一个敏捷的头脑，就不难发现这种机会。从未学过什么营销理论的皮涛涛，正是凭着那份勤勉、机灵和与生俱来的服务意识，很快就开拓出了一种属于自己的业务模式。

上岗后的皮涛涛，每天都会浏览其他报纸上的分类广告。当时，他的业务对象是刊登广告的客户，他把客户的电话逐一抄录下来，然后就一家一家地打过去联系。只要对方没把话说死，没有彻底拒绝，他就会立即骑上那辆26寸的男式自行车，穿越广州的大街小巷，主动上门去"谈业务"。

在这个过程中他发现，很多客户其实都是刚刚起步的创业者，虽然他们很想通过刊登广告来扩大产品的销路、招徕更多的业务，但却苦于手头并没有多少富余的资金可以用来做广告。而当时的报社规定，版面的广告都是整版或半版整体出让的，零星的小广告做起来很麻烦，要花费太多的时间和精力，所以基本是不接的。

既然客户有这样的需求，为什么不想办法满足他们呢？这时，皮涛涛身上的那种天生的服务意识开始发挥了作用。他想，我完全可以先把版面整版包下来，然后再化整为零，拆分成一排排的分类小广告，提供给那些有需要的中小创业者啊。按照这样的思路，皮涛涛果然很快打开了局面，短短一两个月，广告提成收入就超过了13万元，一举跃升为整个报社广告部的业务标兵。

服务意识不仅体现在这种化整为零的广告承揽方式上，同时还体现在因人而异的反向承揽方式上。有一位姓刘的麻将机老板同意跟皮涛涛见面，他应约上门后，发现对方的经营规模还挺大的。于是他决定动员这位老板做一个大版面的广告，他拿出随身带去的报纸，指着上面那一排排被分割成小方块的分类广告说，如果你的广告跟他们的都一样，哪会有什么效果呢？你不如做个更大一点的版面，那样效果肯定会更好。老板听了皮涛涛的话，果然犹豫起来。

"这样吧，我可以先给你垫钱，把广告做出来，等看到效果了，你再付款给我。"皮涛涛把事先想好的办法说了出来，他相信，这样的诚意应该足够打动客户了。

麻将机老板果然接受了这个先看效果后付钱的方案。皮涛涛回来后立即动笔撰写了一则大版面的广告，一口气连续刊登了两周。如此密集的醒目广告，不出意外地带来了销售额的显著增长，十分满意的客户马上痛快地付清了全部的广告款。

强烈的服务意识，已使皮涛涛下意识地把客户体验的手法运用到了他的广告营销服务之中，并且取得了意想不到的效果。

广告业务越做越顺手后，金牌业务员皮涛涛干脆辞职，自己创办了一家名叫"每日东方"的广告公司。他期望着自己的公司能像每天从东方冉冉升起的太阳，绽放出耀眼的光芒。

虽然目标十分远大，但是皮涛涛的创业步伐却迈得非常扎实。当时发行量和影响力最大的杂志，如家庭类的《知音》、文摘类的《读者》，还有体育类的《足球》《体坛周报》等，版面承包费高昂，而且还很难拿到。皮涛涛就退而求其次，专攻《爱情婚姻家庭》杂志、《球迷》报的广告版面。

当时一种叫作"目录营销"的邮购业务十分红火，"邮客隆""小康之家"等目录营销在全国各大杂志铺天盖地亮相，吸引着大批消费者向他们邮购各种产品。皮涛涛承包的版面上也经常会接到刊登这种目录营销广告的业务。有一次，本来谈好的广告客户临时变卦，广告不做了。怎么办？总不能让版面开天窗吧？无奈之下，皮涛涛灵机一动，学着"邮客隆"和"小康之家"的样子，随手编了一则"珍邮美"的邮购商品广告。

没想到，这个无奈的"顶版"之举竟带来了意想不到的业务，看了广告之后想订购商品的电话和汇款纷至沓来，顿时让十分看重信用与服务的皮涛涛感到了一种责任。既然人家要买，甚至把钱都寄来了，那就必须把这件事情认认真真地做下去，按照广告上的承诺想办法给人家把货发过去。于是，他请姐姐帮忙，将那些求购信息和联系方式一一登记下来，自己则跑去进货发货，愣是把"假广告"变成了"真广告"。

一片崭新的领域就这样无意间呈现在了皮涛涛的眼前。不知不觉间，他的"珍邮美"慢慢壮大起来，成了仅次于"邮客隆"和"小康之家"的目录营销品牌，员工也从最初的几个人增加到了几百人，而且接线员和采购员全部实现电脑办公。

皮涛涛的这种服务意识的天赋，在他之后的目录营销过程中更是发挥得淋漓尽致。为了让通过"珍邮美"向他们订货的客户买得更加便捷、更加放心，他主动跑到工商局交了 200 万元保障金，使"珍邮美"成了广州本地第一家实现"货到付款"的邮购企业。

2006 年，皮涛涛决定进军减肥业，他跑遍了全国，经过千挑万选终于找到了一款理想产品，但令人意外的是他并没有急于把产品推向市场，而是先给他的企业服务团队下达了一项与销售产品貌似无关的任务：组织撰写一本健康减肥知识小册子。

经过服务团队连续数日的资料收集、编撰整理和印刷装订，一本颇具实用价值的小册子终于新鲜出炉了。

"我们虽然是在卖产品，但服务也必须要跟上。"皮涛涛吩咐员工，将这本健康减肥知识小手册与减肥产品包装在一起邮寄给客户。这时，大家才恍然大悟，为什么不马上给客户寄产品，而是要先集中精力来编撰这样一本小手册。

皮涛涛进军减肥行业的第一个销售的瘦身产品上市后，借助成熟的目录营销手段迅速赢得市场的欢迎，电话订单接踵而来，销售形势非常火爆。而皮涛涛独创的健康知识小手册服务措施，也在其中立下了汗马功劳。

▲ 纪律严明作风硬

没有纪律，就既不会有平心静气的信念，也不能有服从，也不会有保护健康和预防危险的方法了。

——赫尔岑

秩序是自由的第一条件。

——黑格尔

服务，不仅仅是耐心的接待、细致的解说、专业的建议、体贴的照顾和 24 小时的陪伴，除了这些能够直观感受到的服务之外，更不可忽视的还有那些看不见的制度与措施。绿瘦的会诊制度、售后服务乃至内部监管，都是基于这种服务为重的理念而设置的内部制约机制。

石志坚是绿瘦的专职医学专家，他的工作职责主要有三项：第一是从医学的专业角度指导绿瘦的健康顾问，如何去避免医学风险，科学、合理、有效地开展健康指导和销售工作；第二是配合人力资源部，对新员工开展一些医学专业知识培训；第三项工作就是参加公司内部的一些会诊，充当"娘舅"与"判官"的角色，从医学的角度为绿瘦的销售行为把好专业关。

在绿瘦的运营过程中，针对某些具体的销售行为，体重管理事业部和售后服务部往往会产生分歧。比如按照绿瘦的产品销售指南规定，当伴有高血压和糖尿病的肥胖病人甘油酸酯指标超过 3.0 以上，就不允许向他们推荐产品。因此碰到这样的客户，售后服务部就会把这个单子给拦下来，这势必会影响业绩。但有些时候，医生对个案情况进行具体分析后，作出的判断也有可能会跟销售指南上制定的普遍性要求产生一些冲突，于是矛盾就会提交到专家会诊中来，由医学专家共同讨论，并给出最终的处置意见。

参加会诊的专家一般都有 3 名以上，作为绿瘦专职医师，石志坚每次都必须参加。他是湖北黄陂人，临床医学本科毕业之后，曾在深圳的一家医院从事多科室的临床治疗工作，后来又转到东莞光华医院从事健康管理工作，专注于糖尿病、高血压、肥胖、失眠、抑郁等慢性疾病的调理治疗。2017 年 3 月，由于个人原因他来到广州，偶然看到绿瘦招聘专职医师的信息后，发现跟自己的专业非常吻合，于是顺利应聘进入绿瘦，重新找到了发挥自己专长的用武之地。

除了石志坚，每次专家会诊还会从绿瘦外聘的医学专家中抽取一名参加，这些专家基本都是广东省内或广州本市重点医院的主任、副主任医师或主治医师；同时，培训部也会派出至少一名高级营养师，共同参加专家会诊。

会诊专家的组成之所以要这样安排，主要是基于两方面考虑：一是外聘医生的专业化水平相对更高，但是对绿瘦的产品、制度等的了解可能并不深入，所以要"内外结合"；二是从医学和营养学的两个维度来研判每一个案例，既确保医学专业安全，又防止简单的一刀切，导致订单无谓流失。

2017 年 6 月的一个下午，在绿瘦集团的荔湾园区，石志坚和培训部教师柯静，还有来自广州 458 医院的心血管专家章医生正在热烈地讨论着最近一次专家会诊的案例。这一次，体重管理事业部一共提交了 6 个案例，其中有一个肥胖伴有高血压的客户，甘油酸酯的指标达到了 4.0，售后服务部发现之后，当即就把健康顾问推荐给客户的订单给拦下来了。

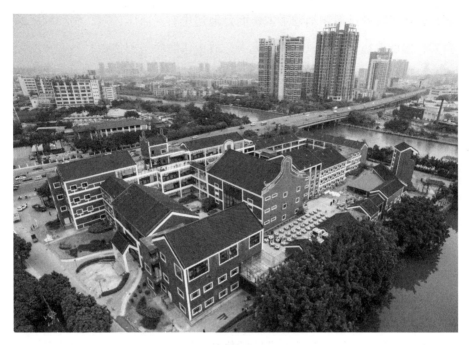

▲　绿瘦集团荔湾园区

健康顾问得知订单被拦后，感觉很不理解，他说，我们好不容易说服客户，取得了对方的信任下了单，后面的使用过程我们也会全程跟进，时刻监管客户的安全使用，为什么你们售后服务部偏要把单子给挡掉呢？

售后服务部当然也有他们的理由，绿瘦产品销售指南上明确规定这类客户甘油酸酯指标必须控制在 3.0 以下，方可推荐产品。万一健康顾问的专业程度不够，有些风险就会无法把控。所以遇到这种情况必须先把单子拦下来，不拦下来就是售后服务部失职了。至于最终这位客户的单子到底是做还是不做，还要由会诊专家根据实际情况从专业的角度作出判断。

经过章医生、柯老师和石志坚对 6 个案例逐一进行综合分析，最终有5 个案例通过了评估可以继续接单，这些案例涉及的病情包括青光眼、胆结石、月经不调和消化不良等，那个甘油酸酯超标的高血压肥胖客户的案例，最终也被确定为风险可有效把控，可以接单。

最终被确定为不能接单的一例，是因为客户得了心率异常的预激综合症，曾在医院做过射频消融手术，而且他还患有高血压、冠心病和糖尿病等多种慢性疾病，减肥风险实在太大，故由售后服务部负责联系客户反馈情况，建议他从安全角度考虑，先行治疗疾病，暂缓减肥计划。

在服务质量方面，绿瘦对健康顾问都有非常明确而严格的要求：首先是坚持客户第一，尽力满足客户的一切需求，即便客户对产品或服务有疑义，也不允许健康顾问对客户有任何的怠慢；其次，一旦发现客户对绿瘦有不满意的情况，包括对瘦身效果不满，或者对服务不满等，尤其是有投诉意向的，必须及时报备给经理主管，否则就要视情节后果给予相应的处罚，处罚方式包括通报批评、会上检讨、罚款、降级，直至解除用工合同。

任何企业任何产品，遇到问题是很正常的，其实这时候只要有及时跟进的善后措施，对客户给予必要的解释和解决方案，绝大多数问题都是可以化解的。绿瘦之所以明确要求健康顾问发现问题必须及时上报，目的就是为了在第一时间化解矛盾。很多时候客户打电话来，只不过是想宣泄一下心中的情绪，或者只是想简单的沟通一下，消除心中的疑虑。如果明明知道客户有不满情绪，你又偏偏爱搭不理的，那就很有可能激化客户心中的不满情绪，从而引发真正的投诉。

当健康顾问把客户的不满及投诉意向报备之后，企业内部的售后处理机制就会启动。首先，接到报备的经理或主管会通过填写售后联络单的方式，将情况反馈给售后服务部；而后，售后服务部就会出面主动联系客户，做进一步的了解和沟通，以期把客户的不满降到最低程度，进而努力化解，甚至重新建立起信任度。

2017年4月，售后服务部的王璐璐（化名）接到一个客户投诉，反映说自己使用了健康顾问推荐的7000多元产品，却根本没有什么效果。客户说当初在购买产品的时候，顾问向她承诺肯定会有效果的，无效可以退款，但现在两个多月过去了，一点效果也没有，反而还胖了两斤多，所以要求全额退款。

耐心听话客户的反映后，王璐璐发现她虽然明确提出了退款要求，但交流中也表达出了强烈的瘦身欲望。于是王璐璐进一步与客户沟通："那您能不能告诉我你的真实想法，现在你到底是还想把体重减下来呢？还是只要求退款就算了？"

"我当然还是很想减下来啊，当初我买你们的产品，最终目的就是为了瘦身嘛！可是现在怎么办呢？你们又没办法帮我瘦下来，那我只好要求退款，尽量减少损失了……"

搞清了客户的真实想法和诉求之后，王璐璐对症下药地提出了一个解决方案。她向客户介绍说："我们还有另外一个瘦身的部门，叫作 D28 体重管理中心，它就是专门针对像您这样服用产品后仍然没有效果的情况，来制订特殊的瘦身计划的，他们的成功率是相对比较高的。"

"是吗？"客户将信将疑地问，"要是还是没效果怎么办？"

"您看这样行吗？我把您的特殊情况反映上去，帮您争取免费试做一个月的额度，作为对您的赔偿。如果效果好的话，您要再继续做下去就自己承担后续的费用；如果还是没效果的话，您再提出退款申请，怎么样？"

"那这试用的一个月里，费用是免掉的喽？你们公司会同意吗？"

"既然您想瘦身，而我们公司也是为了帮助您把体重减下去，目标是一致的，那我帮您争取争取看，应该会同意的。"

最终，这位客户被转到 D28 体重管理中心，并于 5 月 20 日开始接受新的瘦身方案。D28 体重管理中心的健康顾问每天通过微信定期指导客户瘦身，并且根据客户体重变化情况调整客户的膳食结构和饮食习惯，很快就产生了效果。在试用之后的 20 天内，客户的体重就下降了 8 斤。看到这次的减肥终于有了成效，客户开心极了，不仅没有再提之前的退款要求，而且还明确表示愿意继续做下去。

通过售后服务人员耐心细致的服务，本来即将流失甚至扬言投诉的客户，反而成了更忠实的顾客。

为了规范健康顾问的销售行为，避免健康顾问为了追求业绩无休止地向客户推销产品，切实维护客户的利益，绿瘦内部制定了一系列规章制度，譬如对客户资料实行保密，健康顾问必须使用公司配备的电话、电脑、手机等联系客户，严禁健康顾问向客户索要联系方式，进行私下联系；老客户均由二线的健康顾问跟进服务，不能在商城继续下单，严禁一线销售引导老客户变相再次订购。

然而，在利益面前总有那么一些人抵挡不住诱惑，虽然有了明确的规章制度，但健康顾问私下违规的现象仍不免发生，为了对健康顾问的销售行为实施有效的监管，绿瘦集团内部还专门设立了监管部门。虽然活跃在这个部门的骨干基本都是外表柔弱的漂亮女孩，但她们办起案来雷厉风行、谨慎细致，监管工作开展得铁面无私、有板有眼。

夏瑞芳是绿瘦售后服务部服务质量监管组的一名年轻组员，她是2014年12月30日才入职绿瘦的，虽然工作还不到3年时间，却已经参与处理多起健康顾问的违规操作案件，俨然是一名经验丰富的"监管者"了。

2016年4月，售后服务部连续接到3张联络单，均是客户要求大批量退还美体内衣。据这些客户称，之前和健康顾问谈好的是要调理产品，结果收到的产品中还是有很大一部分是美体内衣，故要求调换产品。

监管组的员工立即行动，通过深入调查，很快查明了3张联络单的来龙去脉：第一张，客户在订购产品时明确说明不要发类似文胸一类的产品，健康顾问也承诺说，安排的全部都是调理肠道的产品。但客户收到包裹后却发现，其中只有一小部分食用类产品，剩下的全是美体内衣。这时健康顾问主动联系客户，告知说包裹是另外一个客户的，发错了，她会联系售后帮助客户换成口服类产品的；第二张的情况大同小异，当健康顾问向客户推荐产品组合时，客户表示同意但强调不要安排美体衣，结果顾问仍给她发了大量美体内衣。客户收到产品后，质问健康顾问为什么发了那么多内衣，健康顾问也称是中间环节出了纰漏，会帮助联系调换产品。很明显，这两张联络单中的健康顾问，都是为了取得更高的业绩，在客户明确表示不要内衣产品的情况下，企图借助售后的产品调换程序，来规避公司关于内用产品每月下单次数的限制。

而在第三张联络单，这种违规的意图就更加明显了。这位健康顾问在与客户沟通时，明确告知公司对口服类产品有限制规定，而美体内衣则不受限制，所以先发一些内衣，回头再拿去售后那边换产品就好了。健康顾问甚至还指点客户要求换哪几款产品。

这种肥了销售人员的违规行为，损害的显然是客户的利益，监管部门掌握证据后，当即按照《绿瘦服务质量管理办法》对当事员工进行了处罚。

2017 年 5 月 17 日，监管组接到健康顾问服务团队的投诉，反映销售顾问引导客户用新的手机号码再次订购产品。按照绿瘦内部机构设置的流程，客户在商城订购产品之后，相关资料会分配到健康顾问服务团队，由健康顾问负责跟进专业的服务。所以，销售顾问只负责接待，不能再次接受客户的产品订购。但是为了提高销售业绩，有一位商城的销售顾问却明知故犯，违规引导客户重复订购。

接到投诉后，夏瑞芳立即调取这位销售顾问的微信记录，发现记录不完整。要求重新调取记录后，销售员于 5 月 26 日发来 6 条微信纪录，夏瑞芳核实后发现，内容跟客户与健康顾问反馈的情况还是对不上。于是她决定搞一次"突然袭击"，27 日一大早，夏瑞芳就直奔商城的办公楼，找到当事的销售顾问直接要求查看手机记录。这一下，事情的经过很快就真相大白了：5 月 5 日的时候，客户通过微信首次向这名销售顾问咨询，但最终没有接受销售顾问推荐的方案。虽然当时并未下单，但按照规定这位客户的资料信息被转到了健康顾问服务团队，成了一名"老客户"。5 月 15 日，该客户再次联系这位销售顾问，表示要订购产品，按理销售顾问应该把客户介绍给健康顾问服务团队，但他却没有这么做，而是询问客户，有没有健康顾问来电话联系他？当得知客户因为最近比较繁忙，没有时间接电话的时候，就继续向客户推荐了产品方案，还以申请1500元优惠作为条件，引导客户用其他手机重新注册成为"新客户"订购产品。

事实面前，这位销售顾问不得不承认自己的违规行为，并且接受了相应的处罚。

至于个别健康顾问私下联络客户的方式，更是挖空心思、别出心裁，有的健康顾问在沟通中以家乡话的方式告知客户自己的私人号码；有的健康顾问把自己的QQ号编入藏头诗中，或者让客户猜谜语；还有的健康顾问甚至在微信聊天中用动画表情的个数和排列顺序来给客户隐晦地发送私人手机号……但无论手法多么隐蔽，都逃不过监管人员的火眼金睛。

有一次，夏瑞芳在监管健康顾问与客户聊天的过程中，发现健康顾问突然说要发谜语给客户猜，这一有些反常的行为立即引起了夏瑞芳的疑心，她马上调出聊天记录仔细地查看了一遍，却只见一堆猪头图样的表情包，并未发现其他可疑的内容。但细心的夏瑞芳注意到，"猪头"本是带有辱骂含义的词儿，一般人听了之后都会不舒服，但奇怪的是客户对此却并没有任何反应。这里面一定有猫腻！于是她仔细地研究了这些猪头图样的表情包。

夏瑞芳发现，这些长短不一的猪头图样一共有11组，貌似是无序的、杂乱的排列，但认真观察思索后，她很快找到了头绪：11组猪头图样让人联想到11位数字的手机号，而这些猪头图样每一组又都有不同的个数，可以分别对应不同的数字。原来，健康顾问是借着猪头图样表情包的不同排列方式，在向客户透露自己的私人手机号码呢！最后，违规的健康顾问心服口服地接受了处罚。

第八章

数据为王

——高维的攻击

本章导读

展望未来，人类将高举科学的火炬登上宇宙的天堂。

——霍金

人算不如大数据算。

——马云

在大数据时代到来之时，如果仍然僵化地坚守传统的经营模式，无疑将渐渐被时代所淘汰。很早就执行数据驱动战略的绿瘦，在其并不漫长的发展过程中，不断地迭代自己的数据化战略，已经从数据 1.0 发展到数据 2.0，并正在迈向数据 3.0。通过对大数据的应用，绿瘦正在试图让自己对用户的理解更准确，从而提供更为有效的服务。

▲ 数据化战略

如果你要成功，你应该朝新的道路前进，不要跟随被踩烂了的成功之路。

——约翰·戴维森·洛克菲勒

随着大数据时代的到来，大规模数据资源的智能化运用，将成为左右一个行业、一座城市乃至一个民族是否具备可持续发展的支配性要素。英国牛津大学曾对全球各行业工作者做过一份问卷调查，2/3的受访者认为，使用数据和分析软件可使其保持有力的竞争优势。

的确，智能数据不仅可以帮助我们了解一个复杂系统发生了什么，更能告诉我们为什么会发生这些状况，甚至还能告诉我们接下来会发生什么，以及该如何应对。可以说，智能数据将使人类的行为变得更加理性、更有预判性。因此，谁掌握了大数据，谁就掌握了全人类的战争；谁占有了大数据，谁就占有世界的未来。

脂肪战争亦不例外，只有充分运用大数据，有效实现数据智能化管理，才能对目标实施更为有力的措施，才能使这场特殊战争效率倍增。绿瘦从创立伊始，一直在数据化战略的道路上不断探索，从1.0版本到2.0版本再到3.0版本，绿瘦的数据化战略在十年之间，走过了从业务数据流程化起步，到数据驱动企业发展，再到数据智能化的三个阶段，对付脂肪的手段，也逐渐进入了一个高维的空间。

从2007年创立伊始，绿瘦就将数据导入业务系统，实现了业务流程的数据化，使订单数据、客户基础信息数据等核心的业务数据，基本上得到完整的沉淀。那个阶段，可视作绿瘦数据化战略起步的 1.0 版本。

那时还是一个电子商务的初级时代，但绿瘦在数据化方面做得已经比较扎实，至少已经懂得要把所有的核心业务数据抓取并保存起来。2011 年成立的绿瘦商城，就是皮涛涛推进数据化战略最具代表性的实践，和许多主动"触网"的传统企业不同，他成立这座线上商城的目的，并非只是将互联网当成一种成本更低、效率更高的销售渠道，而是作为一种更加广泛地接触用户、了解用户，进而获取用户全面信息的有效平台。

但实际上，这些存储在绿瘦系统里的数据，在最初几年中的应用又是非常简单的。从整个公司层面看，有限的应用只局限于财务数据的管理，关注的是每天的销售业绩怎么样，或是投下去的广告带来多少销量。除此之外，还很少对这些数据进行分析，更遑论用于决策。

当绿瘦走过最初的 5 年，企业的数据化战略开始进入了 2.0 版本。随着"用户第一"意识的不断确立，绿瘦逐渐认识到数据应用也应该落实在客户身上，应该通过数据去分析客户、了解用户，不仅要对客户进行分类，还要进行分级，通过分析用户数据的变化，来预判用户可能生成什么样的需求。

逐渐地，绿瘦在不断抓取用户数据的同时，也开始抓取员工的数据。因为绿瘦的营销模式，决定了其大部分业绩就是靠服务的方式产生的，绿瘦每年新增的上百万客户，都需要由健康顾问进行维护。所以，对员工的考核与管理，也要通过数据进行科学合理的层级划分，来实现分级管理。

于是，随着公司业务的不断扩大，绿瘦开始在内部推行量化管理，系统内的数据逐渐在各个不同岗位的绩效考核中陆续发挥作用，例如人均产能，销售目标，客户的退包率、签收率等，通过这些长期跟踪的数据，来把控一些比较重要的业务流程。

作战必须讲求效率。在这场特殊的脂肪战争中，数据化战略从 1.0 版本到 2.0 版本的进阶升级，使整个公司的运作效率倍增，协助客户管理好自己的体重，共同打赢脂肪战争的效率也大为提升。

在这数据化战略第二阶段的 5 年里，绿瘦的员工从几百人到上千人，再到如今的 4000 多人，呈现出一种几何级数的增长态势。很显然，企业员工队伍的迅速发展，绝不可能仅仅基于简单的员工招新，因为每一名入职的员工必须有相匹配的工作，而且他的工作流程还必须是接近标准化的。而要实现标准化，就一定要依靠数据的驱动作用。

2014 年，绿瘦数据中心从 IT 中心单设出来，正式成为一个独立部门，专门负责数据分析和运用。而剥离了数据这块职能的绿瘦 IT 中心，将更加专注地负责整个绿瘦系统网络的技术开发和运营维护。这标志着绿瘦将数据分析与运用的重要性进一步提升，在完成对内的"数据化管理"和对用户群体的数据沉淀、管理和分析之后，开始彻底转型为一家"数据驱动"型企业。

新成立的数据中心通过汇总各部门的数据，对用户数据进行综合分析，持续驱动绿瘦的柔性化生产和不同层级健康顾问的服务提升，使用户的体验不断得到优化，战胜脂肪的信心和毅力也进一步提高。

到 2016 年，绿瘦基本完成了数据化战略 2.0 版本的有效运用，开始向着用户数据深度挖掘的智能化阶段，也就是数据化战略的 3.0 版本迈进。真正在数据中掘金的阶段，终于拉开帷幕。

想要充分发挥高射炮地对空打击的巨大威力，必须将其架设在一片稳固的平地上。大数据运用同样如此，对于刚刚完成了数据化战略再次升级的绿瘦来说，首要的任务，就是要搭建一个数据管理的平台，为数据智能化实施打下坚实的基础。

2016 年 3 月，数据中心启动了"绿瘦 DMP 平台"项目的建设。六七个干劲十足的年轻人，在项目组组长黄艳的带领下，在一个十几人的会议室里驻扎下来。在这支小小的团队中，既有来自绿瘦内部的分析师，也有从外部团队请来的智囊团。他们深入各个分公司、各个部门开展一系列访谈，一方面了解整个公司各板块现有的业务现状，为制作数据模型收集素材；另一方面征求各部门的需求意见，了解大家在数据平台上可能的应用点。

整整 1 个月的调研访谈完成后，项目组的年轻人窝在那间小小的会议室里，紧锣密鼓地开发起来。如何把各板块沉淀下来的数据整合到一起，并且根据业务需要构建一个智能系统？其关键就是要把所有终端和节点连接起来，打造数据通路。

这一过程大约花费了 3 个多月的时间。到了 7 月，绿瘦 DMP 平台开发基本结束，绿瘦现阶段可用的、有实际业务发生的数据全部都被接到了这个数据平台上面，实现了数据的管道化处理。

当然，实现数据的管道化只是一个手段，而并非数据智能化的最终目的。要体现数据"智能化"，就必须使人们使用的设备和终端能够根据人们的需要自动编程，实现自动化，尽量减少人工的介入。随着数据中心业务工作的不断展开，各种人数据的智能化成果应用，开始在企业的产品规划、经营销售、内部管理等各个领域显露身手。

2016 年 1 月，数据中心就绿瘦产品信息的结构、排名前十热销产品的生命周期和产品分类三方面，进行了系统综合的分析，并形成了《产品分析之生命周期和分类》报告。绿瘦 DMP 平台建成后，数据中心借助这个平台，对各部门提供的与产品相关的数据又进行更深入的分析，并于 2016 年 11 月再度形成了一份《商品分析报告》，这份报告从产品结构、商品 KPI 和产品路径三大维度，以及产品结构的销量划分情况、安全库存率、客户的产品路径等 17 个视角进行了全方位的深入分析，为下一步的产品智能化推荐打下了基础。

▲ 智能化推荐 & 语音智能化

随着大数据的发展，以及互联网技术创新和产品成本的不断降低，人工智能将会逐步深刻影响人的生活，因此企业应该为人工智能做相应的准备和创新，才能抢得先机。

——李彦宏

根据美国华尔街著名证券分析师和投资银行家玛丽·米克尔（Mary Meeker）发布的研究报告显示，自 2013 年以来，由于数字化输入的增加，全球医疗保健数据量同比增长了 48%。随着这些丰富的信息资源的可用性不断上升，医疗保健行业在每个方面的做法都将被重新设想，而人工智能解决方案将在这场革命中占据核心地位。

作为医疗保健行业的重要一支，相同的发展趋势也清晰地映射在了减肥行业。在人们前赴后继地投身于瘦身运动，与脂肪展开不懈斗争的过程中，人工智能技术被越来越频繁地用于获取海量数据，这些数据能准确地描绘出肥胖者过去、现在以及潜在的状态。通过对这些数据的实时分析，系统可帮助推理出肥胖者和健康顾问有效合作、共同完成体重管理的最佳方式，同时为肥胖者和健康顾问提供不间断的实时支持。

进入数据化战略 3.0 版本之后的绿瘦，终于在数据智能化上有了实质性的突破。这主要体现在三个方面：第一，逐步实现了客户资料的流转智能化。从每一个端口进来的每位客户，到底应该由哪位健康顾问来担任其向导，这个过程完全是由系统模型计算得出的，而不是由人来分配的。第二，客户与健康顾问的整个互动过程也是智能化的。譬如，每一名健康顾问协助管理着几百位客户的体重，每位客户都有一个动态的日程，从他（她）第一次来绿瘦寻求帮助开始，到后续应该怎么帮助客户树立信心、坚持健康科学的饮食习惯和作息规律，包括中间怎样才能实现有效沟通，整个过程中系统都将根据既往数据进行方案推荐，这样，健康顾问就不用在这方面再花费太多精力去琢磨和尝试。第三，具体到销售和服务的过程中，系统都会给出智能化的沟通方法及产品推荐。

说到智能化推荐，其实早在 2012 年，绿瘦就已经在这方面做出了积极的探索。当时尝试的是一种比较直接的产品推荐功能，就是根据客户的六维数据，尤其是客户的消费习惯和消费能力，来做产品推荐。

客户的六维数据包括：一是年龄、性别、职业、地域分布、体重、身高等"基本属性"；二是注册时间、第一次成交时间、金额、交易频次、累计交易金额、最新购买产品等"交易行为"；三是通话次数、累计通话时长、最近通话日期、最近一次电话沟通主题等"互动行为"；四是婚姻状况、有无子女、有无房产、有无汽车、从事行业、购买能力等"社会属性"；五是肥胖原因、家族疾病史、近期基因检测结果、最近体重、最近身高、BMI 指数等"健康信息"；六是睡懒觉、跑步、游泳、爬山、看书、旅游、健身等"兴趣爱好"。

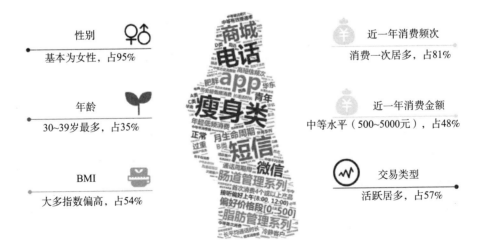

▲ 2017 年客户画像

不过当时的绿瘦尚处于数据化战略的 2.0 时期，数据智能化的土壤并未成熟。一开始，基于多维度数据分析出来的产品推荐使用效率并不高。分析原因，是六个维度的客户数据从单体来看已经很全面，但当时的产品品种比较单一，产品的数据量还比较有限，据此做出的产品推荐准确率不够高，对健康顾问来说，参考价值不大。因而健康顾问往往更多地遵循产品的销售策略，譬如今天某个产品有什么促销活动，或者某个产品推出了新的奖励机制，健康顾问就会一窝蜂地力推这个产品。同时，口碑的参考价值在那时也似乎要比数据化的产品推荐来得更受欢迎。健康顾问之间会相互交流，如果哪个产品客户用了之后反响很好，效果也挺不错，大家就会不约而同地力推这个产品。

2017 年 2 月，当智能化推荐在绿瘦再度被正式提出时，绿瘦早已在数据化战略的 3.0 道路上大步迈进，400 万客户使用由 100 多种产品搭配出来的丰富组合所产生的海量数据，使这一次的智能化推荐变得更加全面，更加切实可行。这时的智能化推荐已不仅仅只是简单的产品推荐，而是包含了商品套餐的推荐和销售策略的推荐两个方面。

当绿瘦的健康顾问在给客户服务的时候，他首先可以得到基于客户身体状况及其历史购买行为分析的商品组合推荐。只要他打开查看客户资料的页面，电脑屏幕上就会跳出一个提示框，提示健康顾问这位客户下一次适宜购买哪些产品服务套餐，这些组合套餐会按照客户的购买概率排序。这样的商品组合完全针对每一位客户的实际情况量身定制，往往既契合客户的健康状况，又符合客户的行为习惯，能够更好地帮助他们坚持瘦身计划，达成既定的体重管理目标。

而营销策略的推荐，也是基于历史销售记录的大数据分析而来的。但与产品推荐不同的是，营销策略的推荐没有很多可供直接选择的方案排名，只有一些关键词。健康顾问可以根据这个营销策略推荐，科学地把握与客户沟通的时间、方式以及内容，譬如什么时候应该关注客户的哪方面信息，什么时候可以跟顾客探讨哪些问题，什么时候只适合与客户做一些增进信任的沟通等，最终目的是让客户在感觉舒适的情况下，轻松获得科学饮食、健康运动、合理作息的动力，以及自觉坚持做好体重管理的决心。

2017年3月，智能化推荐的试点工作在绿瘦正式启动，首先挑选出来的10个团队开始接受商品套餐和营销策略的智能化推送。试点的效果令人振奋，健康顾问行为模式的标准化得到了切实的推进，从一卖到二卖、三卖，良好的瘦身效果自然也带来了良好的销售业绩。

数据智能化推荐的应用，使绿瘦标准化运营的愿望得以实现，因为有了后台更加科学的智能化推荐的支撑，减少了健康顾问专业素质差异对工作成果的影响。哪怕上岗不久的健康顾问，在每天上班时，也能根据早已安排好的智能化推荐来明确自己应该做哪些事情，诸如哪几位客户得去电话做定期的交流维护，哪几位客户的包裹要去跟踪催促一下，哪几位客户应该提醒他（她）使用体脂秤……每一步都显得恰到好处，非常及时，客户的体验也越来越好。

数据智能化的推进过程并非一帆风顺，包括企业内部也都有一个认识不断提高的过程。绿瘦数据智能化进程中的另一个重要项目——语音智能化系统，在最初做项目评估的时候，就曾遭到公司高管层的质疑。

这个项目是在2016年3月提出来的，最初开发目的其实很简单，就是考虑到公司的通话量很庞大，每天都在数千甚至近万小时，而这些在通话中积存下来的海量数据，其中蕴含着大量有价值的信息，包括客户的个人信息、客户的性格与情感特征、客户对商品和公司品牌的评价以及健康顾问沟通的策略与方法等。但是因为健康顾问在服务的过程中十分忙碌，根本就没有时间再去记录这些信息。如果能够开发出相关的语音智能系统，把健康顾问与客户的所有通话都通过数据智能化，转化成有用的数据信息，其意义是不言而喻的。

但是当贺明辉把这个项目计划提交上去之后，好几个部门的高管都表示了怀疑，在技术方面最有发言权的IT中心负责人吴坤说："类似的项目，其实我们 IT 中心在三四年前就已经做过一次评估了，语音识别的准确率达不到，根本没办法做下去。"的确，从当时的语音识别技术看，准确率还非常低，而绿瘦自身又没有自主开发的能力。

"这两年，语音识别技术其实已经有了很大的进步。"面对质疑，贺明辉一边拿出事先准备好的数据分析材料，一边向大家解释，"前不久我专门去贵阳参加了科大讯飞的发布会，观看了他们现场演示的实时转写，主持人在上面讲话，边上的大屏幕就把他的话同步转化成文本了，你们看，连标点符号都能准确标注出来，这个语音识别的准确率都已经达到 80% 以上！"

绿瘦向来倡导拿事实说话，拿数据说话。看了贺明辉提供的数据材料，赵安学说："那你先去找供应商，找来看看到底行不行，我们再做决定吧。"

随后的 3 个月，贺明辉先后比选了七八家国内专业公司，从效果和成本双重考虑，经过商务谈判、行政采购等一系列程序，最终确定与北京捷通华声公司进行合作。这是一家依托于清华大学的专业公司，虽然只有几百人的规模，但很多研究成果源自清华大学实验室，技术氛围比较浓，做事也比较专注。

2017 年春节刚过，第一期项目成果交付使用，首个应用对象是售后服务部的质监团队。之所以先让这支队伍来尝试智能语音系统这个"新式武器"，正是基于这个团队的工作性质和实际需要。

作为一家专业提供"体重管理"服务的企业，健康顾问工作流程的规范化、标准化十分重要。智能推荐的开发与运用，就是为了从方式方法上，给健康顾问提供基于大数据分析的标准化模式。但绿瘦有 3000 多人的健康顾问团队，每个人的认识程度和行为方式都不相同，仅靠前端的推荐显然是不够的，还必须有后端的监督和制约机制。为此，在绿瘦的售后服务部内，专门设立了一支 60 多人的质监队伍，负责监管健康顾问规范服务的情况。

这支监管团队主要是通过监听健康顾问服务客户的电话录音，来检查服务过程中有没有出现不符合公司规范的情况。但是，60人的监管团队要面对的是3000多名健康顾问，每天近万小时的通话量，人手少，工作量大，把全部的录音都听下来是不可能的，所以他们只能通过抽检的方式来进行监听，抽检的比率也只能达到2%~3%。

虽然捷通华新提交的智能语音系统，语音识别的准确率已达到了82%，但仅仅把电话录音转成文本是不够的，面对海量的文本，监管小组还是没办法直接拿来运用。所以，这就需要数据中心继续开发出第二层模型，从这些文本中识别出涉嫌违规的词汇。

按照这样的需求，他们首先根据质监的工作规则设置出30多个场景，然后再把这些场景全部做到质监语言的模型里。当健康顾问和客户的通话记录被转成文本后，其中只要有员工讲到涉嫌违规的关键词，就会被系统自动标记出来。而且同时还会标注出违规词汇出现的时间节点，方便监督人员快速找到相应的音轨，做进一步的核查。

这套模型刚开发出来的时候还不太完善，违规词汇的识别率只能达到30%~40%，数据中心就根据售后监管小组在试用中遇到的问题不断对模型进行改进。通过几轮优化，不断成熟的语音智能化系统于2017年4月10日开始在监管部门正式推行，语音监听工作一下子从比率较低的抽检跃升为无死角的全覆盖。"3·15"消费者权益日前夕，数据中心根据质监部门的要求，又把70多个新的关键词加入到智能语音系统的识别模型之中，不仅大大提高了质监队伍的工作效率，而且监听工作的精准度也有了新的提升。售后主管聂俊对贺明辉说："你们这套语音智能系统太好了，帮我们节省了很多时间和精力！又能覆盖所有的录音。"

▲ 让工作更畅达

金字塔是用一块块的石头堆砌而成的。

——莎士比亚

数据智能化的不断推进，使绿瘦在脂肪战争中的战斗力变得越来越强，在大数据的支撑下，整个军团的每一个战略部署、每一项战术谋划、每一次"弹药开发"、每一场实战演练，都变得更加科学精准、有据可依。根据大数据解析的客户体重管理需求，以及智能化推荐、智能化语音等数据智能化的运用，客户与健康顾问的联盟变得更加紧密。科学饮食、合理运动、规律作息等健康科学的体重管理资讯和理念得以畅达传输，并且牢固地植入用户的潜意识之中。人们与脂肪的较量，也因此变得越来越有底气、越来越有成效。

而所有这一切使战斗力不断增强的大数据及其智能化运用，都离不开一个成熟的网络系统的承载和支持。如果说数据中心是绿瘦军团中的"核导弹"，那么曾经孕育过这个部门的 IT 中心，就是绿瘦军团的"核基地"。整个绿瘦集团有 5000 多个电脑终端，并在此基础上构建了一个庞大的网络系统，正是因为有 IT 中心在后面提供了系统技术支持和运营维护等强有力的支撑，海量的数据才能在这个庞大的系统内部安全高效地传输、共享、分析和运用，整个绿瘦军团通过与客户的联手，向脂肪发起的一次次攻击才会变得更加精准和有效。

IT 中心是绿瘦较早成立的一个部门，其主要职责就是整个系统的搭建、设计、运营维护及其技术支持。到目前为止，这个中心已经为整个绿瘦系统陆续搭建了业务关系管理系统、OA 办公自动化平台、绿瘦商城、供应链系统、流量分析系统、日常行政管理系统等多个板块的内部系统。业务关系管理系统是公司着力打造的一个最关键的系统，这个系统将从商城派来的订单，到一线电话接下的订单，再到仓库发货的审核单，以及二线的分配和服务，直至最后的售后、退款和经销商的下单……将全部的流程都串联起来，以确保每一笔业务在公司内部顺畅运转；OA 办公自动化平台是一个内容庞杂的系统，包含了行政管理、人事管理、绩效考核、经费审批、工作流程、在线培训等 20 多个子系统，是整个公司肌体健康的重要保证；绿瘦商城系统从最初的单平面，到后来的多产品、多品类，再到 B2C 垂直商场，也经过了一轮轮的不断升级。

为了完成这些系统的开发和营运维护，IT 中心的员工被分成了两拨，一拨负责系统开发工作，目前有 20 多名技术人员；另一拨有 30 多人，每人负责 140 个终端，采取盯人盯终端的方式，确保整个系统的正常运行，为整个绿瘦系统的数据智能化奠定了基础。

作为一个提供基础支撑的部门，IT 中心虽然并不像业务部门那样直接面对客户，直接冲在脂肪战争的一线，但他们的一举一动，却都是"牵一发而动全身"的。稍有不慎，就可能导致"局部战争"的失利，给用户和企业带来意想不到的损失。

每年的 3 月份，公司都会开展一次较大规模的招聘工作，大批新人的加入，使系统在线使用量在短期内突然猛增，导致系统压力随之骤增。为了避免系统承受不住，IT 中心会在每年的 3 月做一次系统升级。

2016 年 2 月，IT 中心开始陆续接到业务部门的反映，说有些员工的电脑个别功能操作非常慢，尤其是二线健康顾问的客户回访功能，直接影响他们与用户的沟通。考虑到系统服务器已经比较旧，再加上新一年的新人招聘潮也即将来临，吴坤等人当机立断，决定提前对服务器进行更新升级。

他们采取的升级措施，是在原有的服务器上负载一个均衡技术。头一天晚上，他们先在小范围进行了多次测试，一直忙到晚上 12 点，效果都还不错，于是他们决定在凌晨进行发布。

第二天上午，员工们陆续前来上班，一开始似乎并没什么问题。可是到了 10 点左右，就有健康顾问打电话到 IT 中心："今天系统好像出故障了，怎么我登录系统才一会儿，就自动退出来啦？"

"不会吧？我们昨晚才刚刚对系统做了升级，都测试过的，没问题的啊。你别急，我马上过来看看！"

·开始，IT 中心的技术人员还以为这只是个别现象，纷纷赶到终端去查看情况。可是一过 11 点，情况就不正常了，几乎有一半健康顾问的电脑都出现了问题，跟客户刚刚沟通到一半，系统突然就中断了，要求重新登录。那一刻，IT 中心的电话机都快被心急如焚的健康顾问打爆了！

通常情况下，到了中午 12 点，当天的客户通话量就会达到全天的20%，也就是说有几百门电话在通话，然后在下午进入一天中的高峰。但是这一天，整个健康顾问团队的总通话量才只有几十次。这可是非常严重的问题了！怎么办？这明明是一套技术比较成熟的方案啊，那问题究竟出在哪儿呢？

吴坤急得就像热锅上的蚂蚁，他指挥开发团队中的几位核心骨干到处排查原因。起先他们想，既然这套方案没问题，那会不会是我们自己的某个程序设计跟这个产品结合的时候，有些地方设置得不对？后来他们又想到，像大家访问的新浪、腾讯等背后有大量服务器支撑的网站时，用的都是域名；而我们绿瘦内部的访问方式使用的都是 IP 地址，会不会是这个差别造成的呢？他们尝试着把几台终端的 IP 地址换成域名后，情况果然慢慢好转了。

没想到下午 4 点左右，新的问题又出现了：这次健康顾问们反映，系统倒是没再退出来，但是怎么访问不了啦？

"吴坤啊，今天的业绩突然缩减了一半，听说是因为系统出了故障，是什么情况啊？"每天下班之前，当天的数据都会汇总到总裁赵安学那里。

吴坤在电话中向赵安学做了简要的汇报，并表示正在紧急寻找解决方案。

"会不会是因为我们的域名解析速度太慢了？"核心技术骨干们仔细检查了下午 4~5 点的系统日志，发现了一个问题：在这一时间段内，大量的终端日志都显示是超时的。

这时已是晚上 10 点多钟，其他部门的员工都已经下班离开了，只有商务部的一些员工还在电脑前忙碌着。于是 IT 中心的技术人员就开始在商务部的电脑上开始试验，他们采取强制解析的方式，直接在电脑上将服务器 IP 地址所对应的域名 IP 写死。

第二天，他们全员发布，要求所有人都采用这种方法更新，果然没有再出现新的问题。但这毕竟是一个"傻办法"，每一台电脑装了操作系统之后，都必须把这个写死的文件放进去，否则它又会找到别的服务器上去。显然，这是一种极不智能化的方法。于是他们又想办法把这个文件写进了操作系统之中，之后的每一台新电脑，在安装操作系统的时候，都会自动默认。

问题从发生到彻底解决，花了差不多 3 天时间。虽然解决得还算比较及时，但客户与健康顾问的正常沟通交流在一定程度上受到了影响，作为 IT 中心的负责人，吴坤和他团队中的几位核心骨干都为这次故障承担了责任，他们的当月绩效全部归零。

经过这次发生系统故障之后，IT 中心的"安全"之弦绷得就更紧了。

2017 年 5 月 12 日，全球爆发电脑勒索病毒，150 多个国家的 7.5 万台电脑被感染，有 99 个国家遭受了攻击。

"这个问题很严重，我们公司应该引起高度重视，想想办法怎么应对！"网络部经理刘金龙率先在 IT 中心内部的经理微信工作群里向大家发出了警示。

看到刘金龙的微信后，八九名经理在群里热烈地讨论起来：

"明后天正好是双休日，没什么人上班，大部分电脑都是关机的，应该没那么快感染。不过我们公司的 Windows 版本很大一部分确实还处于较为低级的状态，周一开机之后电脑肯定不会自动提醒，那就有危险了……"

"好在我们的业务系和运营系是有区分的，业务系这块访问外网的权限很少，除了打订单，最多也只能访问一下快递公司和百度的客户地址查询，所以业务系这块的权限我看可以继续放开，这样健康顾问可以正常开展业务，问题应该不大……"

"是的，运营系这块就有潜在危险了，他们跟外网打交道比较多，如果不把网络权限关掉的话，是很容易被病毒攻破进来的！"运营系约有近 400 名员工，他们要上网发布市场推广广告，发布员工招聘信息，收集各种求职简历等，不采取措施，将会后患无穷。

应对勒索病毒的措施很快就在微信工作群上商定了：先通过远程控制的方式，将所有运营系终端的网络权限给关闭掉；然后根据网上的步骤，针对不同的操作系统下载不同版本的补丁；第三步是在内部腾讯通上发出通知，提示大家不要恐慌，IT 中心已经远程安装补丁，并请大家稍微等待，技术人员会再次进行病毒感染排查。

5 月 15 日一早，IT 中心的技术人员就忙开了，从早上 8 点半开始，一直到下午 4 点多，一台电脑一台电脑进行排查，由于处理及时，只有十几台电脑被病毒感染，技术人员立马手动清理病毒并安装补丁。随后，整个网络的权限重新开放，各部门的工作基本未受任何影响。

对于绿瘦来讲，除了员工层面的数据之外，最重要的就是客户数据了。在 2013 年之前，IT 中心存入数据库的客户信息，都是通过网上的加密算法写到客户数据库进行加密的。

经历了一次次的安全考验后，IT 中心更加认识到了数据加密的重要性。于是他们就想，这些网上下载的加密算法，到底有没有漏洞或者后门之类的呢？假如有，而且又被别人抓到了，那绿瘦的客户数据库岂不就很容易被攻破吗？

于是就申请采购了专供金融系统使用的加密机，把所有的客户数据严格地管控起来。不过这种加密设备价格比较昂贵，所以 2015 年的时候，他们只有一台加密机。忧患意识不断增强的吴坤又想，万一这台加密机突然坏了，那员工就没办法进行电话呼出，公司的业务会不会受到影响？

他赶紧把这个问题反映上去，并且提出了再增加一台加密机的要求。数据安全是绿瘦的头等大事！公司马上批复同意 IT 中心的要求。如今，绿瘦的数据库已实现双机热备，两台加密机同时工作，即使其中一台突发故障也没有问题，既确保了数据的安全性，也保证了数据的随时取用。

▲ 唤醒沉睡者

对新的对象必须创出全新的概念。

——柏格森

在绿瘦的数据库中，目前已沉淀了超过 1300 万的会员数据，而其中真正的活跃用户大约是 400 万。也就是说，还有相当多的客户仍然沉睡在绿瘦的数据库之中。

其实这批"沉睡者"都是有减肥意向的，他们或是曾经来电了解过有关减肥瘦身问题的咨询者，或是曾经登录过绿瘦商城的网上游客，也就是说，他们都是减肥话题的关注者，也有现实的减肥需求，只是出于种种考虑，他们仍在"旁观"。绿瘦相信，当他们真正意识到这场战争事关自身的健康时，他们会义无反顾地加入到抗击脂肪的战斗中来。

这就需要有一个平台，来承载这批苏醒过来的潜在客户，给他们一个苏醒的过程，甚至可以活跃其中的这样一片空间。2016 年 5 月上线的"好享瘦"APP，就是绿瘦专门为这批脂肪战争的未来战士或支持者搭建的新平台。

承担这个 APP 开发任务的是数据中心，可当时绿瘦内部并没有这方面的技术团队，于是他们就只能找外包公司来做。经过多方考察，他们选择了广州本地的一家只有 20 来人的小公司，这家公司虽然规模不大，但开发能力却并不弱，所以承接的项目不少。当绿瘦把开发"好享瘦"APP 的业务交给他们的时候，这家公司手头已有十几个项目同时在进行。

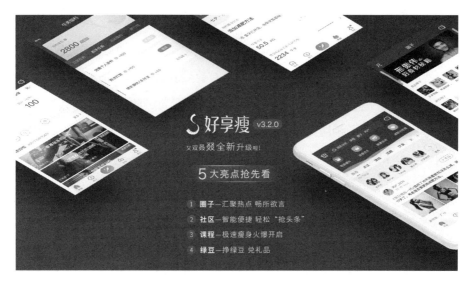

▲ "好享瘦"APP

然而，正是因为这家公司人少业务多，导致最后很难兼顾到每个项目。"好享瘦"1.0版做出来后，贺明辉比较失望，因为他发现这个APP的技术架构做得比较差。上线后不久，问题果然就暴露出来了，日流量一超过2000就会宕机，而一般正常的APP，哪怕是十几万甚至上百万的流量，也不会出现这种问题。

为了保证"好享瘦"的正常工作，最初上线的那两三个月里，数据中心的黎海生几乎成了后台服务器的"守门神"。他的任务就是随时察看APP状态，一旦发现前端访问不了，就赶紧打开后台的服务器重启一下。这种宕机现象往往会在每天早晨六七点钟发生，这时候客户刚刚起床，通常会使用体脂秤，然后打开APP把数据链接上来，于是就引发了流量高峰。

尽管黎海生通过频繁重启服务器，使"好享瘦"APP勉强撑过了最初的两个多月，但这显然不是长久之策，为了尽快对APP进行改造升级，数据中心决定组建自己的团队，依靠自身的力量来攻克这个难题。

但是，说起来容易做起来难，最难的还是寻找专业技术人才。该去哪里物色能做APP的人才呢？就在贺明辉有些纠结的时候，一个意外的机会来了。

2014~2015 年，国家对跨境电商特别支持，税收减免政策的力度也很大。因此绿瘦曾成立过一个 B2C 中心，打算做保健品的跨境电商。但是到了 2016 年，国家对跨境电商的监管变得非常严苛，政策风向的转变，使绿瘦的战略也作了相应的调整，跨境电商就没有再搞起来。到了 2016 年 4 月，这个 B2C 中心就被砍掉了。贺明辉得知此事后，赶紧过去把几位原先在 B2C 中心负责电商运营的专业技术人员给挖了过来。随后，他又把一位有过 APP 开发经验的朋友也请来，由他来负责重新制定整个"好享瘦" APP 的技术架构。

经过几个月的组队重构，2.0 版本的"好享瘦" APP 终于在 2016 年 10 月再次推出。这一次技术架构问题被彻底解决，系统稳定性也终于有了保证。

新版的"好享瘦" APP 以"工具 + 内容服务"的方式切入，整合了智能体脂秤、智能手环、热量记录、肥胖测评等减肥实用小工具，加上不间断推送的减肥资讯、瘦身微课、精选活动、绿豆视频、运动课程等一系列的瘦身内容，以及个人整体减肥计划的管理，为有瘦身减肥意向的人群提供了一个可学习、可交流、可互动、可分享的社区平台。

为了尽快增加"好享瘦" APP 的注册人数，不断扩大这个新平台的影响力，公司采取了很多推广措施，比如找广告代理公司合作，在一些女性社区以付费推广的方式来做一些宣传。同时，鼓励员工和老客户推荐新客户过来注册 APP，在内部先行尝试推荐奖励机制，员工每推荐一个成功注册的新用户，可获一元钱现金的奖励等，通过着力推进用户裂变的方式，来实现用户数的不断增长。

一个成功的 APP，除了需要策划有效的推广手段来不断扩大影响外，更重要的是得把内容做实做好。让用户真正在 APP 上感觉有所收获，才能有效增强用户黏性，发挥 APP 应有的作用。为此公司给数据中心下达了考核指标，最初考核的是 APP 的总阅读量。但是很快，他们就发现这个指标定得不太科学，因为在推广力度不断加大的前提下，随着注册用户的不断增长，APP 的总阅读量自然就会呈现增长趋势，这并不能直接反映出 APP 内容的质量水平。

于是他们又对这个指标进行了调整，改为考核 APP 上每天的人均阅读量。据测算，"好享瘦" APP 刚上线时的日人均阅读量为 0.4 篇，到 7 月准备调整考核指标的时候已增长至 0.7 篇。按照这个增长速度，公司最终把考核指标定在了日人均阅读量 2 篇。

这个指标看起来似乎定得并不高，但要真正实现其实难度不小，因为内容的提升空间并不是无限的，当阅读量增长到一定程度后，再要往上突破就非常困难了。虽然感觉压力很大，但既然有了明确的目标，整个数据中心团队就会想尽办法去实现它。

用户最想要的到底是什么内容呢？是喜欢纯知识性的"干货"，还是喜欢带点八卦的娱乐资讯？必须先把这个问题搞清楚，才能有的放矢去努力。通过仔细分析用户的 PV（页面浏览量），他们逐渐理出了对策思路：首先，知识性的内容是用户最看重的，必须长期建设；同时，在此基础上要定期推送一些带有时效性的新闻时事资讯，但量不需要太多，每天推送几篇就可以了；另外，对于 APP 上的智能体脂秤、智能手环、热量记录、瘦身计划等各种实用小工具，也需要不断地更新迭代。

思路明确后，接下来就是具体的执行落实。"好享瘦" APP 的内容制作采取两种方式，一种是自制自产，另一种就是找第三方合作。经过摸索，他们发现要想提高用户的阅读量，除了内容之外，形式也很重要，单一的图片或文字很难激起用户的新鲜感，而将动画、图文等丰富的内容形态组合起来使用，效果就会倍增。比如，从 6 月开始加入的音频，就为"好享瘦"贡献了将近 1/3 的阅读量。因此，他们就力抓音频，把音频作为自产内容的主要形式。团队专门招聘了 3 名主持人，负责音频的录制。

考虑到整个 APP 的内容如果全部由自己的团队来制作的话，不仅工作量太大，而且还是难以满足不断增长的用户需求，于是，他们又通过开放的方式，寻找一些自媒体内容生产者，共同合作提升内容体验。

随着内容和工具的不断优化提升，"好享瘦"APP 的用户数实现了快速增长，截至 2018 年 4 月底，注册用户已突破 1210 万，成为绿瘦数据驱动 3.0 版的一项具有代表意义的重要成果。同时，作为绩效考核指标的日人均阅读量也在不断提升，从最开始的 0.4 篇，到 2016 年 7 月的 0.7 篇，再到 2017 年 8 月，已超过 1.5 篇，呈现出稳步增长的走势，截至 2018 年 4 月底，这一指标已高达 3.9 篇。

目前的"好享瘦"APP 虽然尚未把健康顾问的服务完全链接起来，但是通过 APP 上已有的工具和内容，已经成功地将智能体脂秤、智能手环、基因检测、热量记录、减肥计划等项目采集到的数据全部整合到一起，使原本沉睡在数据库中的数百万潜在客户被有效激活，其中近百万活跃用户更是和"好享瘦"APP 建立起了持续的连接。

第九章

中国愿景

——未来的战场

本章导读

闪射理想之光吧，心灵之星！把光流注入，未来的暮霭之中。

——泰戈尔

此刻我们站在另一个起点上，这一刻，也是我们抓住时机，完成一次蜕变的机会。

——马化腾

缔造一个电商帝国的马云，曾经这样说过："下一个能超过我的亿万富翁，一定出现在健康产业里。"随着时代的进步，人们对于身体健康的需求正在与日俱增，这带给健康产业巨大的发展空间。而在绿瘦看来，"体重管理"作为健康的基础，未来空间当然也不可限量。在这个领域中，绿瘦打定主意要做成一个全产业的大平台，并通过将消费者转换成销售者，持续增强自己的触达能力。不过，第一就意味着承担，在产业经营之外，他们已经开始勇于承担公共事务和公益责任。

▲ 未来去向何方

将无法实现之事付诸实现，正是非凡毅力的真正的标志。

——茨威格

"10 年后，中国人最缺什么？ Double H！健康（Health）和快乐（Happiness）！"2015 年，马云这样说道："这是一个出乎意料但发人深省的答案——经济在发展，生活水平越来越高，但现代人尤其是年轻人，似乎正在失去一些原本是理所应得的东西。没有了 Double H，其他物质生活再丰富也是无济于事。"因此他认为，未来的产业必将往这两个方向发展：一个是健康，一个是快乐。"因为不管你多努力多勤奋，所有的目的就是为了让自己更快乐一点，更健康一点。"为此，阿里巴巴面对未来推出了 Health 和 Happiness"两个 H 战略"。

马云的判断无疑是建立在科学分析基础之上的。暂且放下 Happiness，我们不妨先来看看 Health 产业，这里面究竟蕴含着多大的空间。

先把目光聚焦于健康产业起步最早的美国。相关统计结果显示，美国国民生产总值中占比最高的大类行业是服务业，而健康产业又是服务业中占比最高的产业。目前，美国大健康产业在国民经济中的占比是 17.8%，按照 2016 年美国的 GDP18.56 万亿美元计算，其健康产业的总值已达 3.3 万亿美元。据美国经济学家预测，到 2020 年，这一比率还将提升到 25%。而在制药与药品、医疗器械和健康服务等组成美国健康产业的三大部分内容中，健康服务又占到了 65%，而且还在以每年 70% 的速度递增，由此可以清晰地预测，健康服务产业在美国具有十分广阔的市场增长空间。

与美国情况较为相似的是，日本、加拿大等发达国家，健康产业在国民经济中的占比也都超过了 10%，是名副其实的支柱型产业。日本的大健康产业 2012 年就已经达到了 6106 亿美元的规模，虽然 2013 年产业规模出现下滑，但其后数年一直以年均 2.5% 左右的增速不断地攀升。

印度的健康产业近年来发展也十分迅猛。据印度联邦政府工商部国家健康产业委员会（FICCI）与普华永道国际咨询公司的联合研究结果表明，2012 年印度的健康产业价值 7000 亿卢布，到 2015 年突破 1 万亿卢布，年增长率为 16% 左右；随着印度人口数的快速增长，预计到 2030 年其整个服务业的规模有望赶超中国。而随着产业规模和就业人数的快速增加，健康产业将成为支撑印度经济社会发展的主要产业之一。

中国目前的健康产业虽然只占国民经济的 4%~5%，占比仅相当于日本的 1/2、美国的 1/4，但产业的总体规模已达到 4.6 万亿人民币，而且，随着我国居民健康意识的增强和健康需求的不断上升，巨大的健康产业需求在呼唤人们关注。根据中共中央、国务院 2016 年 10 月发布的《"健康中国 2030" 规划纲要》，2020 年我国大健康产业规模要达到 8 万亿人民币，2030 年要达到 16 万亿人民币。如今，健康中国已经上升为国家战略，随着这一战略的落地，权威人士评估，我国的大健康产业在"十三五"期间即有望突破 10 万亿人民币的市场规模。

在通常的研究中，对健康产业有三种分类的视角：第一类是以产业划分的视角，将健康产业分为与健康紧密相关的制造产业与服务产业；第二类是从健康产业链的视角审视，将健康产业划分为前端、传统和后端产业，分别达到维持健康、修复健康和促进健康的目的；第三类是从健康消费需求和服务提供模式的视角出发，将健康产业分为医疗性和非医疗性健康服务两大类。不论哪种分类，殊途同归的是，健康产业是对所有与人类身心健康相关的产业的统称，它涵盖了医药产品、保健用品、营养食品、医疗器械、休闲健身、健康管理、健康咨询等多个与人类健康紧密相关的生产和服务领域。

而通过观察健康产业蓬勃发展的几个国家，可以发现一个非常明显的趋势，就是以制造经营产业为主向健康服务产业为主的转型正在日益凸显。换句话说，未来的健康产业不再仅仅是靠卖产品，更多的将是为消费者提供管理咨询和管理方案等健康服务。

这种发展趋势，显然是由 Health（健康）这一人类特定的需求本身所决定的。我们知道，维持健康的手段和途径有许多，药物可以维持健康，运动也可以维持健康，甚至有些疾病如感冒等，即便我们不采取任何措施，7 天之后也会自愈。但是在这些维持健康的途径中，什么才是最基础性的因素呢？

在绿瘦看来，体重管理才是健康的基础。无论太胖或者太瘦（BMI 值太高或者太低），人体都不是健康的状态，必须要与脂肪展开有效的对抗，将体重控制在适当的范围之内，健康才能得以实现。因此，体重管理是维持健康的基础手段，将对人体的健康产生至关重要的影响，其他诸如药物、运动等，都是在体重管理这个基础之上的添砖加瓦之举。

这一认识与美国著名人类行为问题专家菲利普·C.麦格劳的观点不谋而合，他在那部集 30 年研究心得的著名之作《体重决定健康》中指出：肥胖严重影响人们的健康，必须有效控制体重才能获得健康。

因此，作为健康服务管理产业中的基础力量，"体重管理"正在脂肪战争中发挥出越来越大的威力，呈现出爆炸式的增长需求，具有十分广阔的发展空间。这对专注于体重管理领域的绿瘦来说，无疑是一个千载难逢的发展机遇。

在这样的大背景下，面对着一个巨大而充满着无限可能的市场，未来的绿瘦将会去向何方？我们首先可以预感到的是商业模式的彻底改变。

目前的绿瘦，主体业务处于典型的 B2C 电子商务模式阶段，通过绿瘦商城，借助于健康顾问的辅助，直接面向客户展开各种商业销售活动。这种商业模式有效地压缩了诸多的中间环节，渠道的扁平化使客户得以直接面对绿瘦，沟通更快捷、反馈更及时、成本更节省。但是面对爆炸式增长的体重管理需求，终端的 C（客户）正在不断地涌现，单纯的 B2C 商业模式显然无法适应形势发展的需要，必须调整商业模式，方便客户横向多渠道地快速找到绿瘦。

因此，未来的绿瘦，将在 3~5 年内建立起 B2B2C 和 B2C2C 并行的商业模式，形成"海陆空"三路作战的局面。

绿瘦的 B2B2C，主要包括 KA 渠道、美学馆和智能健身房的布局，其中绿瘦美学馆将瞄准中国 143 座经济能力好、减肥意识强的地级以上城市，连锁发展 3000~5000 家门店；KA 卖场或销售点，则要求在全国所有的四线城市，都能看到和买到绿瘦的代餐奶昔；同时，借助全国城市健身房的发展，大力建设绿瘦智能健身房，进一步扩充抵达消费者的路径。

绿瘦的 B2C2C，最终将落地于人联网战略（我们将在后文详细解释这一战略的含义）。目前，绿瘦的"好享瘦"APP 下载量已突破 1000 万，而规划目标是到 2020 年下载量突破 5000 万。坦率地说，按照绿瘦现有的企业规模，眼下的发展已呈满负荷状态，如果完全依靠绿瘦本身的力量，1000 多万的 APP 下载量已经很难再有大的突破。如何利用现有的 1000 多万再去撬动 3000 多万，从而实现 5000 万的 APP 下载量目标？人联网就是未来绿瘦的发展方向。

早在几年前，绿瘦就及时抓住了互联网的红利，因此"空中作战"一直是绿瘦的强项；通过未来 3~5 年的 KA、美学馆和智能健身房等"地面部署"和人联网的"海上作战"，预计到 2020 年，绿瘦的"海陆空"商业模式将全面建成，现有的数十万忠诚客户将增至数百万，企业在体重管理领域的首要地位将进一步凸显。

除了商业模式的重新构建，未来的 3~5 年，绿瘦还将致力于实现一个革命性的突破，那就是透过数据挖掘需求。

随着大数据应用技术的不断成熟，智能化推荐逐渐崭露头角，阿里巴巴、京东、亚马逊等众多电商依托于海量的用户行为和广泛的产品覆盖，以"数据＋算法＋系统"为核心，结合各自在电商、游戏、金融、泛娱乐、资讯等多领域深厚的大数据技术积累，为客户提供基于"用户画像＋个性化内容"的推荐服务。你只要在这类网站有过消费行为，甚至只是走马观花地简单浏览，都会很快获得相近的产品推荐。

当人们惊叹于这种大数据力量的同时，也难免会产生厌烦心理：有时候，明明我已经完成了某件商品的购买，而且在相当长的一段时间内几乎不会有再买此类商品的可能，但相关的网站仍会不知疲倦地向你不断推送类似的产品信息；有时候，只是出于好奇而浏览了某个商品的页面，结果APP 首页、微博、邮箱、QQ 里瞬间就会充塞着这类产品的推荐……

其实，人的行为通常是很难固化的，就比如购买行为，你能通过数据分析出他关注过哪些产品，却很难准确地预判出他哪一天可能要买衣服，哪一天可能要买电器，哪一天又可能会买汽车。所以对于千人千面的零售行业来说，能够像阿里、京东等那样，做到产品推荐的阶段已属相当不易，想透过数据来准确地挖掘客户潜在的需求，短期内似乎还非常困难。

但在体重管理这样的细分领域，情况则有所不同。据获 2017 年诺贝尔生理医学奖的科学研究表明，每个人体内都有一个生物钟（昼夜节律），它由基因和蛋白质打造，是生物进化的产物，掌控着人类每天生活的节奏：什么时候安然入睡，什么时候精神饱满地醒来。因此可以在生物钟的大规律下去匹配体重管理的规律，借助于足够的海量数据，判断出肥胖发生的可能性，从而实现潜在消费的提前推荐，确实是有可能的。

所以说，体重管理的很多环节是可以固化的，可以透过数据分析找到一定的规律，客户的潜在需求挖掘也就会因此而变得相对容易。

从另一个角度看，缺乏自律又是人类最大的陋习，几乎每个人都难逃偷懒和惰性的泥沼，无非只是程度的轻重而已。有些人自律能力相对强些，就会表现得比较勤快；而那些自律能力差的人，则往往会成为拖延症的典型患者。正因为人类或多或少存在着的这种"偷懒"天性，使我们的体重更加需要"管理"。当人们无法很好地对自身的体重进行"自律"的时候，由第三方介入，来帮助其实行有效的"管理"无疑是理想的选择。而且这种管理最好是在不良后果尚未发生之前就提前介入，并且持续地进行下去，才能取得最佳的效果。

因此，基于市场的需求和实现的可能性双重考虑，绿瘦大胆地将"挖掘需求"列入了未来的发展目标之中，规划在 3~5 年后，使企业进入到客户需求的数据挖掘阶段。

▲ 体重管理大平台

只要专注于某一项事业，就一定会做出使人感到吃惊的成绩来。

——马克·吐温

绿瘦的未来愿景，在皮涛涛的脑海里已经非常清晰，他说，"绿瘦的目标非常明确，就是要成为'中国最专业的体重管理公司'，从一瓶水到组合的减肥产品，从一个食品到系列的保健品乃至药品，从小件的仪器设备到大件的运动器材……今后我们所做的一切，都是要围绕体重管理的。我们要从线上到线下，从绿瘦商城到美学馆，从'好享瘦'APP到减肥训练营，从轻服务到重服务，甚至到未来的绿瘦学院、脂肪医院，所有的项目都要围绕体重管理展开，要把体重管理做成一个闭环，打造体重管理的大生态。"

打造体重管理大生态，这个目标的确立，当然不是凭空产生的，这既是宏观形势赋予绿瘦的机遇和挑战，更是这些年来绿瘦在不断的实践和探索中逐渐明晰起来的一种战略收获。

三四年前，绿瘦曾经两次试图拓展化妆品领域的业务，当时他们的想法是：我们手上已经有了这么庞大的客户资源，而客户的需求又是多方面的，他们都特别关注自己的体重、体型，都特别爱漂亮，那我们为什么不充分利用这些客户资源，来挖掘他们的新需求呢？按照这种逻辑，大家自然而然地想到了化妆品业务。

但事与愿违，当绿瘦真正把化妆品作为一项延伸项目做起来后，才发现消费者认可的其实还是绿瘦的减肥产品和体重管理服务，对绿瘦新推出的化妆品并不感兴趣。这时他们才意识到，化妆品和减肥的关联度其实并不大，这样的项目延伸，对"体重管理"没有太大的促进作用，相反的，还会分散精力。

切身的体悟使绿瘦开始更加专注地围绕"体重管理"这个主题谋划每一项决策。他们只做减法，不做加法，逐渐地把全部的精力都投注到了体重管理领域上来，力争把这个事情做深做透，做成一个"体重管理"的闭环，争取在全国范围内牢牢占据第一的位置，不仅从业人员要达到第一，而且销售规模和市场份额也都要做到第一，从而打造出一个"体重管理"的大平台。

"体重管理大平台的核心，就是要构建起一个数据的平台。"在周宏明看来，这个平台的核心载体，就是绿瘦正在着力打造的"好享瘦"APP。而依托于这个APP，绿瘦最终要实现的是两大"根本性的转变"。

第一，是要实现用户方案获得方式的根本性转变。所有的绿瘦用户，只要拿着"好享瘦"APP，就可以在上面轻松完成自助式的服务，不必再全面依赖于健康顾问的引导与指导。完成这一转变，需要海量的数据来作支撑。为此，绿瘦将在2018年给所有的商品贴上属性的标签。当然，要完成这个宏大的目标，仅靠某一企业的力量还是远远不够的，需要整个产业一起来投入精力、共同努力。在这当中，绿瘦除了主动承担起号召者的义务，还在通过各种合作渠道，积极吸引数据科学家和数据模型加入到这个体重管理的大平台之中来。

第二，是实现健康顾问角色的根本性转变。目前绿瘦的健康顾问，大部分的精力仍用在销售行为上，只有少部分的精力用在营养咨询等方面。随着体重管理数据平台的日益成熟，推荐工作将完全被智能化替代，消费者只要登录"好享瘦"APP，就能直接获得推荐。因此，未来的绿瘦也许不再需要销售型的健康顾问，也就是说，目前的健康顾问面临着升级的考验，未来他们将不再做销售的工作，转而从事更有价值的工作，实现从销售到单纯服务的角色升级。

现代企业都非常注重构建属于自己的营销闭环，因为有了"闭环"这样一个信息反馈控制系统，就能通过效果检测，让其中的每一个平台、每一项内容的效果都变得可观察、可衡量，使每一个项目、每一个产品都不断得到进一步的优化，从而有效地留存老客户、发掘新客户，并通过改善服务以及进一步加强企业和客户的关系，来达到新客户不断向老客户转化的目的。最终，利用数据挖掘和数据整合分析来协调企业与客户的交互关系，从而有效实现提升客户活跃度与忠诚度、促成客户成为企业的宣传资产。

因此，如何把这个闭环做起来，一直都是各大企业积极探索和不断实践的课题。而线上线下融合的 O2O 商业模式，正是企业打造营销闭环的一个有效途径。

2016 年 4 月 15 日，阿里巴巴集团召开阿里新零售平台商家大会，会上释放出的一条重要信息就是：阿里集团将带领一群淘品牌从互联网杀入线下，展开线下零售大布局；随后，马云又在杭州云栖大会上将这种新的商业模式概括为线上与线下融合的"新零售"。

这一年，类似于阿里巴巴的 O2O 商业模式，在很多企业都得到了实践。一直以线上发售为主的小米手机在重庆龙湖时代天街开出了它在第六个城市的门店，小米董事长兼 CEO 雷军甚至放言，将在未来五年内开出 1000 家线下门店；依靠线上模式起家并且风靡网络的全球著名购物平台亚马逊，也在线下开起了实体书店。

面对这股从线上走到线下的浪潮，互联网企业都在积极地探索着 O2O 模式可能带来的增量。而早在几年前就已经开始布局地面零售渠道和美学馆的绿瘦，所面临的已不再是怎么走到线下的问题。他们在思考的，是怎样才能实现全渠道的数据管理。

2016 年 7 月 14 日，绿瘦美学馆"show 出我人生·中国绿瘦美业高峰论坛"在广州绿瘦运营中心盛大召开，绿瘦首席顾问周宏明向与会嘉宾展示了一个用数据驱动企业经营的商业模式。这个模式显示出绿瘦与纯电商企业最大的不同，就是不仅拥有大量的用户基础数据，同时还拥有海量的用户行为互动数据。这些数据既来自于绿瘦多年来通过电商平台、呼叫中心和 IM 软件与用户进行专业沟通的积累，也来自于绿瘦从 2016 年开始通过"好享瘦"APP、智能设备、商城、美学馆、纤体美容店、KA 商超、OTC 等线上线下全渠道的采集。通过对这些海量互动数据的挖掘，可形成用户的 360 度标签，从而为用户的原始需求开发产生巨大的助推作用。

譬如有两位用户，一位经数据分析贴上了"健康"+"瘦"的标签，另一位贴的是"美"+"瘦"的标签，那么后续为这两位用户提供的服务就会大不相同。在绿瘦的数据闭环服务中，贴有"健康"+"瘦"标签的用户将被导向 D28 项目、减肥训练营和智能健身房，通过远程评估、营养指导、全程一对一的定制化服务等，帮助其以最健康、科学的方式达成瘦的目标；而贴有"美"+"瘦"标签的用户则被导向美学馆、美妆公司等提供线下服务的门店，帮助其同时达到"美"和"瘦"的目标。

这是一个以数据思维指导经营的商业模式，经过专业的数据挖掘分析后，这些数据标签将通过线上线下全渠道反馈服务于用户，从而形成完整的全渠道数据闭环，这个闭环将为绿瘦支撑起一个"体重管理"的大平台。

未来的绿瘦将是一个"体重管理"的大平台，在这个平台上，既有线上的绿瘦商城、"好享瘦"咨询和大数据营销，又有线下的绿瘦美学馆、减肥训练营、"好享瘦"智能健身房等，还有作为支撑的大数据平台、基因检测、增值保险、科学实验室、绿瘦学院，等等。而这个全渠道数据闭环的大平台，要把自身的能量不断辐射出去，把健康科学的"体重管理"观念传输给更多的社会大众，就必须在继续发挥线上大数据实力的基础上，扎扎实实地夯实线下的基础，真正实现线上线下的有机融合。

对于绿瘦而言，线下的渠道早已布局多年，其中绿瘦美学馆在全国各地的门店，正是展现其全渠道服务战略的一个重要线下窗口。

加盟绿瘦美学馆的伙伴并不是仅仅有了一家售卖绿瘦产品的门面，而是真正进入了一个全渠道数据管理的商业模式中，进入了绿瘦的"体重管理"闭环链条。所有的加盟门店都将成为这个全渠道闭环的两个端口——用户数据采集源和数据营销传播出口。因此，绿瘦在走到线下的时候，将拥有更精准的数据"导航"。

对于加盟商而言，这些用户的数据经过线下采集分析后，将会形成绿瘦数据中心的"用户画像"，不仅能优化绿瘦的产业链结构，还能对每一个业务板块的日常服务形成有力的支持，甚至在商圈选址、营销策略、产品研发等方面都能发挥巨大作用。例如，通过数据分析，绿瘦可以清楚地知道哪个城市、哪个片区有更多"美"＋"瘦"标签的用户，这将对加盟商的前期选址工作有极大的帮助；加盟商在日常服务客户的过程中，将通过 APP 实现对用户数据的使用，当一个绿瘦老客户走进门店，店员只要输入其手机号码，就能实时得到这位客户的"用户画像"，店员便可快速精准地了解客户的真实需求，从而提供更贴心、更高效的服务。

在绿瘦的"体重管理"大平台上，各种高科技、新技术的综合应用，还将在这个全渠道的闭环中形成多点触发的优势。譬如基因检测，就是一个非常有效的触点。

据专业机构多年的肥胖研究发现，肥胖易感性与人体特定遗传基因的作用结果是具有极强相关性的。而基因检测是目前控制和预防肥胖及各类疾病最精准的检测方法，通过相关基因信息，可精准预测样本体重变化趋势，预知身体健康风险，从而为客户提供精细化、科学化、专业化的体重管理服务。为此，绿瘦于 2016 年重金打造了基因检测实验室，配备了先进的检验仪器设备，组建了由内部专职技术人员和外聘专家组成的基因检测专业团队，建立了完善的实验室管理制度，为绿瘦的客户免费提供肥胖基因检测服务，让客户知道自己的体重和先天条件的关系。有了对自己身体的充分认识之后，客户无论胖瘦，都可以"对症下药"。也许客户并不需要减肥产品，但绿瘦可以提供一套科学的膳食、运动和作息方案，甚至是一份量身定制的热量摄入控制食谱，还可以附带为客户提供相应的食材。

　　肥胖基因检测虽然蕴含着最尖端的科学技术，但对于顾客来说，实际操作起来却非常简便。凡是购买过绿瘦的产品或服务的客户，只要注册绿瘦的"好享瘦"APP并提交申请，就会收到绿瘦寄来的基因检测包，里面是密封的一次性检测用品，跟医院棉签差不多，客户只要在自己的口腔内壁轻轻地刮取脱落细胞并保存于检测包内的取样管中，然后快递回绿瘦，大约只要半个月时间，就可以在"好享瘦"APP上查看到基因检测的结果。而这个基因检测的结果数据，将成为该客户获得个性化体重管理方案的重要依据之一。

　　《"健康中国2030"规划纲要》在第六篇"发展健康产业"中，专门将"积极发展健身休闲运动产业"列为第十九章，明确指出要"进一步优化市场环境，培育多元主体，引导社会力量参与健身休闲设施建设运营。推动体育项目协会改革和体育场馆资源所有权、经营权分离改革，加快开放体育资源，创新健身休闲运动项目推广普及方式，进一步健全政府购买体育公共服务的体制机制，打造健身休闲综合服务体。鼓励发展多种形式的体育健身俱乐部，丰富业余体育赛事，积极培育冰雪、山地、水上、汽摩、航空、极限、马术等具有消费引领特征的时尚休闲运动项目，打造具有区域特色的健身休闲示范区、健身休闲产业带"。党中央、国务院的这一重要战略决策，与绿瘦的"体重管理"理念再一次不谋而合。

　　绿瘦的"体重管理"体系是"HEDS全维度科学体重管理"，其核心就是三大块内容的有机结合，即"营养＋运动＋服务"。因此，要打造一个体重管理的大平台，除了必须围绕"服务"和"营养"两大要素，充分运用大数据智能化为客户精准画像，从而提供一对一的定制化服务；对线上和线下同时布局，全力推进美学馆、绿瘦商城、KA商超和OTC等，实现全渠道服务；广泛运用尖端科技，推出肥胖基因检测等先进手段，通过科学前测预知身体的健康风险，为客户提供精细化、科学化和专业化的体重管理服务，围绕"运动"做足、做深、做透文章。

　　绿瘦的运动战略布局，与正在着手推进的三大块重点布局是紧密契合的，这三大块重点布局就是减肥训练营、24 小时智能健身房和"好享瘦"APP。

2017 年 10 月，绿瘦减肥训练营首期营"28 天改变胖生计划"正式启动，报名征集工作刚刚启动，就引起了肥胖界的轰动，吸引了不少大体重胖友的热切关注，报名参营训练的胖友纷至沓来。限于名额，经过国家营养师的健康访谈、绿瘦基因检测、正规医院专业体检等多轮筛选，最终录取了 4 男 4 女 8 名幸运胖友参与此次减肥活动。

绿瘦的减肥训练营，主要就是通过"运动减肥＋均衡饮食"的方式，来达到瘦身和控制体重的效果，不吃药，不节食，采用 28 天全封闭式训练的方式，从科学运动、营养膳食、健康管理、心理辅导等四个维度来进行体重管理。

在绿瘦的运动战略布局中，"24 小时智能健身房"和"好享瘦"APP将是十分重要的另外两环。绿瘦的"24 小时智能健身房"由现代通信与信息技术、计算机网络技术、行业技术、智能控制技术汇集而成，以线上的"好享瘦"APP 为强大的支持，线下配套实体智能健身房，对健身俱乐部实行智能化，即在已有健身器械上加装智能数据采集设备，通过智能硬件、智能健身 APP、个人智能装备及智能场馆管理平台四大板块，来整合运动健身者在健身场馆内外的运动健康数据，通过云计算中心，为运动健身者提供专业化、系统化、个性化的运动健康指导，包括数据的采集、保存、传递、分析、处理和反馈，用互联网创新思维彻底革新传统的运动健身，真正实现"设备智能化、场景智能化、体验智能化"，而且只为女性提供服务。这一理念先进的 24 小时无人值守智能健身房，绿瘦将在全国范围内大力投入推广。

皮涛涛认为，广东大力扶植创新型私营企业，努力营造活跃、包容性强的营商环境，"在这样的条件下，企业没有后顾之忧，有更多机会思考更高层面的发展，24 小时智能健身房的设想就是因此诞生的。"

▲ 把消费者变成销售者

未来的购物，随着数据技术的不断进步，我相信有一天单纯的综合购物平台可能会面临比较大的压力，因为很多商品、很多品牌其实并不需要一个所谓的电商平台进行销售，商品本身就是一个销售的界面和管道。

——刘强东

"人联网"将是决定绿瘦未来发展壮大的关键途径，其有另一个提法，叫作"轻直销"。

看到"直销"二字，人们会下意识地联想到一个几乎成为"直销"代名词的企业——安利集团。

2015 年 8 月 2 日，安利在广州发布 2025 战略，宣布其未来十年的战略目标，是实现安利平台上的成功创业者数量翻番。安利大中华区总裁颜志荣表示，为了实现这一目标，安利将全面实施数字化战略、体验战略和年轻化战略，为直销体系插上移动社交电商的翅膀。

作为全球直销业的龙头，安利进入中国 20 年，取得了令人瞩目的发展成就，业绩一路攀升至几百亿。面对"互联网+"浪潮，尤其是电子商务的巨大冲击，颜志荣显得自信满满，他认为安利天然具有互联网基因，早在互联网出现之前，安利就依托其直销模式，构建起了庞大的"人联网"系统。因此，直销是安利的核心竞争力，他们不仅不会放弃直销这种模式，甚至还找到了直销与互联网咬合的齿轮，那就是移动社交电商。

颜志荣表示，移动社交电商是安利整合直销传统优势，利用移动电商和社交媒体开发出来的安利版"互联网+"模式。具体的做法就是借助微信、微博等移动社交平台，将线下"人联网"搬到线上，通过线上线下互通互补，来快速提升人际网络拓展及沟通效率。

安利希望借助这个新版大众创业平台，继续发挥直销本身所具有的低门槛、低投入、低风险等特点，为来自社会各个阶层的创业者提供良好的创业体验。他们的目标是"帮助愿意创业的人打造自己的生意，但不需要自己打造生意"。为此，在他们推出的新版大众创业平台中，包含了四大支持系统：第一，是产品支持系统，助力创业者开拓客户、留住客户；第二，是移动电商系统，方便顾客在安利微信服务号、安利营销人员微店、安利数码港APP等移动渠道便捷下单购买、办理加入，营销人员则可通过这些渠道便捷地实现产品销售、客户服务及客户管理；第三，是顾客体验系统，为顾客提供品质生活解决方案；第四，是学习成长系统，为创业者按需提供进阶式培训。

颜志荣认为，安利的这种移动社交电商模式，优势就在于保留了直销的人员倍增、口碑传播、消费和销售融合等核心竞争力，并借助移动社交网络放大和强化这些特点，通过移动电商及线下配送提升营销人员的工作效率，是一种理想的"互联网+"路径。

安利这种基于"人联网"的商业模式，与绿瘦正在谋划的"轻直销"商业模式可谓是不谋而合。

经过前些年的不断探索和努力，目前一个"体重管理"的大闭环已在绿瘦逐渐形成，同步需要考虑的一个问题，就是如何把这个闭环中的能量高效地辐射出去，将绿瘦的健康科学瘦身理念传输给更多的社会大众，引导越来越多的人一起投身脂肪战争。

在绿瘦的"体重管理"闭环中，客户数据驱动战略是推动其运转的重要内动力之一。这种客户数据驱动战略呈现出一种"双梯形"的沙漏流动态势（见下图），首先是海量的客户通过线上线下多元化的推广，进入绿

瘦"体重管理"大闭环，通过一线销售人员提供的服务来增强对绿瘦的品

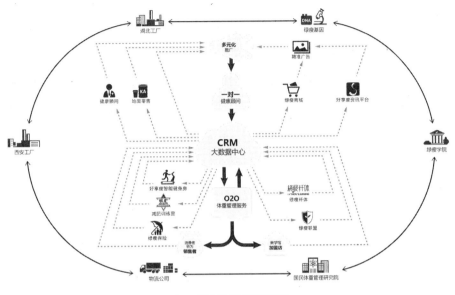

▲ 绿瘦体重管理闭环

牌记忆，并实现初次成交，这个过程呈现的是一个上大下小的倒梯形结构；然后客户在二线健康顾问的陪伴服务下，完成 N 次复购，不断提升服务体验，增强战胜脂肪的信心和毅力，并且纷纷加入绿瘦的"人联网"，最终从消费者转化为销售者，不断地把绿瘦的"体重管理"理念、服务和产品传输给闭环之外的广大人群，打赢为脂肪战争做出更大的贡献，这个过程则是一个上小下大的正向梯形。

在这个双梯形的结构中，客户进入绿瘦"人联网"，实现由消费者向销售者的转化，无疑是把闭环内部能量向外传输的关键环节。

绿瘦为什么要把这种商业模式定义为"轻直销"呢？

"因为传统的直销模式，通常会有一级、二级、三级乃至若干级的等级之分，于是就会把货层层往下压。而我们的这种'人联网'商业模式，是没有任何分销压力的，所以是一种非常轻松的直销。"负责绿瘦战略发

展规划的周宏明，一语道破了传统直销模式存在的不足，也道明了绿瘦在克服这种不足中的对策。

提起"直销"这种商业模式，很多人都会联想到臭名昭著的"传销"活动，其实，这两者之间有着根本性的区别。

所谓的"传销"，是指组织者借助不断发展下线人员的手段，来非法敛财的一种违法行为，这种传销行为通常会要求被发展人员以交纳一定金额的费用为条件，来取得加入资格，并且按照被发展人员直接或者间接发展下线的人数来进行计酬。传销的根本目的并不在于销售商品（包括产品和服务），而在于发展更多缴纳入线费用的下线人员，然后不断地用后来者的钱，去填补前面人的收益。这是一种"拆东墙补西墙"式的金融投资诈骗行为，而并非真正的商业销售模式，金融界将这种行为称为"庞氏骗局"。正因目的不纯，传销活动中经常会出现"洗脑式"的集体上大课，甚至限制人身自由，没收身份证和手机等恶劣现象，逼迫入局者游说更多的亲朋好友加入，最后陷入血本无归的境地。因此，早在 1998 年 4 月，中国政府就发布了《关于禁止传销经营活动的通知》，全面禁止非法传销活动。

而"直销"则是一种正当的经销方式，是对"厂家直接销售"的简称。按照世界直销协会的定义，直销是指在固定零售店铺以外的地方，例如个人住所、工作地点或者其他场所等，由独立的营销人员以面对面的方式，通过讲解和示范方式将产品和服务直接介绍给消费者，进行消费品销售的行为。也就是说，"直销"是一种不经过任何代理，由企业招募直销员直接向最终消费者进行销售的经营销售方式。显然，"直销"是一种合理合法甚至更加便捷高效的商业销售模式。

当然，直销模式也存在一定的不足，比如上面提到的压货问题。直销有单层直销和多层直销两种形式，为了有效扩大销售面，绝大多数企业采用的是多层直销的模式，就是直销商（兼消费者）除了将公司的产品或服务销售给消费者之外，还可以吸收、辅导、培训消费者成为其下级直销商，上级直销商可根据下级直销商的人数、代数和业绩来晋升阶级，并获得不同比例的奖金，从而形成一个层次分明的网络，可实现团队计酬。在这个层层发展下级直销商的过程中，虽然商品的价格不会像传统的代销模式那样被层层加码，但层级越多，往下层层压货的压力还是会越来越大。

而绿瘦的"轻直销"模式，由于依托了"好享瘦"APP，全部商品的出货均可实现一键代发，不必压货给加入轻直销团队的任何一级营销员（消费者），任何一级营销员（消费者）只要通过这个APP来下单完成交易，公司都会从仓库直接将产品发送到用户手中。所以，大家只需专注于销售产品和服务顾客，其他事务都交给绿瘦打理。这样不仅可以彻底解除直销员的囤货压力，更能有效杜绝非法传销的滋生。

从本质上讲，未来绿瘦将着力推行的这种商业销售模式，既是一种"轻直销"，又是一种"人联网"。

在这种商业销售模式中，每一个加入绿瘦轻直销队伍的消费者，首先都要下载"好享瘦"APP，然后再通过这个平台与自己的客户进行沟通和互动。当他（她）在下载"好享瘦"APP的过程中，系统就会自动分配给他（她）一个编码，之后其周围的任何一个人只要是通过他（她）提供的链接进入并注册"好享瘦"，后续所发生的全部购买和消费，都将按比率自动计入他（她）的业绩之中。而这位最初的消费者，也将因为成功推荐了有实质性消费的客户而自动变身为轻直销员。这就是绿瘦的"人联网"，是一个不断裂变的过程。

虽然绿瘦的"人联网"几乎是零门槛的，但要真正实现从消费者到销售者的转变，还是会有一些基本的要求。第一，要有体验：绿瘦希望用户能够先体验产品和服务，尝试过绿瘦的服务和产品并且确实从中受益，对产品和服务有了较高的认可度之后再成为销售者；第二，要懂得分享：分享的素材可以从自己的亲身体验中获取，也可以从绿瘦的微信和"好享瘦"APP上获取。

目前，"好享瘦"APP的下载量已经超过了1000万，但还处于一个用户沉淀的阶段，并没有接入实质性的商业内容。因为绿瘦认为，现阶段他们更需要发力的是让"好享瘦"的注册用户与这个 APP 保持一种持续稳固的黏性，同时不断吸引更多的用户下载并注册"好享瘦"APP。因此，他们已把绿瘦的智能体脂秤、智能手环、基因检测、体重管理计划等体验性最强的一些实用工具全部链接到了这个平台上，实现了客户数据的多维对接。同时，他们还组建了近 20 人的"好享瘦"内容团队，专门负责 APP 的内容生产。

对于绿瘦未来 5 年的企业状态，董事长皮涛涛有一番非常具象的描述，他说："譬如说，那时的绿瘦，将会有 1 万名健康顾问；每一名健康顾问的背后，将服务着 500 位 VIP 客户；而这 500 万的客户身后，又将通过'轻直销'的方式连接起无数的消费者，这就构成了我们绿瘦的'人联网'。在这个'人联网'中，大家既是绿瘦的客户，又是绿瘦的销售员。而最重要的，是每一个人都已经过着'体重管理'的生活！"

可以看出，在未来的脂肪战争中，绿瘦将擎着"体重管理"的大旗继续不断扩大作战面，而"轻直销"的运营模式，将在这场战事的扩展中发挥至关重要的作用。

▲ 第一意味着承担

责任趋向于有能力担当的人。

——阿尔伯特·哈伯德

立志成为"中国最专业的体重管理公司"的绿瘦，未来五年的目标是要打造一个"体重管理"的大平台，争取在全国范围内牢牢占据"体重管理"的头把交椅，让"绿瘦"成为"体重管理"的代名词。

这就意味着，绿瘦不仅要在销售规模、市场份额乃至从业人数等各项直接衡量企业规模和实力的指标上，都要做到全国同行业的第一，而且还要承担起更多与"体重管理"乃至国民健康相关的社会责任。比如投入巨资开展肥胖、脂肪以及体重管理等与国民身体健康息息相关的重大课题研究，组织策划以弱势群体为重点关注对象的营养健康帮扶活动，密切关注青少年肥胖等事关国家未来的健康问题。这些年，绿瘦确实一直在努力，并且还将继续主动去承担这些责任。

2013 年底，越来越重视体重管理专业化的绿瘦，首次在广州发布了《第一届绿瘦中国肥胖指数》，这是一项绿瘦与中国保健协会合作开展的研究成果，旨在引导社会大众更多地来关注肥胖问题。这一课题研究的缘起，是绿瘦在协助大量的客户与脂肪展开不懈斗争的过程中，逐渐认识到绿瘦虽然已经沉淀了海量的客户数据，但真正的大数据并不在某个企业手里，而是在茫茫的互联网大海中。所以，绿瘦期望能够把自己所掌握的数据贡献给社会，由国家层面的研究机构来做一个全国范围的、更有权威性的肥胖指数研究与发布。考虑到中国疾控中心曾于 2002 年和 2012 年分别做过权威的中国营养调查与发布，所以他们选择了从另一个"肥胖指数"的角度来开展这项调查，这也更契合绿瘦致力于国民"体重管理"的初衷。

该指数以绿瘦商城电子商务网站征集的 10 万份健康体态测试数据为基础，通过交叉分析和深度研究，真实反映了减肥人群的年龄结构、需求结构及肥胖成因，帮助公众更清晰地了解肥胖指数及肥胖标准，意识到体重健康管理的重要性，并对减肥产业提供有益的数据参考。该指数发布后，肥胖问题进一步引起了社会的广泛关注。

按照中国疾控中心之前 10 年一次的发布周期，人们预测可能会在 5 年之后的 2022 年再有一次新的中国营养报告出炉。但是随着近年大健康话题被提上了国家战略的重要位置，这一领域的研究似乎加快了步伐。2016 年 5 月，国家卫生计生委疾病预防控制局发布了《中国居民膳食指南（2016）》，针对我国居民面临的营养缺乏和营养过剩双重挑战，结合中华民族饮食习惯以及不同地区食物可及性等多方面因素，参考其他国家膳食指南制定的科学依据和研究成果，提出了符合我国居民营养健康状况和基本需求的膳食指导建议。

在这份《中国居民膳食指南（2016）》中，全国层面的数据调查已经呈现得非常完善，于是绿瘦决定不再作数据层面的重复，而是继续围绕"肥胖"这个主题，把更多的精力放在了话题性的研究上，着力探究肥胖对人体的影响。绿瘦联合中国社科院食品药品产业发展与监管研究中心，共同启动了"中国人体重控制研究课题"，绿瘦健康产业集团作为课题唯一合作及支持单位，通过提供企业样本数据的方式，协助课题组研究"绿瘦（中国）肥胖指数"的变化趋势。

2017 年 6 月 13 日，"中国人体重控制研究课题发布会·第二届绿瘦（中国）肥胖指数报告发布会暨绿瘦 2017 媒体体验分享会"在北京召开。发布会上，课题组专家中国社科院食品药品产业发展与监管研究中心主任张永建和北京大学公共卫生学院营养与食品卫生学系李可基教授针对课题的研究成果进行了介绍与分享。中国疾病预防控制中心营养与健康所科技处长何丽、绿瘦集团首席顾问周宏明教授在会上作了主题演讲。张永建说："肥胖问题已不仅是健康问题，也不仅是超重或肥胖者个人的问题，而是重大的社会问题。通过系统的科学研究，建立全民肥胖健康监控管理系统，不仅利于全民建立健康生活方式，肥胖人群建立以饮食、运动为主要武器，辅助使用减肥产品的科学减肥模式，而且也能为营养学、医学领域等提供数据参考。"

尽管"肥胖指数"的研究与发布得到了专家和有关部门的高度肯定，但是绿瘦的目标不止于此，他们希望能够把这项研究进一步做深、做透。为此，他们正在与社科院中国数据研究中心携手，合力打造一所专项研究中国人肥胖问题的"绿瘦国民体重管理研究院"，使之成为中国体重管理研究的智库，进一步量化体重管理，研究建立体重管理标准，为加强国民的体重管理提供智力支撑。

绿瘦体重管理研究院将组建来自全国各地的专家团队，这些专家都有各自专门的研究领域，但全部的研究都将围绕战胜脂肪这一主题。比如，研究健康心理的专家，专门负责分析研究肥胖人群的成因，为制定克服惰性的体重管理方案提供科学依据；产品研发的专家，专门负责分析研究不同肥胖人群的需求，并根据这些需求不断开发出更多差异化的新产品。

2017年5月，绿瘦体重管理研究院发布了《绿瘦国民体重管理研究院2016年第一季度报告》，该报告通过综合宏观及微观两部分数据进行交叉分析，宏观数据来自国家体育总局、教育部、科技部、国家民委、民政部、财政部、农业部、卫生计生委、国家统计局、全国总工会10个部门联合在全国31个省（区、市）进行的体质监测项目，微观数据来自国内领先体重管理服务商绿瘦2016年一季度的用户数据。研究表明，虽然我国超重与肥胖检出率的增长幅度有所减缓，但数据显示，国民身体形态指数在下降，与脂肪的"战争"任重而道远。

为此，绿瘦体重研究院将持续开展与体重管理、大数据相关的研究课题，从宏观与微观、理论与实践的结合上，对我国体重管理、健康管理进行多角度、纵向化的研究，为体重健康管理事业做理论基础和政策支撑，同时也将持续为健康行业、不同地区的企业提供专业咨询、信息和研究成果发布等服务。

2014年，皮涛涛出资成立"广东省绿瘦慈善基金会"，对助学、扶贫、女性健康关爱和青少年肥胖体重管理等领域，逐步加大公益慈善事业的投入，先后向广东、贵州、湖南、青海等贫困地区捐资助学和修缮学校数百万元。通过持续开展一系列公益活动和项目，践行对大众的社会责任。

"一定要把钱用在最困难的人身上。"这是皮涛涛最朴素的想法。然而绿瘦毕竟是一家企业，而不是专门的慈善机构，所以基金会刚成立的时候，最大的问题就是如何找到真正亟须帮助的困难人群。

经过多方努力，他们找到了一个名叫"蝴蝶助学"的组织。这是一个由创业者和企业高管发起成立并正式注册的NGO（非官方组织），虽然组织规模很小，但平时一直在做一些贫困地区儿童的助学工作。通过"蝴蝶助学"组织介绍，绿瘦决定为贵州省黔东南州从江县丙妹镇的上歹村建一所学校。那是一座连公路都没有的小山村，绿瘦慈善基金会的志愿者们克服重重困难，一趟趟地将钢筋水泥等建筑材料运送进去，经过整整一年多的努力，终于为上歹村建起了一座崭新的学校。这座三层高的教学楼成了村里最气派的建筑，甚至连校园里的厕所也成了全村唯一的公共厕所。

看到这个山村的孩子们生活和学习条件实在太艰苦了，绿瘦慈善基金会曾经考虑是不是能把村里的孩子们接到广州来游学甚至上学，开阔视野，体验城市里的科技艺术人文教育气氛。但经过论证发现，这些孩子长期生活在一个特别封闭的环境里，跟外界几乎没有任何联系，如果贸然打破这种平衡，也不见得是一件好事。那么如何改善他们的学习和生活状况呢？基金会通过走访调研发现，山村里的孩子健康状况普遍不佳，因此除了帮助建设学校之外，还可以充分利用绿瘦的专业特长，帮助他们改善营养状况。

这也给了绿瘦慈善基金会一个新的启示：如何结合绿瘦的企业优势，把一般的扶贫助学活动，逐渐向更深层次的国民健康方面拓展。当时，发展势头很好的绿瘦美学馆在服务过程中发现，在减肥的女性人群绝大多数都有情绪上的问题，于是他们向基金会提出，能不能专为女性消费者开展一些健康大讲堂？但作为公益慈善组织，绿瘦慈善基金会首先关注的当然是社会弱势群体，他们并不希望公益行为与商业结合得太多。而事实上，也确实有一大批生活困难的中国女性，也需要健康方面的关怀。绿瘦慈善基金会在前期扶贫助学的过程中，就注意到了一个现象：那些山区农村的妇女，或者在城市中打拼的留守儿童母亲，基本上从来都不体检，所以子宫癌、乳腺癌等妇女疾病的发病率非常高。于是从 2016 年开始，绿瘦慈善基金会的服务范围从助学扶贫逐步扩展到女性健康关爱领域，先后组织开展了"加油吧，妈妈"环卫女工公益行等一系列公益慈善活动，切实帮助外来务工女性及困难女性群体解决身心健康问题。

近 4 年来，在绿瘦总部的大食堂里，一台专门用于募捐慈善基金的打卡机上写着一句非常平实的话："你每天少吃一口米饭，就可能会帮到更多的人。"在打卡机上刷一下，就会捐出 0.5 元善款。为了让更多的绿瘦人参与到这个慈善行动中来，皮涛涛还专门在企业内部推行了一个"10 元计划"，员工向绿瘦慈善基金每募捐 0.5 元，皮涛涛就要自掏腰包配捐 9.5 元。他用这种方式，发动更多的人投身到了公益慈善事业之中，"幸福火花，由我传递"的志愿者精神已在绿瘦生根开花。

从 2016 年下半年起，绿瘦慈善基金会重点推进的是青少年体重管理问题。过去在扶贫助学的过程中，基金会在做的是把营养带给山区瘦弱儿童，如今他们更关注的是如何帮助中国的超重和肥胖儿童进行健康体重管理科普教育。

"这也是我们绿瘦慈善基金会对脂肪战争的一种响应。"绿瘦慈善基会秘书长杜宝仪说。因此，他们首先联合中国疾病预防控制中心（CDC）政策研究与健康传播中心、中国人类学民族学研究会医学人类专业委员会、中山大学公益政策与法研究所开展一项全国性的青少年体重管理现状调研，形成具有普遍性、可以反映当前青少年群体体重健康管理问题的报告并总结出权威数据，为后续的公益项目提供准确的数据支撑。

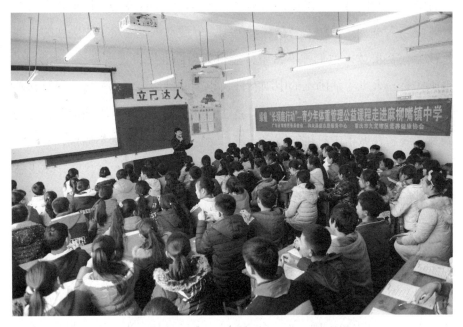

▲　绿瘦青少年体重管理公益课程走进重庆麻柳嘴镇中学

2017年5月17日，中山大学公益政策与法研究所与广东省绿瘦慈善基金在广州联合发起"全国青少年健康关爱论坛暨青少年体重健康调研蓝皮书发布会"，绿瘦慈善基金会通过数据翔实的调查发布，积极呼吁社会和家庭关注青少年体重问题及探讨解决方案。论坛上，中国疾病预防控制中心政策研究与健康传播中心郭浩岩副主任，广州市妇女联合会副主席李艳林，广东省希望工程办公室副主任、广东省青少年发展基金会副秘书长谢长仙，中国医学人类学学会委员、中山大学社会学与社会工作系副主任、广州市政府重大决策专家方芗教授，广东省绿瘦慈善基金会会长 Miss

Wang，资深媒体人李海华等嘉宾共同围绕中国青少年超重与肥胖及其所带来的身心影响进行主旨报告与思维激辩。此外，调研组长中山大学传播与医学院双聘副教授周如南表示："青少年肥胖问题不只是个人或是家庭的问题，而是整个社会的问题。要解决这一难题，就要从家庭、学校、企业、媒体等多个层面入手，努力为青少年打造一个健康饮食、热爱运动的大环境，培养孩子对健康的重视，鼓励他们做自己身体的主人，帮助他们养成良好的生活习惯。"

论坛结束后，绿瘦慈善基金会加快行动步伐，于"六·一"前夕举办了"体重减负，健康起飞——绿瘦慈善基金会青少年体重管理健康公益行"活动，第一站走进广州市荔湾区中南街道博雅学校。这是一所外来务工人员的子弟学校，这些学生的父母平时忙于工作，疏于对孩子营养健康状况的关注。活动中由绿瘦聘请的国家公共营养师担任"体重管理健康大使"，为孩子们带去了一堂生动有趣的营养与体重管理健康课，通过气氛活跃的日常生活问题互动提问，调动了同学们学习的积极性，从饮食、运动、情绪、作息管理等几个方面为孩子们传授了合理进行体重管理的知识。

根据世界肥胖联合会 2016 年的最新评估，如果缺少有效的政策干预，到 2025 年，全球 5~17 岁的青少年中将有 2.68 亿人体重超标。肥胖已经成了一个全球性问题。皮涛涛意识到，帮助青少年管理好自己的体重和健康显得尤为紧迫。

2017 年 8 月 25 日，在中国疾控中心政策研究与健康传播中心、北京大学公共卫生学院、中山大学政策与法研究所的指导下，广东省绿瘦慈善基金会在北京主办了"全国青少年健康成长关爱论坛暨'长颈鹿行动'青少年体重管理进校园公益项目发布会"。

论坛上，中国疾控中心营养与健康所学生营养室主任张倩以我国青少年肥胖状况及防控策略为主题做了分析，她表示："控制儿童的超重、肥胖，不光是孩子自己的事情，更需要的是我们社会方方面面的共同努力，我们希望政府能够主导，但是当政府还没有完全发力的时候，社会力量可以发挥非常重要的作用。"论坛上，中国营养学会副理事长马冠生、中国教育科学研究院研究员储朝晖、著名心理专家陶思璇还分别进行《中国儿童肥胖与营养健康》《追分无底线，体重无上限》和《青少年的情绪、情商与体重管理》的主旨演讲。社会各界共同倡导科学的体重管理理念和方法，以此帮助中国的超重和肥胖青少年进行体重管理。

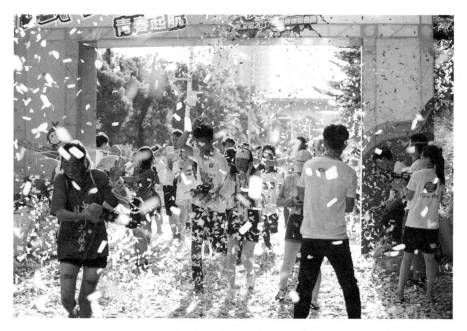

▲ 绿瘦健康彩色跑

其中 2016 年，绿瘦出资冠名了第三届广州塔登高公开赛，让全民体验到了徒步登上广州塔的健身乐趣。2017 年 3 月至 8 月，绿瘦出资冠名"绿动中国，快乐享瘦"健康彩色跑嘉年华活动，在广东地区举办了 5 场，吸引万余人参与，成为最受年轻人欢迎的健康趣味运动之一。绿瘦一直通过各种手段与方式在推进着全民"体重管理"意识的建立。

下一步，绿瘦慈善基金会还将启动广东、上海、重庆、四川等地的"长颈鹿行动"青少年体重管理公益课程进校园活动，计划联合各地的行业协会、主流媒体、高校、中小学校等组织机构，将青少年体重管理公益项目带进中小学。其中，广东方面将以广州 50 所中小学校作为主要试点，帮助广大肥胖青少年进行体重管理。

除了走入学校开展主题互动性体重管理课程外，绿瘦慈善基金会还开展"长颈鹿行动"之"青少年体验之旅"活动，邀请广州市内中小学生走入绿瘦，以"学习体验健康的膳食知识、饮食习惯、运动项目"为主题，内设健身娱乐、户外拓展和营养餐 DIY 等流程，让青少年在趣味互动的体验中，掌握体重科学管理知识。

第十章

全球事业

——人类的联盟

本章导读

团结一致，同心同德，任何强大的敌人，任何困难的环境，都会向我们投降。

——毛泽东

整个宇宙是一个联邦，上帝和人类都是它的成员。

——西塞罗

当前，肥胖问题早已不再只是特殊人群的困扰，而是人类共同的大敌。从欧美到日韩，甚至再到相对不发达的亚非拉地区，肥胖问题都在日益凸显，这使各国不得不高度重视并采取各种措施加以解决。对中国而言，"健康中国"已经上升为国家战略，而"人民日益增长的美好生活需要和不平衡不充分的发展之间的矛盾"的新时代主要矛盾中，其实也隐含着人们对健康体魄的渴求。秉持着体重管理美好愿景的绿瘦，单靠自己的力量并不能解决全人类的问题，只有全球盟军集结起来，共同努力，才能实现这一伟大事业。

▲ 这是我们每个人的战争

天下兴亡，匹夫有责。

——顾炎武

当今世界，肥胖早已不再只是困扰着特定人群的局部问题，而成为全球性的、严重的社会公共卫生问题。据世界卫生组织最新发布的统计结果表明，全球目前至少有 11 亿成年人超重，3.12 亿人肥胖，肥胖人口已全面超越饥饿人口。

首先引发世界关注的是欧美等发达国家的肥胖问题。2007 年 4 月，第 15 届欧洲肥胖大会在匈牙利首都布达佩斯召开，会上有专家指出，当时欧洲已有半数人口超重，重度肥胖者约有 1100 万人，其中男性肥胖者占 10%~20%。

时隔八年，这种趋势并未得到任何缓解。2015 年 5 月，在捷克首都布拉格举行的第 22 届欧洲肥胖大会上，世界卫生组织（WHO）公布了一份欧洲肥胖报告，称欧洲国家将在 2030 年面临严重的肥胖危机，超过一半的欧洲居民体重过重，其中 89% 的爱尔兰男性和 77% 的希腊男性，身体质量指数 (BMI) 将超过 25，达到肥胖程度。

德国是肥胖问题最为严重的欧洲国家之一。国际肥胖症研究协会公布的一份报告指出，喜欢喝啤酒、在面包上涂奶油的德国人，不论男女体重超重的比例均在欧盟国家中位列最高：有 53% 的德国男性体重超重，其中 22% 的男性患有肥胖症，女性体重超重的比例也超过一半。世界卫生组织的营养专家布兰柯称，60%的德国人运动量不足，每日需要的能量中高达35%来自脂肪，高于建议最高量的30%。

德国国民肥胖现象的泛滥，使这个国家的军队战斗力日益减弱。从前的德国军人，曾经横扫整个欧洲，令对手闻风丧胆。德国军队的战斗力在当时确实无人能比，即便是战争后期，两线作战、缺乏补给的德军依然保有顽强的战斗力，给盟军造成了惨重的伤亡。然而如今的德军，状况早已今非昔比。据德国议会2008年发布的一份报告称，部署在阿富汗北部地区的3500名德军士兵，由于饮食过量而普遍肥胖，使他们在作战时显得力不从心。

调查显示，18~29岁年龄段的德军士兵中有40%的人体形严重超标，由于体形过于肥胖，德军士兵在阿富汗山区的作战行动屡屡受挫，与那些熟悉地形并且身手敏捷的塔利班武装分子相比，他们的行进速度显得异常缓慢。在地形复杂的阿富汗山地，运兵车以及机械化装备根本无法发挥作用，致使德军士兵根本无法有效追击塔利班武装分子。

美国的情形同样不容乐观，根据2016年美国疾病控制中心透露的一组数据显示，约70%的成年人身体质量指数超过了25。其中，美国陆军约有10.5%的士兵体重超标，平均每10个人里就有一个胖子；空军有9%超标，海军也有6%的人体重超标。与2011年相比，这些数据基本上都翻了1倍以上。更为严重的是，这些数据还在不停地上涨。美国目前约有130万在役士兵，体重超标者至少在10万以上。体重超标会严重影响士兵的作战能力，因此一般都会被强制退役，仅2015年，全美就有4000多人被迫离开军队，美国军方对此也头疼不已。

一项由英国政府资助的最新调查报告也表明，不健康的饮食和生活习惯正使肥胖症在英国快速蔓延。该报告预测，到2032年，英国将有一半以上的人属于肥胖人群，届时，死于糖尿病、中风、心脏病和癌症的人数将创下历史纪录。这份报告说，除非人们的生活习惯发生改变，否则英国国民医疗服务系统（NHS）为治疗与肥胖有关的疾病而支出的成本将大幅上升，目前这项成本已经达到了 20 亿英镑。患有 Ⅱ 型糖尿病的人数将上升到目前 190 万人的 10 倍，导致更多的人罹患中风、心脏病或失明。

"我认为，人们对吃的重视已介于呼吸和性之间。"美国当代著名教育家和心理学家本杰明·布卢姆说。他认为，对不加节制的食欲所引发的严重后果，必须加以足够的重视。

据统计，全球近 1/3 的死亡案例与肥胖、缺乏锻炼和吸烟相关，其中每年死于与肥胖有关的 Ⅱ 型糖尿病患者有 300 多万人，这种病症通常导致心脏病和肾功能衰竭，目前患病人数已经达到 1.54 亿人。据世界卫生组织预测，未来 25 年内，这一数字还可能翻一番。

肥胖还是加重心脏病的隐患。据世界卫生组织数据显示，全球总共有 1700 万人死于心脏病和其他循环系统疾病，占总死亡人数的 1/3。在大多数国家和地区，心脏病致死案例在达到工龄的成年人群中更为普遍。

除了美国、英国、德国这些传统的"肥胖国度"，亚洲、非洲等国的肥胖人数也在猛增。日本是世界上人均寿命最长的国家，许多专家认为这和日本人良好的饮食习惯有关。但就在专家们积极倡导日本饮食方式的同时，许多日本年轻人却逐渐背离了祖辈相传的传统饮食，成了麦当劳等洋快餐的忠实顾客，这给日本带来了诸多健康隐忧。据日本厚生劳动省称，日本已有 2300 万人超重。

在非洲，饥饿和营养不良等虽然仍是困扰不少国家的问题，但日趋显现的肥胖问题也开始引人关注。有专家指出，"非洲人从营养不良直接进入了营养过剩"。目前已有 1/3 以上的非洲女性和 1/4 以上的非洲男性都属于肥胖人群。

"国际肥胖问题工作组"政策主管内维尔·里格比说："发展中国家尤其要负担肥胖趋势的重担。我们现在甚至在印度都看到了青少年肥胖，这是普遍问题，它已经完全成为全球流行病，实际上是传染病。"

中国的情况也不容乐观。根据我国居民营养和健康状况调查显示，目前中国肥胖者已超过 9000 万人，体重超重者高达 2 亿人。据专家预测，未来十年中国的肥胖人群也将超过 2 亿人。《今日美国》《英国医学杂志》等均刊文说，中国的肥胖问题正在以令人担忧的速度增加，有近 15% 的人口体重超标，儿童肥胖在 15 年里增加了 28 倍。专家们认为，肉类饮食的增多、汽车使用的增加以及体育锻炼的缺乏，是造成中国人肥胖的罪魁祸首。随着中国 13 亿人口体重的增加，糖尿病和心脏病等的发病率也将会越来越高。

尤其令人担忧的是儿童肥胖现象的迅速蔓延。据国家卫计委 2015 年发布的《中国居民营养与慢性病状况报告》显示，中国 6~17 岁儿童青少年超重率为 9.6%，肥胖率为 6.4%，比 2002 年分别上升了 5.1 和 4.3 个百分点。我国著名营养学专家范志红表示，由于经常食用高盐、高油、高热量的食品和缺乏科学运动，青少年肥胖逐渐引发的性早熟、骨科病、心脏问题等健康隐患，严重影响了下一代中国人的身体素质。有调查显示，45%~50%的小学生肥胖者和 60%~70% 的中学生肥胖者到成年后仍然肥胖。肥胖青少年群体的现状，已日益成为全社会高度关注的焦点。

北京师范大学体育学院院长毛振明长期以来一直从事少年儿童体质调研的工作，是中国著名的体育社会学、学校体育学和比较体育专家。他认为，比"小胖墩"增多更为严峻的是少年儿童的体质问题，"甚至可以说到了危险的边缘"。

2017 年 5 月，绿瘦慈善基金会与中山大学公益政策与法研究所联合发布了《全国青少年体重管理调研蓝皮书》。报告数据显示，52% 的肥胖青少年对自己感到不满意，而且 12% 表示未来最大的愿望是可以减轻他们的体重。10% 的青少年因为学习压力过大存在大量多餐进食的情况，同时 21.8% 的青少年不做运动、讨厌运动，29.1% 的青少年很少进行锻炼。肥胖问题还导致青少年的心理状态出现异常，32.7% 的肥胖青少年"最苦恼的事情"都是和超重、肥胖有关。

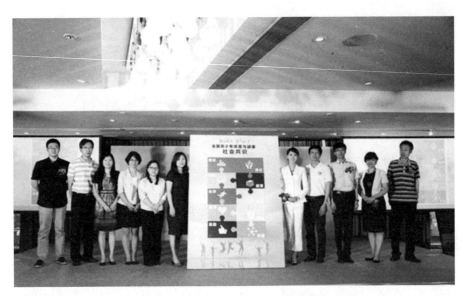

▲ 2017 年 5 月《全国青少年体重管理调研蓝皮书》发布会

面对肥胖蔓延趋势，世界各国纷纷采取措施加以抵制。例如，新加坡学校加强了体育活动，以瓶装饮用水代替软饮料；巴西政府下令在学校午餐中增加水果和蔬菜比重；阿拉伯联合酋长国人口最多的城市迪拜则专门举办为期 1 个月的减肥竞赛，凡阿联酋公民每减肥 1 千克就可以获得 1 克黄金的重奖励；加拿大政府颁布施行了儿童健身退税措施，父母可为子女报名参加由加拿大公共卫生局指定的体育运动项目，从而享受每年申报个人所得税直降 500 加元的补贴；瑞典国民健康研究院针更是制定了 79 项策略，包括建议国民改善饮食、加强运动，提议多开辟自行车专用道、增加运动设施供人们减肥健身等。

近年来，美国政府为解决儿童肥胖问题也是频频出招：对含糖饮料征收附加税；要求学校提供更健康食品；号召家长把电视机搬出儿童卧室，减少儿童看电视的时间并增加户外活动等。

2010 年 2 月，时任美国总统奥巴马签署行政备忘录，成立由第一夫人米歇尔·奥巴马牵头的特别工作组，应对日益严峻的儿童肥胖问题。根据备忘录，美国政府将制定有效战略，鼓励家庭和社区共同参与，动员公共及私人部门资源，多管齐下解决儿童肥胖问题。特别工作组由米歇尔·奥巴马领导，卫生与公众服务、教育、农业和内政部长共同参与。备忘录称："我们现在必须行动起来，改善美国儿童的健康状况，避免花费数十亿美元用于治疗那些可以预防的疾病。"

英国帝国理工学院肥胖问题专家史蒂夫·布卢姆教授说："如果我们能够控制住目前的肥胖病发展趋势，那将是公共健康事业的一项重要成就。"

中国青少年的体质问题，早在十年前就已引起国家的高度重视。2007年5月7日，中共中央、国务院印发了《关于加强青少年体育，增强青少年体质的意见》，明确提出通过五年左右的时间，使中国青少年普遍达到国家体质健康的基本要求，耐力、力量、速度等体能素质明显提高，营养不良、肥胖和近视的发生率明显下降。

为了实现上述目标，《关于加强青少年体育，增强青少年体质的意见》要求广泛开展"全国亿万学生阳光体育运动"，切实减轻学生过重的课业负担，确保学生每天锻炼1小时，确保青少年休息睡眠时间，加强对卫生、保健、营养等方面的指导和保障。

2016年7月，北京市疾控中心决定试点开展中小学校肥胖警示与分级管理，指导学校将肥胖防控工作落实到每个班级和教师。

如今，肥胖已被世界卫生组织正式确定为"十大慢性疾病"之一。与脂肪之间的战斗，已不再局限于肥胖症患者，而真正成了我们每个人的战斗。

为了配合作战，绿瘦从2015年底就推出了D28体重管理服务，通过体重管理师一对一管家式的指导服务，帮助用户在28天内从饮食、运动、作息、情绪四个维度来形成一个健康良好的习惯，从而达到瘦身目的。

正在为赴加拿大留学积极准备的晓圆，正是这个减重项目的受惠者。从2016年10月起，她怀着一颗准备承受一切考验的坚定决心，毅然加入了这个项目。整整 1 个月的时间，她仿佛经历了一次从身体到心灵的蜕变。

每天，体重管理师首先会根据她测量的体重，并结合她的具体饮食和生活作息等，进行综合的情况分析，然后给出次日的营养配餐表，同时提出非常健康的饮食建议。这对习惯了用暴饮暴食来缓解学习压力的晓圆来说，简直就是一种折磨，但在体重管理师的监督和陪伴下，她咬着牙坚持下来了。

在运动管理上，晓圆的体重管理师针对她的身体素质，结合她的个人时间分配等现实情况，在不影响她正常学习的前提下，为她制订了一份有针对性的运动计划，并且每天都实时指导晓圆怎样去合理提高身体代谢。极少进行任何体育锻炼的晓圆，一开始感觉特别困难，稍一运动就喘得透不过气来。可是挺过了起初最难受的那几天后，居然也就慢慢地适应了。

还有在作息方面，体重管理师也为晓圆建立了一份科学规律的时间表，尤其是针对她以前做作业精力不集中，容易拖拉时间，导致经常熬夜的情况，要求晓圆的母亲林娟加强对女儿的督促，确保每天晚上必须在十点之前上床睡觉。

一个月的艰苦战斗，在绿瘦体重管理师和母亲林娟的陪伴下，晓圆终于成功坚持下来，她的体重从 190 斤减到了 150 斤。2016 年 12 月，剪了一头利落的短发、浑身上下焕然一新的晓圆，在林娟的带领下开开心心地去留学了。

如今，晓圆早已熟悉了异国他乡的校园生活，养成了良好的饮食、作息和运动习惯的她，体重一直控制得很好。在林娟寄给健康顾问江晋的照片中，晓圆青春自信的面庞上，阳光灿烂。

▲ 地球人要在宇宙争口气

生命跟时代的崇高责任联系在一起才会永垂不朽。

——车尔尼雪夫斯基

2017 年 1 月 17 日，在瑞士达沃斯国际会议中心举行的世界经济论坛 2017 年年会开幕式上，中国国家主席习近平发表了题为《共担时代责任共促全球发展》的主旨演讲。习近平主席在演讲中指出："中国经济的快速增长，为全球经济稳定和增长提供了持续强大的推动。中国同一大批国家的联动发展，使全球经济发展更加平衡。中国减贫事业的巨大成就，使全球经济增长更加包容。中国改革开放持续推进，为开放型世界经济发展提供了重要动力。中国人民深知实现国家繁荣富强的艰辛，对各国人民取得的发展成就都点赞，都为他们祝福，都希望他们的日子越过越好，不会犯'红眼病'，不会抱怨他人从中国发展中得到了巨大机遇和丰厚回报。中国人民张开双臂欢迎各国人民搭乘中国发展的'快车''便车'。"

习近平主席的讲话，向世界展现了中国的大国担当。的确，中国自身的成功，已向世界充分证明了这种具有中国智慧的发展道路的可行性。不仅如此，中国还始终致力于协同世界各国，着力推动构筑总体稳定、均衡发展的大国关系框架，着力营造睦邻互信、共同发展的周边环境，着力全面提升同发展中国家合作水平，积极提供解决全球性和地区热点问题的建设性方案。

孟夏草长，花开五月；万物竞茂，于斯为盛。5 月 14 日，世界又一次将目光聚焦于中国。在"一带一路"国际合作高峰论坛开幕式上，习近平主席再次发表重要讲话。40多分钟的演讲冷静自信，智慧通达，现场响起的二十多次掌声足以证明，"一带一路"倡议赢得了世界的认同，其"普惠之路"的本质，是引导经济全球化走向、构建人类命运共同体的中国方案。习近平主席的主旨演讲彰显了宏阔的历史思维、共赢的发展思维和智慧的创新思维，体现了完善全球治理体系的中国担当。

当然，大国担当不仅体现在区域经济的发展、世界格局的重建上，还体现在维护世界和平、全球环境治理上，体现在"中国梦"的伟大复兴、中华民族的文化自信等方面。作为正在崛起的世界强国，中国在维护人类健康方面也必须做出应有的贡献。

"国民体质是关乎中华民族伟大复兴的大事。目前，我国肥胖和超重的人群加起来已经达到了总人口的42%，其中6~17岁的学龄儿童肥胖和超重率已达16%，这是一个非常严重的社会问题。我们中国有80%的人患有各种慢性疾病，其中排在第一位的是心脑血管疾病，第二位是癌症。但不管是心脑血管疾病也好，癌症也好，都跟肥胖和超重有着密切的关系。"

谈到肥胖问题，中国疾病预防控制中心营养与健康所科技处的何丽处长不无担忧。这位营养与健康领域的专家，主要的研究方向是营养与慢性病、营养健康教育以及营养健康管理，曾参加过《我国重点人群铁、钙需要和膳食评估应用研究》《促进生长发育的营养强化食品的研究与开发》等20多项国内外重大科研课题的研究工作，参与了《健康中国2020》《我国食品工业营养与健康的发展战略研究》《中国公共卫生实践》等重大研究报告及《公共营养师教材》《健康管理师教材》等国家职业资格培训教材的编写，对中国的肥胖问题有着深入的研究与思考。

令人欣慰的是，包括肥胖与超重在内的中国国民健康问题，已引起了国家层面的高度重视。2016年中共中央和国务院发布的《"健康中国2030"规划纲要》已明确指出，要把健康融入所有的政策，大力发展健康产业，努力提高人民健康水平，为实现中华民族伟大复兴和推动人类文明进步作出更大贡献。

"在这样的大背景下，有这样一家企业能够站出来积极关注体重管理这个问题，主动把正确的健康知识和健康服务送到有需要的人们手里，这当然是一件很有正向意义、很值得赞赏的事情。"

何丽与绿瘦接触的时间其实并不长，2016 年，中国社科院食品药品产业发展与监管研究中心和绿瘦集团共同启动"中国人体重控制研究课题"，期间社科院要组织一场专家研讨会，国家卫计委和卫生部的同志就推荐了对这块业务比较权威的何丽参加，并在论坛上作了主题演讲。

"虽然我并没有使用过绿瘦的产品，但是他们所从事的这项事业，无疑是一项意义重大的事业。作为一家企业，能够教大家如何去正确减重，给大家提供需要的服务，而且还致力于帮助大家认识到减重并不是一过性的，教大家如何在减下体重之后，继续保持一个良好的体质，来保证体重不反弹，这是一种有社会担当的表现，是非常好的事情。"这是何丽对绿瘦的客观评价。

担当源自底气，只有把自身锻造得无比强大，才会有实力去承担社会责任。

对于绿瘦而言，2017 年是第二个十年的开局之年。经过第一个十年的积累与沉淀，绿瘦已经跻身于中国体重管理行业的领导品牌，具备与国内外体重管理行业巨头华山论剑的实力和冲上巅峰的决心。最重要的是，中国的体重管理市场规模正在进一步扩大，而且随着法律法规的不断完善，以及行业自律意识的不断加强，市场环境也正在进一步得到净化。对于那些有抱负、有责任、有担当的企业来说，将会有更大的舞台和发展空间等待着他们去施展拳脚。

为此，皮涛涛在新年致辞中与全体员工这样共勉："我们的一、二线团队将在 2017 年继续扩大规模，提升专业度，锻造出一支难以超越的铁军；我们的业务板块将进一步拓展，围绕体重管理，延伸到物流、直销、保险等多个领域，形成互相支持、协同发展的强大生态系统。"

其实作为一名企业家，尚未到不惑之年的皮涛涛早已取得了很大的成功。他之所以还要铆足劲儿把绿瘦做得更强更大，是因为在他的心中藏着一个更大的宏愿。他在很多场合，不止一次地说：中国在世界上要争口气！"地球人要在宇宙争口气！"

这话乍听起来，似乎有些大，有些遥远。但只要大家静下心来仔细想一想，就会发现这个关系到每一位地球人的话题，其实已近在咫尺、迫在眉睫。

随着科学技术的不断发达，我们有理由相信，在浩瀚的宇宙中，除了我们人类之外，一定还有其他高智商生物的存在。而且很可能，它们正在通过各种途径观察着人类，千方百计地向我们靠近。

而反观我们人类自身，又是怎样一种状态呢？显而易见的一种趋势是，随着现代科技的迅速发展，人们的生活变得更加便利，人性之中的懒散、缺乏自律的一面也随之不断释放。于是，越来越多的人习惯于叫外卖，天天吃着快餐。有的人懒得坐在餐桌前吃饭喝汤，宁可一边玩着手机电脑，一边将高热量的汉堡、炸鸡腿塞进口中。更有一些人，连吃饭都觉得麻烦了，他们干脆省去了一日三餐，改由高热量、低营养的零食来果腹充饥，想吃就吃，吃多少也不饱，体形却在日积月累之间彻底变形。

但是你有没有想过，在未来的某一天，当人类与外太空生物星云际会，真正有机会面对面的时候，我们人类这种代表着地球最高智慧的物种，是要向宇宙呈现一个臃肿、迟滞、丑陋的形象，还是一副灵敏、矫健、充满活力的姿态？

皮涛涛显然是想到了，而且一直在认真思考这个问题。把绿瘦不断地做强、做大，正是为了帮助更多的地球人管理好自己的体重，彻底打赢破坏人类形象、危害人类健康的脂肪战争，在宇宙中树立起良好的地球人形象。在他看来，这就是绿瘦的使命所在。

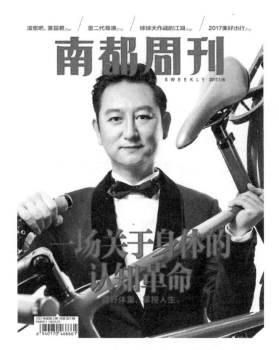

▲ 《南都周刊》2017 年第 2 期封面人物为绿瘦集团董事长皮涛涛

　　当然，这是事关全人类的形象，全人类的战争，单靠某一个团队、某一支力量是无法取得最终胜利的。必须在更大的范围内结成更广泛的同盟，这场旷古持久的脂肪战争才能取得胜利，人类在宇宙中的形象才能矗立起来。

▲ 国家战略的根本路径

在战略上，最漫长的迂回道路，常常又是达到目的的最短途径。

——利德尔·哈特

2017 年 10 月 18 日至 24 日，一场足以影响未来中国乃至世界的旷世大会，在秋高气爽的北京隆重召开。这就是中国共产党第十九次全国代表大会。这次大会作出了"中国特色社会主义进入新时代"的重要论断，为全国人民树立了一个宏伟而又明确的奋斗目标，对中国未来的发展具有全局性、根本性的重大意义，同时也必将对世界产生重要影响。

习近平总书记在十九大上所作的题为《决胜全面建成小康社会，夺取新时代中国特色社会主义伟大胜利》的报告，就像一盏明灯吸引了全球的目光，报告中不断闪现出新提法、新思想、新火花，既令人振奋，又让人回味无穷。按照权威媒体对十九大报告的全方位解读，报告中的新提法、新举措有 40 处之多，其中最为大家所关注的，是我国社会主要矛盾的变化。

十九大报告提出："中国特色社会主义进入新时代，我国社会主要矛盾已经转化为人民日益增长的美好生活需要和不平衡不充分的发展之间的矛盾。"而在这之前，我国社会的主要矛盾，一直沿用的表述是 1981 年党的十一届六中全会提出的"人民日益增长的物质文化需要同落后的社会生产之间的矛盾"。

不同的时代，社会生产的发展水平不同，人民群众的根本需求当然也有所不同。从"日益增长的物质文化需要"到"日益增长的美好生活需要"，四个字的差别，却精准地概括了近年来我国人民群众生活水平的极大改善和提高。

那什么是人民日益增长的美好生活需要呢？内涵十分丰富，比如更加平价宽敞的住房、更加美好健康的环境、更加丰富多彩的文体娱乐活动等，当前人民群众对美好生活的需要已呈现出多样化、多层次、多方面的特点。而其中，健康服务正在成为人民过上美好生活的一个基本要求。

于是，一个大家耳熟能详的名词，再次引发了全社会的热切关注，这个词就是"健康"。十九大报告把"健康"提到了国家战略的高度，明确提出要"实施健康中国战略"，并对此作出了战略部署，足以说明健康对于美好生活的关键性作用。

细心的人们也许已经注意到，"健康中国战略"其实在正式写入十九大报告的前一年，就已大踏步地迈开了新的步伐。2016 年 8 月 19 日至 20 日，党中央、国务院召开新世纪以来第一次全国卫生与健康大会，确立了新时期党的卫生与健康工作的方针，开启了"健康中国"建设的新征程。会上，习近平提出"要把人民健康放在优先发展的战略地位""将健康融入所有政策"，中共中央政治局常委悉数出席此次大会，充分表明了党和国家对人民健康的高度重视。

2016 年 8 月 26 日，中共中央政治局召开会议，审议通过《"健康中国 2030"规划纲要》。会议认为，健康是促进人的全面发展的必然要求，是经济社会发展的基础条件，是民族昌盛和国家富强的重要标志，也是广大人民群众的共同追求。会议强调，《"健康中国 2030"规划纲要》是今后 15 年推进健康中国建设的行动纲领，要"坚持健康优先、改革创新、科学发展、公平公正的原则，以提高人民健康水平为核心，以体制机制改革创新为动力，从广泛的健康影响因素入手，以普及健康生活、优化健康服务、完善健康保障、建设健康环境、发展健康产业为重点，把健康融入所有政策，全方位、全周期保障人民健康，大幅提高健康水平"。

2016 年 10 月 25 日，中共中央、国务院印发并实施《"健康中国 2030"

规划纲要》，从总体战略、普及健康生活、优化健康服务、完善健康保障、建设健康环境、发展健康产业、健全支撑与保障、强化组织实施八个方面，对今后 15 年推进健康中国建设做出了全面的规划，在此《纲要》的第十八章"发展健康服务新业态"中明确提出，要"积极促进健康与养老、旅游、互联网、健身休闲、食品融合，催生健康新产业、新业态、新模式。发展基于互联网的健康服务，鼓励发展健康体检、咨询等健康服务，促进个性化健康管理服务发展，培育一批有特色的健康管理服务产业，探索推进可穿戴设备、智能健康电子产品和健康医疗移动应用服务等发展"。随后，国务院又制定实施《"十三五"卫生与健康规划》和《"十三五"深化医药卫生体制改革规划》。"一纲要两规划"的出台实施，标志着健康中国建设从思想到战略、从纲领到行动的顶层设计已经基本形成。

2016 年 11 月 21 日，由世界卫生组织和中国国家卫生计划生育委员会共同举办的第九届全球健康促进大会在上海举行，来自全球 126 个国家和地区、19 个国际组织的 1180 多位嘉宾齐聚上海国际会议中心，围绕"可持续发展中的健康促进"这一主题，深入交流思想观点与实践，共享发展成果与经验。大会发布了《2030 可持续发展中的健康促进上海宣言》，向全球进一步展示了中国在全球健康促进领域的理念、方案和实践。

所有的这一切都在昭告人们：国民健康，已不只是人民群众关心和热议的话题，也不再只是马云这样富有远见的企业家所关注和力推的产业；有关国民健康的问题，已经正式上升为中国的国家战略。

放眼世界，认识到国民健康对于国力影响之重要性的国家其实很多。美国、英国、日本等发达国家从 20 世纪后半叶起，已纷纷将国民健康纳入国家战略范畴，实施了各具特色的行动计划。

美国是最早将健康管理提升到国家战略高度的国家。早在 1969 年，美国政府就出台相关政策，将国民健康管理纳入国家医疗保健计划；1971 年为健康维护组织提供了立法依据；1973 年正式通过了《健康维护法案》。

从 1980 年起，美国卫生福利部（DHHS）开始实施一项旨在改善全体国民健康的战略规划，这个规划名叫"健康人民"，每 10 年制订一个计划。政府会在每个地区选一个总负责人，负责管辖区健康管理计划的实施。

目前，"健康人民"计划已经进入第四个十年，正在实施之中的《健康人民 2020》颁布于 2010 年 10 月 2 日，综合了来自公共卫生专家，各联邦、州和地方政府官员以及超过 2000 家组织机构的建议，最重要的是采纳了 8000 多条美国民众的评论和意见，最终提供了一套综合的美国国民健康促进的新十年目标和指标。

该计划包括 4 个目标、42 个重点领域和近 600 项具体的健康指标。4 个目标是：避免遭受可预防的疾病、残疾、伤害和早死，获得高质量长寿的生命；实现健康公平、消除差异，促进各类人群的健康；营造能够改善全体公民良好健康的社会和自然环境；提升人生各阶段生活质量，促进健康发展和健康行为。

在 42 个重点领域中，《健康人民 2020》提出了一些对公众健康构成显著威胁的高优先领域健康问题，并从所有指标中遴选出了分布在超重和肥胖、体育运动、精神健康、卫生服务可及性等 12 个优先领域中的 26 个主要健康指标。为了实现这 26 项指标，美国采取了多种健康措施。比如政府专门成立肥胖研究小组，致力于降低美国肥胖率，同时在各个公共场所减少碳酸饮料和高脂肪食物的零售；又如每隔几年出台一个运动指导项目，包括年龄、强度、推荐项目等，提出"每天运动一小时"等口号，鼓励人们运动；再如重视精神健康，将改善青少年心理健康列为亟须解决的国家级优先课题，采取措施培训教师、家长和医务工作者，让他们能更好地识别青少年心理健康问题等。

随着越来越多的国家对人民健康问题的重视，世界卫生组织也适时提出了"健康可以推动社会进步及经济发展"的口号，鼓励经济发展较好的国家从政府层面部署国民健康工作。欧洲的德国、英国等国家先后建立了健康管理组织；欧盟委员会也先后制定过两个"欧盟成员国公共健康行动规划"，分别在 2003~2007 年、2008~2013 年实施。

2011 年 11 月，欧盟委员会通过了第三个"欧盟成员国公共健康行动规划（2014~2020）"提案，该规划包含四大内容：一是构建创新型和可持续型医疗保健体系；二是为所有欧盟公民提供更好和更安全的医疗保健；三是减少吸烟、酗酒和肥胖者人数以提高健康水平；四是加强欧盟成员国的合作，提高跨国界医疗特别是急诊的水平。这一计划将耗资 4.46 亿欧元，其中用于帮助肥胖等人群提高健康水平的费用占到 21%。

在亚洲，日本也是较早开启国民健康战略的国家。1980 年前后，日本开始试行健康管理法规，并启动了 10 年为一个阶段的国民健康促进计划。从 2000 年开始，"21 世纪国民健康促进运动"（简称"健康日本 21"）计划在日本实施，该计划被认为是日本的第三个国民健康促进十年计划。至2011 年，"健康日本 21"第一阶段的战略计划完成，这年的 5 月，日本厚生省发布了《关于实现"健康日本 21"目标值的现状与评价》白皮书；次年 7 月，又发布了"健康日本 21"第二阶段的战略计划，明确了第二阶段计划时间为 2013~2022 年，并且制定了相应的战略目标与核心内容。

"健康日本 21"计划在实施过程中始终把握这样一些基本原则："国民个人是健康的主体，机构团体开展的健康促进活动或为达成目标而提供的支援，必须尊重国民自由意愿。""国民要努力增进自己的健康，国家与地方政府、保健和医疗机构及其相关部门要相互联系与合作，对国民的健康增进提供支援。"

"健康日本 21"计划还把"提升国民健康素养，增进国民自我健康管理意识，杜绝医疗服务资源的浪费"作为重要目标，有效地提升了该国国民更好控制影响健康因素的能力，促使个体采取有益健康的个体及社会行动，从而达到改善公共卫生干预和医疗服务预期效果的目的。

毫无疑问，健康中国战略的措施内容有很多，比如习总书记在十九大报告中提到的"完善国民健康政策，为人民群众提供全方位、全周期健康服务""坚持预防为主，倡导健康文明生活方式，预防控制重大疾病""支持社会办医，发展健康产业"等，而所有的这些措施，都指向了一条实现路径——体重管理。

如今，中国的肥胖人群数量正在超越美国，成为世界肥胖人群绝对数量多的国家，事关国民体质、民族振兴和国家安全的警钟已经敲响，一场看不见硝烟的"脂肪战争"势在必行。如何采取更加科学和健康的方式，来控制中国肥胖人群数量的增长，切实增强国民的身体素质，"体重管理"成为不二的选择。

国务院参事、中国社会科学院学部委员何星亮在解读十九大报告中关于"人民日益增长的美好生活需要"时指出，"人类社会普遍追求各种关系的平衡，如人类社会与自然界的平衡、供给与需求的平衡、生产与消费的平衡等。"因此，平衡才是健康的，不平衡就是病态。大到整个社会，小到每一个体，无不如此。这既要求我们从宏观上解决地区之间、经济结构之间发展不平衡不充分的问题，也要求我们从微观上解决每个国民的能量摄入与消耗之间的失衡，解决能量尤其是脂肪过剩的问题。只有大大小小的各种关系都处于平衡状态，社会才能均衡和谐运行，经济生产才会可持续发展，国民个体才能获得健康而美好的生活。

而体重管理，正是人类个体获得内在平衡，获得身心健康的最有效途径之一。首先，体重管理能带来全面健康，身体健康才能享受美好生活。我们都说健康好比数字"1"，事业、家庭、财富、地位都是"0"；必须有了这个"1"，后面的"0"才有意义，否则一切皆无。健康受到遗传、环境、个人生活方式等诸多因素的影响，遗传和环境是我们无法选择的，但个人生活方式却是可以改变的。健康的生活方式内涵丰富，比如不抽烟、不过量饮酒、睡眠充足、饮食健康、身心愉快、科学合理运动、卫生习惯良好等，而体重管理正是健康生活方式的养成途径，是促进全面健康的基础手段。

第二，体重管理能有效预防和辅助治疗多种疾病，没有病痛才能实现美好生活。大量的科学研究已经证明，体重管理可以防止高血压、糖尿病和心脏疾病的发生；能降低血脂，预防动脉硬化；可有效防治肥胖症、代谢综合征；可预防结肠癌、直肠癌、乳腺癌等部分类型癌症的发生；可以辅助治疗慢性阻塞性肺疾病；可预防骨质疏松。

第三，体重管理能够改善情绪，增强自信心和愉悦感，心理健康的人生活才会更美好、更满足。现代社会生活节奏快、工作压力大，人们难免产生焦虑和抑郁等常见的心理问题，导致长期失眠、情绪低落，严重危害身体健康，甚至还会产生自杀等极端倾向。而体重管理是减压减负、排除焦虑、化解心理疾病的有效方式之一，通过科学合理的体重管理，进行适当的运动锻炼，养成规律的生活习惯，可以有效改善睡眠质量、精神状态和外表形象，有利于愉悦身心、增强信心。

因此，可以毫不夸张地说，体重管理不仅是实现人民美好生活需要的重要内涵，是实现健康中国战略的根本路径，而且还是人类打赢脂肪战争的必由之路。可以预见的是，未来中国必将通过立法对体重管理进行规范，制定体重管理发展规划，将体重管理纳入国家医疗体系，出台扶持体重管理产业发展的政策，从法律、政策、产业、舆论等各个方面推出一系列切实可行的措施，为体重管理事业发展鸣锣开道，提供必要的支持和保障，使这条"健康中国战略"的实现路径变得更加顺畅、更加通达。

▲ 联手盟军的全球运动

为了进行斗争，我们必须把一切力量拧成一股绳，并使这些力量集中在同一个攻击点上。

——恩格斯

脂肪战争是全人类的战争，是关系到我们每个人切身健康的战争。无论是国内还是国外，东方还是西方，在世界各地，不同的团队、不同的力量，都正在各展所长、奋勇作战。尽管大家的战役是在世界各地的不同角落打响，但终极目标是一致的，就是打赢这场脂肪战争。

在欧洲，有一家名为 InQpharm 的生命科学公司，自 2005 年创立以来，就一直致力于通过融合科技和天然原材料，来研发各类安全有效的体重管理产品。该公司成立的第二年，就研发出了一项叫作 Litramine 的专利配方，这是一种天然纤维复合物，提炼自梨果仙人掌和阿拉伯树胶的可溶性纤维。当餐后服用这种产品之后，Litramine 会进入胃中抓取刚吃进去的食物中的脂肪，使被抓住的脂肪会因体积增大而无法被身体吸收，从而自然排出体外，这样就能显著减少被人体吸收的脂肪。这一专利配方使 InQpharm 的产品迅速风靡欧洲，2007 年，InQpharm 的全年零售额即首超 1 亿美元，其中包含 Litramine 的减肥产品零售量就达 300 多万盒。

如今，这家总部位于德国的体重管理企业，产品已覆盖体重管理、过敏防护、胃肠道健康、免疫系统健康、活动系统健康、口腔护理和睡眠优化等多个健康领域，而其中最具战斗力的还是该公司旗下的 bmiSMART

系列体重管理类产品，已在全球 42 个市场热销，连续多年成为欧洲体重管理类产品销量第一的品牌。

bmi SMART 共有四款不同功能的体重管理产品，分别是餐前服用的 I-CONTROL，主要功能为控制食欲；I-BLOCK，用于阻挡食物中的糖和碳水化合物的吸收；I-TONE，其作用是促进脂肪燃烧；还有餐后服用的 I-REMOVE，可帮助排出饮食中所含的脂肪。四款产品均含有采用天然植物萃取的专利配方，并在德国统一生产。

不难发现，bmi SMART 的四款系列产品，与绿瘦的 S、L、I、M 四大产品系列有着异曲同工之妙，而且来自东西方的这两支脂肪战争的劲旅，都是采用天然植物萃取的原材料和现代科技方法，来对付影响人类体重平衡与健康的敌人。

在大洋彼岸的另一个世界，美国的体重控制研究机构 Lindora 已在对抗脂肪的战斗中奋战了近半个世纪。1971 年，美国医学专家马歇尔·斯丹普博士在南加利福尼亚州的林多拉医院创建了这所专门从事体重控制的研究机构，研发出了"健康行"纤体体重管理计划，并喊出了"无论您是想减去 5 千克，50 千克，甚至 500 千克，Lindora 都能够帮助您达到目标"的承诺。

Lindora 的底气来自哪里？其实与中国的绿瘦、德国的 InQpharm 一样，都是来自科学的力量。这个健康行纤体计划的核心技术，就是通过食物搭配来促进体内多余脂肪的自我燃烧，并随排泄物排出体外，使身体达到局部或全身减重的效果。该计划用不被身体转化为脂肪的蛋白食品，来代替会被身体转化成脂肪的碳水化合物，在不让参与者感觉饥饿的前提下，确保参与者每天得到最充分的营养。同时，该纤体计划的最终目的是要帮助参与者养成健康的饮食习惯，并自觉维持适量的运动，以达到终身纤体的效果。所有的这些核心技术和最终目标，也都与绿瘦的体重管理模式不谋而合。

在脂肪战争中，可以结盟的力量并不仅仅局限于体重管理行业内部。Lindora 的健康行纤体计划以其显著的成效，吸引了一家名为"网络 21"

（Network 21）的培训机构的关注。这是全球规模最大的一家领导力培训机构，会员人数达上百万，他们通过版权购买的方式，将 Lindora 健康行纤体计划的专利一举收入囊中，并开始独家运营，在很短的时间内就成功地将该计划推广到了全世界。至今，该计划已经帮助 300 万个美国家庭中的肥胖症患者成功战胜了脂肪，获得了理想、健康的体形。

虽然世界各地的力量都在积极自觉地投身于脂肪战争之中，但是要取得全人类最终的全面胜利，就必须将更多的力量集结起来，形成强大的联盟阵线。因此，作为东方战场的领军力量，绿瘦期待着能在自身的作战中加入一些盟军的力量。正如皮涛涛所说的："绿瘦期望和所有盟军联起手来，为打赢这场脂肪战争而共同努力。"

其实绿瘦自投身于脂肪战争这些年来，一直都在不断地寻找着各种可以结盟的力量。作为一家以营销为主导起步的企业，在最初涉足瘦身减肥领域的时候，无论是专业上还是产品上，绿瘦都没有什么特殊的优势，但是皮涛涛善于团结一切可以团结的力量，通过主动出击、多方物色，终于将一大批"养在深闺无人识"的瘦身减肥产品从全国各地发掘出来，并且陆续收入麾下。

在如今的绿瘦产品系列中，有来自广东广州、中山、佛山，江苏扬州、苏州，湖北武汉、随州，山东青岛、东营，浙江杭州、安徽宿州、湖南株洲、上海等全国数十个省市近百家生物科技公司生产的产品，产品形式有固体饮料、果蔬饮品、蛋白粉、蛋白棒、胶囊、压片糖果、咀嚼片、荷叶代用茶、植物复配茶、纤维营养粉、酵素原液、代餐奶昔等数十个种类。通过这种广泛的联盟，这些全国各地的"游击队"都被整编到了绿瘦的队伍当中，整合成一整套系统完善的体重管理产品库，成为"绿瘦军团"投身脂肪战争的强大武器。而绿瘦的队伍，也正是在这种不断的结盟中发展壮大起来。

在广泛团结国内力量的同时，绿瘦同时也把联盟战线拓展到了更广的国家和地区。虽然欧美等地都有一些在脂肪战争中经验丰富的作战兵团，但是考虑到西方人种与东方人种在体质上存在着较大的差异，抗击脂肪的作战手法也不尽相同。相对来说，日、韩等东方国度的经验显然更具借鉴意义。于是，绿瘦从 2016 年起，开始在日本和中国台湾布局合作。

日本确实是一个对付脂肪颇有成效的国家，据联合国粮农组织 2013 年发布的报告表明，日本人肥胖率仅 4.5%，是世界上肥胖率最低的发达国家；另一份研究报告也显示，日本男性的平均 BMI 值为 23.3，女性为 21.7，均在理想范围之内。

据分析，日本人"瘦且长寿"的原因，在于他们"稻米加鱼类"的日常饮食构成和特殊的餐桌礼仪，以及克制、自律的社会心态。日本人普遍重视食材的"原味"，在日常的食物烹饪中，油腻和辛辣的调味品使用控制得较为严格。日本全国料理技能联合会名誉会长四条隆彦在《日本料理做法》一文中指出："日本料理有一条原则，即美味不应超过材料原有的滋味。"另一位日本学者原田信男在他的论著《日本料理的社会史》中论及"和食"时，也为我们清晰地描绘了日本饮食的清淡模样：通常是生鱼片或烤鱼、煮鱼，加上冷豆腐、煮菜，再配以味噌酱、酱油，一般的搭配方式是米饭配大酱汤和腌菜，再加上小菜。以海产为主的日本人，平时很少吃兽肉，有些保守的京都人至今不习惯肉腥。除了饮食，餐桌礼仪也是日本人成功控制体重的"诀窍"之一，传统的日本料理大多以很小的碗碟做容器，食物的分量都很少，因此不容易饮食过量。

但即便是体重已经控制得比较成功的这个国度，仍然是满大街可见燃脂广告，各式减肥瘦身方法的开发创新手段也是层出不穷。因此从 2017 年起，绿瘦重点加强了与日本相关企业的合作洽谈。5 月 24 日，日本 YLN 株式会社中国区的董事长率海外营业课课长等一行，专程赴绿瘦集团访问并探讨合作的机会。这家日本企业以绿虫藻为核心的微细藻类开发见长。绿虫藻是一种通过自身叶绿素进行光合作用的单细胞生物，各界学者在很久之前就对如何有效利用绿虫藻进行了大量的研究，发现绿虫藻几乎含有人类所必需的全部营养成分，是一种天然的、优质的功能性食品原料，对于饮食结构紊乱的现代人是很好的营养膳食补充剂。如何将绿虫藻应用到体重管理的产品开发之中，绿瘦正在与来自扶桑之国的盟友积极探索着可能性。

未来的体重管理，将彻底突破以产品为主导的模式，进而全方位地扩展到饮食管理、运动管理、作息管理、情绪管理等方方面面。位于日本东京都涩谷区的伊藤园株式会社，就已在情绪管理方面积累了许多可供借鉴的先进经验和技术。这是一家以茶品、果菜饮料和咖啡等为主要产品的饮料制造公司，其中绿茶是该公司最为出名的商品，在他们推出的系列茶饮品中，就有专门能够安定情绪、促进睡眠的品种，从而彻底颠覆了"喝了茶就难以入眠"的传统观念。

人体的神经系统是由脑、脊髓、脑神经、脊神经和植物性神经构成的，其中植物神经系统又由功能相反的交感神经和副交感神经组成。交感神经的主要功能是使心跳加快、血管收缩、动脉扩张、血压上升等；而副交感神经则能引起心搏减慢、消化腺分泌增加、瞳孔缩小、膀胱收缩等反应。在正常情况下，交感和副交感神经处于相互平衡制约中：当机体处于紧张活动状态时，交感神经活动起着主要作用；而副交感神经则能维持安静时的生理需要。伊藤园的促进睡眠绿茶正是利用了人体的这一神经机理，在绿茶制作的过程中加入了从天然植物中萃取出来的有助于刺激副交感神经的物质，从而起到了助睡眠的作用。

类似的研究成果还有很多，比如用大豆提取物制成的运动营养产品，可以有效补充运动后的养分流失，起到增肌和保持肌肉紧实度的作用。还有利用人体细胞导电的原理，开发而成的肌肉运动仪、脂肪运动仪等，通过定向促进人体的肌肉细胞、脂肪细胞运动，来达到防止肌肉萎缩、增强脂肪细胞运动的效果。

诸如此类的新技术、新成果，都为绿瘦拓展未来的体重管理事业提供，了极具想象的空间与支撑。

"到 2022 年，绿瘦的经营目标用一个数据来衡量的话，就是要实现销售 100 亿元，这就意味着绿瘦必须面临更大的战场、拓展更大的空间。现在，绿瘦在自己的主战场上很会作战，但是面临更大的战场，要继续打赢这场脂肪战争，绿瘦肯定还需要一些盟军的不断加入。"

作为绿瘦集团专门负责战略规划的首席顾问，周宏明对盟军的考量自然也有着一番深思熟虑，他认为："这些盟军可能来自国外，也可能就在国内。考量国外的盟军，我们主要是看你的产品是不是符合中国的国情，你的产品矩阵是不是强，有没有适应中国人体质的产品。"

除了产品，在服务方面，绿瘦也在不断地寻找同盟者。2011 年，皮涛涛赴美国实地考察电子商务，接触到了美国慧俪轻体倡导的体重管理咨询服务概念后，当即决定在绿瘦引进这种科学健康的瘦身理念，配以一对一的人工咨询服务，取得了很好的成效，为绿瘦从"卖产品"的营销型企业向"卖服务"的专业体重管理企业转型奠定了基础。

"下一步，我们的体重管理不论是服务还是内容、体验，不见得每一样都要绿瘦自己去做，可以是其他的企业、其他的团队在做，但这些企业或团队一定是跟绿瘦结盟的，成为战略合作伙伴。"

周宏明列举了智能健身房的结盟模式。今后绿瘦要在全国发展连锁的智能健身房，这个计划非常庞大，铺的面也将很广，但是这些即将在全国各个城市陆续诞生的智能健身房，并不一定都得由绿瘦去全额投资新建，或者说由绿瘦控股或全资收购，完全可以采取战略合作的模式，通过对各地现有健身房的设备智能化提升，实现数据的共享和可交换。

目前，绿瘦的"盟军战略"已经迈开了新的步伐，开始参与各式各样的战略投资，例如针对一些营销能力不错的微商团队进行投资，并将绿瘦的产品授权给这些微商团队售卖，帮助这些"游击队"逐渐强大起来，一步一步壮大成为"正规军"，并且最终发展成为"精兵部队"。

"相信有各种同盟军的不断加入，绿瘦到 2022 年实现销售 100 亿元的阶段性战略目标将有望全面实现。"而至于绿瘦的长远目标，皮涛涛的设想是要打造一家体重管理的百年企业，直至人类全面打赢脂肪战争。

一个半世纪前，共产主义运动在欧洲发端。为了推翻剥削阶级的社会，建立起人人平等的社会主义社会，进而实现共产主义理想，英、法、德等国的无产阶级率先开展了独立的政治运动，并且号召全世界劳动人民团结起来，组成最广泛的联盟，为打碎旧世界、建立新世界而斗争。他们向世界发出了"这是最后的斗争，团结起来到明天，英特纳雄耐尔就一定要实现"的呐喊。

今天，当肥胖像流行性疾病一样迅速蔓延、吞噬着整个世界，并且严重威胁着人类健康和全球发展的时候，一场遍及全人类的脂肪战争又在另一个看不见的战场打响了。

这场战争真正的对手，不是别人，正是我们人类自身。我们要挑战的，是人类的惰性、人类的陋习、人类天性中消极的一面。因此，脂肪战争从本质上讲，就是人类挑战自我、战胜自我、超越自我的一场战斗。在这场战斗中，我们需要每个人的参与和努力，更需要无数专业精锐力量的支援和帮助。

这正是我们创作这部作品的初衷。我们之所以要在叙述和呈现这场宏大战争的过程中，以剖析样本的视角，不惜笔墨地选择绿瘦这样一支力量进行重点解剖，正是因为这支力量在脂肪战争中自觉地担负起了协同人类与脂肪作战的角色，并且在局部范围取得了明显的战绩。我们期望能够通过探视其参与脂肪战争所采取的战略和战术，以及未来的目标方向，来启发和动员更多的有生力量积极加入到这场艰苦卓绝的战斗中来。只有这样，最广泛的联盟才能不断建立起来，人类打赢脂肪战争的进程才能不断加快。

"这是最后的斗争，团结起来到明天！"那铿锵而熟悉的旋律，仿佛又在耳畔响起。不过这一次，是为了一场新的战役而奏响。

附 录
对话皮涛涛

Q：减肥这门产业一直在争议中前行。作为体重管理理念的推动者，您希望在《脂肪战争》中传递哪些讯息？

A：减肥市场是不好做的，有个说法叫"瘦了不来，不瘦不来"，但很多人在减肥过程中，体重忽高忽低，对健康的损害很大。尤其是过于肥胖或过于瘦弱都是身体不健康的显性，体重是需要科学管理的。

《脂肪战争》这本书就是要唤起国民对体重管理的正确认识，也希望通过这本书，告诉所有饱受肥胖困扰的人，在体重管理的道路上，他们不是孤军奋战，绿瘦也不是孤军奋战，我们拥有共同的愿景，携手同行。

Q：多年来，是什么样的责任感与使命感让您坚守在这个领域？

A：生命是美好的。无论在中国、美国还是欧洲，无论是高收入人群，还是低收入人群，人类追逐善良和美好的标准和价值观，是完全一致的。

绿瘦正是遵循着这样的普世价值观在成长。10年前，绿瘦希望解决传统减肥药物对减肥的不良影响，选择研发优质、天然、绿色的减肥产品。随着大数据平台的分析，绿瘦发现越来越多的肥胖者饱受慢病的折磨，解决肥胖问题的根源不在产品，而在于通过解决肥胖，改善健康问题，从此，绿瘦决定聚焦做体重管理，让中国人少进医院少吃药。

在体重管理领域，绿瘦有自己的使命。我们一直在积极传递体重管理的理念，唤醒国民对健康的正确认识，改变不健康的生活态度。希望绿瘦能让国民逐渐认可体重管理的价值，通过体重管理拥有健康的理念，拥有美好生活质量。

我们也希望整合社会各界的资源和力量，向脂肪宣战，帮助国民打赢这场"脂肪战争"，守卫国民的健康。这不仅是绿瘦的责任，也应该成为每个消费者和每个国民的责任。

为此，绿瘦愿意与同行分享交流发展经验，帮助想要取经的同行培养高管，提升服务。对于绿瘦在业内引以为傲的"客户数据"，我们也是"敞开大门的"——绿瘦近年来联合社科院启动建立"绿瘦国民体重管理研究院"，将企业数据无偿提供给国家学术机构搞研究，希望能够取得造福全体国民、造福世界的成果，以达到全社会的共赢。

这是我愿意为之奋斗一生的事业。

Q：推行体重管理理念，可能会面临着许多困难与挑战。您怎么回应困难和挑战？

A：我们坚持自己的使命，价值观和文化，坚持"客户第一"的理念，坚信"客户好了，绿瘦才能好"的基本逻辑。我们希望客户因为选择了绿瘦的服务，改变了生活习惯，而比昨天的自己更好。

当挑战和困难出现的时候，机会也就来了。绿瘦也曾经遭受过质疑，但经过 10 年的成长，我认为质疑是可控的，它可以检验绿瘦的成长，如果到明年同样类型的质疑依然存在，就意味着我们没有进步，谈未来就没有意义了。如果我们很好地回应了这些质疑，就证明我们依然在前进。

体重管理领域也是一样，需要去花很长的时间去普及，一旦国民认可体重管理，将会彻底改变人类的生活和健康，这一点，我坚信不疑。

Q：人工智能是个热门话题，而大数据又是绿瘦的核心。您怎么看技术对人类的影响？

A：人类在几千年的发展过程中，经历了农耕时代到工业时代，现在迈入信息时代。技术的力量一直在推动人类创建更美好的世界。人工智能和大数据的出现，也是为了解决人类的发展问题和进步问题，最终让人类变得更美好。

但大数据应用需要创新实干的精神。绿瘦没有提出"互联网+"，也从不空谈"互联网精神"，但我们很早就把"用户思维""数据思维"落实到每一个行动上，实现"数据驱动"。绿瘦的每一个决策，大到公司战略、"五年规划"，小到顾问什么时候问候用户，全部要听"数据"的。运用数据，务实地分析用户标签和用户画像来指导服务优化、柔性生产、产品迭代乃至战略制定。

时代赋予了我们这一辈如此多的技术革新，这是多么大的运气，还要加上这么多人的努力，几千名绿瘦员工一点一滴的付出，才有今天的成果。我们会在"数据驱动"的道路上继续坚持，帮助客户建立更美好的生活。

Q：您的最终梦想是什么？

A：技术的发展，让人类的视野早已超越地球，超越太阳系，直达浩瀚宇宙的本质。我相信，在宇宙中，人类不是唯一的智慧物种。

我时常在想，人类应该以什么姿态和宇宙中更优秀的物种竞争？是成为一个完美体魄和强大精神的人类种群，积极应对可能随时出现的跨星际交流竞争；还是人类在自己创造的物质中变得肥胖、迟钝、缓慢、沉沦，逐渐被宇宙淘汰？我相信是前者。

所以，我想通过体重管理，为人类争一口气。

后　记

坦白地说，作为一个生活态度与"精致"二字并不怎么沾边的男士，在创作这部作品之前，我对"瘦身减肥"这个话题的关注度一直是不太高的。也许是受传统思想的影响，在潜意识中，我总感觉那是女人才应该花心思、花时间去经营和打理的事情。

但是，现实却非常严酷地告诉我，这种观念已经落伍了。现代社会，颜值即资本，无论男女，拥有良好的形象和气质就是王道，就能获得更多的青睐与机会。这不是信口雌黄，而是有科学依据的。美国得克萨斯大学的著名经济学家丹尼尔·哈默迈什就专门做过有关"颜值和劳动力市场"的研究，还在《美国经济学评论》发表过相关成果。他用一组毋庸置疑的调查数据告诉人们这样一个事实：无论是就业机会，还是工资水平，颜值高的人都要比颜值低的人占得先机。

这个现实虽然有点势利、有点残酷，但其实也不难理解。颜值这东西，客观地讲并非完全是天生的，相当程度上它更需要后天去努力锻造和维持。所以说，好的形象和气质，更能够反映出一个人的自律意识、自控能力和修养素质。从这个角度去理解，颜值即资本也就理所当然了。

更何况，时代的车轮早已进入 21 世纪，我国的社会主要矛盾，也已经从"人民日益增长的物质文化需要同落后的社会生产之间的矛盾"，转化为"人民日益增长的美好生活需要和不平衡、不充分的发展之间的矛盾"。在这样的社会背景下，"瘦身减肥"这个长期以来的话题，不仅丝毫没有边缘化，反而变得愈加惹人瞩目，而且拥有了更为庞大的群众基础。

特别值得注意的是，具体到减肥瘦身的手段，在历经了艰难曲折的不懈探索之后，也开始从运动锻炼、代餐节食、促进代谢、手术去脂等种种单一的方式，朝着更加科学、更加理性的综合体重管理方向迅速发展。

透过减肥瘦身行业的演变路径，我们甚至可以清晰地触摸到改革开放 40 年来中国经济和社会日新月异的发展轨迹。由此，对于这个领域的研究意义，也就上升到一个更高的层次，直接关系人民群众美好生活的需求了。

所以特别感谢皮涛涛先生，是这位风度翩翩、气质卓然的年轻企业家，用他的过人胆识和独到眼光，以 20 年的艰苦打拼和 10 多年的执着深耕，为我们打造了"绿瘦"这样一个出类拔萃的行业样本，并且毫无保留地与我们分享他的经验得失，使我得以通过对"绿瘦"这个样本的研究，从一知半解的游离状态快速而准确地切入了体重管理这新兴领域的核心层面。

需要特别感谢的还有周宏明先生，这位履历丰富、见多识广的实战型营销管理专家，不仅是绿瘦的首席顾问，为这个企业引入了数据驱动、"轻直销"等重大的战略思维；而且也是促成这部作品的创作发起者，为把瘦身减肥事业上升到"一场人类针对自身的脂肪战争"贡献了重要的思想火花和理论架构。

还有绿瘦副总裁王燕女士，在创作这部作品的时候，她还是品牌中心的负责人，负责对接安排落实这部作品的所有采访任务，她积极带领李亚等绿瘦的年轻伙伴们为我们的深入采访和相关资料收集做了许多扎实而细致的工作，帮助我们在较短的时间内高效地完成了涵盖企业内外多个层面的采访。

还要感谢赵安学、杨东山、舒瑾、贺明辉、江凤华、邹小芽、吴坤、方舒阳、彭博、唐璐、杜宝仪、胡燕、叶炳军、陈东良、方顺华、陈辉等一大批"绿瘦"的新老员工，以及魏永婵、桂国梁、陈新刚、阙小峰、高巧珍、陈晓丽、黄志润、吴涛、马昌淦、陶全坤、石志坚、王露、夏瑞芳等一批活跃在服务和营销一线的健康顾问们，虽然他们当中有个别人已经离开绿瘦，有了新的发展，但从他们真诚而精彩的讲述中，不难感受到这段工作经历已在他们的人生道路上留下了浓重的一笔。

此外，还有上海的高先生、嘉兴的司徒小姐、惠州的欧阳女士等，尽管由于种种原因，我们不便在这里透露他们的名字，但这并不影响我对他们乐于分享故事的那份勇气和坦荡表示敬意，他们是这场脂肪战争中真正的主角，他们的真实感受对于我们理解这场特殊的战争显得尤为重要。

在此，还要非常感谢蓝狮子（中国）企业研究院的主编袁啸云和创作总监钱跃东，在我对这个热门行业、热门话题仍有些后知后觉的时候，诚意满满地来到我的办公室，用他们那极具说服力的分析，动员我参与到这样一个紧贴时代的风尚行业及其典型企业样本的研究之中，使我切身感受到这一领域的精彩纷呈，以及人类展开脂肪战争的坚强决心。

最后还要感谢蓝狮子团队的傅姗姗和宋甜甜，是她们的密切配合和高效工作，为我消除了琐事带来的干扰，使我得以专心致志地投身于作品的创作之中。

众人拾柴火焰高，团结的力量是无穷的。正是有了大家齐心协力的支持与配合，这部作品才得以顺利诞生；相信人类的脂肪战争亦是如此，只要有生力量能够凝神聚力，建立起最广泛的联盟，胜利的曙光一定能够提前到来。

陈博君

2018 年 5 月 18 日